Hefte zur Zeitschrift „Der Unfallchirurg"

Herausgegeben von:
L. Schweiberer und H. Tscherne

243

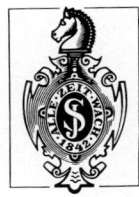

C. Jürgens · P. Hertel · D. Wolter (Hrsg.)

Arthroskopische Chirurgie im Schulter- und Kniegelenkbereich

Mit 79 Abbildungen und 35 Tabellen

Springer-Verlag
Berlin Heidelberg New York London Paris Tokyo
HongKong Barcelona Budapest

Reihenherausgeber

Professor Dr. Leonhard Schweiberer
Direktor der Chirurgischen Universitäts-
klinik München-Innenstadt
Nußbaumstraße 20, 80336 München

Professor Dr. Harald Tscherne
Medizinische Hochschule,
Unfallchirurgische Klinik
Konstanty-Gutschow-Straße 8,
30625 Hannover

Bandherausgeber

Dr. Christian Jürgens
Abt. für Unfall- und Wiederher-
stellungschirurgie
Berufsgenossenschaftliches Unfall-
krankenhaus
Bergedorfer Str. 10, 21033 Hamburg

Prof. Dr. Peter Hertel
Abt. Unfallchirurgie
Martin-Luther-Krankenhaus
Caspar-Theyß-Str. 27
14139 Berlin

Prof. Dr. Dietmar Wolter
Abt. für Unfall- und Wiederherstellungschirurgie
Berufsgenossenschaftliches Unfallkrankenhaus
Bergedorfer Str. 10, 21033 Hamburg

ISBN 3-540-58278-9 Springer Verlag Berlin Heidelberg New York

Die Deutsche Bibliothek – CIP-Einheitsaufnahme

Arthroskopische Chirurgie im Schulter- und Kniegelenkbereich : mit 35 Tabellen
C. Jürgens ... (Hrsg.). – Berlin ; Heidelberg ; New York ; London ; Paris ; Tokyo ;
Hong Kong ; Barcelona ; Budapest : Springer, 1994
(Hefte zur Zeitschrift „Der Unfallchirurg" ; 243)
ISBN 3-540-58278-9
NE: Jürgens, Christian [Hrsg.]

Dieses Werk ist urheberrechtlich geschützt. Die dadurch begründeten Rechte, insbesondere die der Übersetzung, des Nachdrucks, des Vortrags, der Entnahme von Abbildungen und Tabellen, der Funksendung, der Mikroverfilmung oder der Vervielfältigung auf anderen Wegen und der Speicherung in Datenverarbeitungsanlagen, bleiben, auch bei nur auszugsweiser Verwertung, vorbehalten. Eine Vervielfältigung dieses Werkes oder von Teilen dieses Werkes ist auch im Einzelfall nur in den Grenzen der gesetzlichen Bestimmungen des Urheberrechtsgesetzes der Bundesrepublik Deutschland vom 9. September 1965 in der jeweils geltenden Fassung zulässig. Sie ist grundsätzlich vergütungspflichtig. Zuwiderhandlungen unterliegen den Strafbestimmungen des Urheberrechtsgesetzes.

© Springer-Verlag Berlin Heidelberg 1994
Printed in Germany

Die Wiedergabe von Gebrauchsnamen, Handelsnamen, Warenbezeichnungen usw. in diesem Werk berechtigt auch ohne besondere Kennzeichnung nicht zu der Annahme, daß solche Namen im Sinne der Warenzeichen- und Markenschutz-Gesetzgebung als frei zu betrachten wären und daher von jedermann benutzt werden dürften.
Produkthaftung: Für Angaben über Dosierungsanweisungen und Applikationsformen kann vom Verlag keine Gewähr übernommen werden. Derartige Angaben müssen vom jeweiligen Anwender im Einzelfall anhand anderer Literaturstellen auf ihre Richtigkeit überprüft werden.
Satz: FotoSatz Pfeifer GmbH, 82166 Gräfelfing
24-3130-543210 – Gedruckt auf säurefreiem Papier

Vorwort

Die minimal-invasive Chirurgie, die für viele medizinische Gebiete eine neue Methode darstellt, wird als Arthroskopie im Bereich der Unfall- und Wiederherstellungschirurgie und Orthopädie schon seit vielen Jahren praktiziert. Nach über 20 Jahren sind arthroskopische Eingriffe tägliche Routine. Dennoch weist diese Methode auch heute noch viele Innovationen auf. Zur Standortbestimmung, zum Erfahrungsaustausch und zur Darstellung neuer Entwicklungen und Methoden veranstalteten das BG-Unfallkrankenhaus Hamburg und die Unfallchirurgische Abteilung des Martin-Luther-Krankenhauses Berlin im Dezember 1992 ein internationales Arthroskopie-Symposium in Hamburg.

Schwerpunkte dieser Veranstaltung waren Meniskus-und Kreuzbandchirurgie, subakromiale Eingriffe und Schultergelenkinstabilitäten, Vergleich bildgebender Verfahren mit der Arthroskopie und Komplikationen. Live-Übertragungen von Operationen in das Auditorium und der ausgiebige Gedankenaustausch bei den Diskussionen boten auch dem Erfahrenen viele neue Aspekte und Anregungen für die tägliche Praxis.

Für die erfolgreiche Durchführung des Symposiums und die Erstellung der Manuskripte für diesen Übersichtsband möchten wir uns bei allen Referenten bedanken. Dem Springer-Verlag gebührt unser Dank für die redaktionelle Bearbeitung und sorgfältige Drucklegung.

Hamburg – Berlin, 18. Januar 1994   *Christian Jürgens*
Peter Hertel
Dietmar Wolter

Inhaltsverzeichnis

Teil I. Kniegelenk

Arthroskopische Verfahren am Kniegelenk – Entwicklung und Analyse der SFA-Dokumentation
(Th. Tiling und SFA-Studiengruppe) 3

Arthroskopische oder offene Rekonstruktion des vorderen Kreuzbandes
(S. Behrendt und E. Eriksson) 10

Indikationen und Ergebnisse der arthroskopischen medialen Meniskusrefixation
(K.P. Benedetto) 15

Qualitative und quantitative Aspekte bei der Meniskusresektion
(W. Glinz) 23

Arthroskopische Scheibenmeniskuschirurgie – eine problemlose Chirurgie?
(K. Ehrchen) 33

Wann welche Narkose in der Arthroskopie?
(H. Hempfling) 41

Diskussion 47

Teil II. Schultergelenk

Offene oder geschlossene Akromioplastik?
(N.P. Südkamp, P. Lobenhoffer, S. Hübner, N.P. Haas und H. Tscherne) 57

Behandlungskonzept bei Rotatorenmanschettenrupturen
(P. Ogon und P. Habermeyer) 68

A Comparison of Open and Arthroscopic Techniques for Shoulder Stabilization
(D.S. Morrison) 76

Arthroskopische Operationstechniken bei Schultergelenkinstabilitäten
(H. Resch) 80

Diskussion 86

Teil III. Bildgebende Verfahren versus Arthroskopie

Wertigkeit der bildgebenden Diagnostik bei der Schulterinstabilität
(J. Jerosch) 93

Ist die Magnetresonanztomographie in der Diagnostik der osteochondralen Läsionen der Arthroskopie überlegen?
(Ch. Kinast) 108

Die Kernspintomographie in der Diagnose von Meniskusläsionen
(J. Raunest, H. Hötzinger, K.-F. Bürrig und J. Löhnert) 123

Vergleich von Kernspintomographie und Arthroskopie nach Kreuzbandersatzplastiken
(Ch. Jürgens, R. Maas, H.-R. Kortmann, J.H. Schultz und D. Wolter) 132

Diskussion 141

Teil IV. Komplikationen bei der Arthroskopie

Nervale und vaskuläre Komplikationen der arthroskopischen Meniskuschirurgie
(M. Bernard, M. Grothues-Spork, A. Georgoulis und P. Hertel) 151

Komplikationen diagnostischer Kniegelenkarthroskopien und arthroskopischer Operationen
(J.V. Wening und K.H. Jungbluth) 159

Komplikationen bei der Verwendung gasförmiger oder flüssiger Medien zur Gelenkauffüllung
(Ch. Kieser) 169

Diskussion 174

Sachverzeichnis 176

Autorenverzeichnis

Prof. Dr. K.P. Benedetto, Universitätsklinik für Unfallchirurgie
Anichstr. 35, A-6020 Innsbruck

Dr. M. Bernard, Martin-Luther-Krankenhaus Berlin
Caspar-Theyß-Str. 27–29, 14193 Berlin

S. Behrendt, Traumatologische Abteilung, Karolinska-Hospital
S-10500 Stockholm

PD K.-F. Bürrig, Pathologisches Institut der Städt. Krankenanstalten Hildesheim
Weinberg 1, 31134 Hildesheim

Dr. K. Ehrchen, Eppendorfer Baum 8, 20249 Hamburg

Prof. Dr. E. Eriksson, Traumatologische Abteilung, Karolinska-Hospital
S-10500 Stockholm

Dr. A. Georgoulis, Unfallchir. Abt., Universitätsklinik Ioannina
Ioannina, Griechenland

Prof. Dr. W. Glinz, Pyramiden-Klinik Am See
Bellerivestr. 34, CH-8034 Zürich

Dr. M. Grothues-Spork, Orthopädische Abt., Ev. Waldkrankenhaus Spandau
Stadtrandstr. 555–561, 13589 Berlin

Prof. Dr. N.P. Haas, Universitätsklinikum Rudolf Virchow
Augustenburger Platz 1, 13353 Berlin

PD Dr. P. Habermeyer, Sportklinik Stuttgart
Taubenheimstr. 8, 70372 Stuttgart

PD Dr. H. Hempfling, BG-Unfallklinik Murnau
Prof.-Küntscher-Str. 8, 82418 Murnau

PD Dr. H.R. Henche, Orthopädische Abteilung Kreiskrankenhaus Rheinfelden
Am Vogelsang 4, 79618 Rheinfelden

Prof. Dr. P. Hertel, Martin-Luther-Krankenhaus
Caspar-Theyß-Str. 27–29, 14193 Berlin

Dr. H. Hötzinger, Marien-Hospital Herne
Hölkerskampring 40, 44625 Herne

Dr. S. Hübner, Unfallchirurgische Klinik, Medizinische Hochschule Hannover
Konstanty-Gutschow-Str. 8, 30625 Hannover

PD Dr. J. Jerosch, Orthopädische Klinik der Universität Münster
Albert-Schweitzer-Str. 33, 48149 Münster

Dr. Ch. Jürgens, Abt. für Unfall- und Wiederherstellungschirurgie
BG-Unfallklinik Hamburg
Bergedorfer Str. 10, 21033 Hamburg

Prof. Dr. K.H. Jungbluth, Abt. für Unfall- und Wiederherstellungschirurgie
Universitäts-Krankenhaus Eppendorf
Martinistr. 52, 20251 Hamburg

Dr. Ch. Kinast, Schönfeldstr. 14, 80539 München

Dr. Chr. Kieser, Chirurgische Klinik, Stadtspital Triemli
Birmensdorfer Str. 497, CH-8063 Zürich

Dr. H.-R. Kortmann, Abt. für Unfall- und Wiederherstellungschirurgie
BG-Unfallklinik Hamburg
Bergedorfer Str. 10, 21033 Hamburg

Dr. P. Lobenhoffer, Unfallchirurgische Klinik, Medizinische Hochschule Hannover
Konstanty-Gutschow-Str. 8, 30625 Hannover

Dr. J. Löhnert, Chirurgische Abt. des St.-Marien-Hospital Gelsenkirchen-Buer
Mühlenstr. 5–9, 45894 Gelsenkirchen

Dr. R. Maas, Radiologische Klinik des Universitätskrankenhauses Hamburg-Eppendorf
Martinistr. 50, 20251 Hamburg

MD D.S. Morrison, Memorial Orthopedic Surgical Group
2769 Atlantic Av., Long Beach, California 90806, USA

Dr. P. Ogon, Sportklinik Stuttgart
Taubenheimstr. 8, 70372 Stuttgart

Dr. J. Raunest, Abt. für Allgemein- u. Unfallchirurgie, Zentrum f. operative Medizin
Heinrich-Heine-Universität Düsseldorf
Moorenstr. 5, 40225 Düsseldorf

Univ. Doz. Dr. H. Resch, Universitätsklinik für Unfallchirurgie
Anichstr. 35, A-6020 Innsbruck

PD Dr. N.P. Südkamp, Universitätsklinikum Rudolf Virchow
Augustenburger Platz 1, 13353 Berlin

Dr. J.H. Schultz, Abt. für Unfall- und Wiederherstellungschirurgie
BG-Unfallklinik Hamburg
Bergedorfer Str. 10, 21033 Hamburg

Prof. Dr. Th. Tiling, Chirurgische Klinik, Städt. Krankenhaus Köln-Merheim
Ostmerheimer Str. 200, 51109 Köln

Prof. Dr. H. Tscherne, Unfallchirurgische Klinik, Medizinische Hochschule Hannover
Konstanty-Gutschow-Str. 8, 30625 Hannover

PD Dr. J. V. Wening, Abt. für Unfall- und Wiederherstellungschirurgie
Universitäts-Krankenhaus Eppendorf
Martinistr. 52, 20251 Hamburg

Prof. Dr. D. Wolter, Abt. für Unfall- und Wiederherstellungschirurgie
BG-Unfallklinik Hamburg
Bergedorfer Str. 10, 21033 Hamburg

Teil I. Kniegelenk

Arthroskopische Verfahren am Kniegelenk – Entwicklung und Analyse der SFA-Dokumentation

TH. TILING[1] und SFA-Studiengruppe[2]

Auf Beschluß der deutschsprachigen Arbeitsgemeinschaft für Arthroskopie (AGA) wurde 1985 begonnen, eine multizentrische Dokumentation der Kniegelenkarthroskopie aufzubauen. 1986 wurde die Stiftung zur Förderung der Arthroskopie (SFA) gegründet, deren Aufgabe, neben der Erstellung einer Datenbank für Publikationen, Weiterbildung in Arthroskopie, Wissenschaftsförderung und Arthroskopieinformation, in der Erstellung einer Datenbank zur Arthroskopie besteht.

Am Sitz der SFA-Stiftung besteht eine Dokumentationszentrale mit der erforderlichen Man-Power und Hardware. Es wurde ein computerlesbarer Dokumentationsbogen zur diagnostischen und therapeutischen Kniegelenkarthroskopie mit der erforderlichen Software sowie eine PC-anwendbare Dokumentation erstellt. Jährlich erfolgt die Auswertung der Daten für die Einzelkliniken und eine Gesamtauswertung.

Zielsetzung der Dokumentation ist die wissenschaftliche Bearbeitung der Kniegelenkarthroskopie, um möglichst Erkenntnisse über die Technologie, die Ätiologie und Pathogenese, Wertigkeit der klinischen Diagnostik, Epidermiologie des „kranken Knies" und das therapeutische Handeln zu erhalten, aber auch um eine Qualitätssicherung durchzuführen und eine multizentrische Nachuntersuchung zu ermöglichen.

Material

Von Januar 1985 bis Juni 1992 wurden 31807 vollständig ausgefüllte Dokumentationsbögen in die Datenbank eingelesen. Entsprechend den Regularien der SFA wurden die Daten der Kliniken/Ambulatorien aufgenommen, die mindestens 100 Bögen eingesandt und ihr Einverständnis zur Einbeziehung in die multizentrische Auswertung gegeben hatten. Für einen zeitlichen Vergleich stand die Standardauswertung von 10585 Kniegelenkarthroskopien des Zeitraums von Januar 1985 bis Dezember 1990 zur Verfügung.

---

[1] Abteilung für Unfallchirurgie, Chirurgische Klinik, Städt. Krankenhaus Köln Merheim, II. Chirurgischer Lehrstuhl der Universität zu Köln, Ostmerheimer Str. 200, 51109 Köln
[2] Stiftung zur Förderung der Arthroskopie, Postfach 29, 78532 Tuttlingen

Technologiebeschreibung

Erhoben wurden Daten zur Frage der stationären und ambulanten Arthroskopie, der Narkoseform, ggf. der Operation in Blutsperre oder Blutleere zum Arthroskopiemedium, Arthroskopiedauer, der Verwendung eines Beinhalters und der Anzahl der arthroskopischen Zugänge. Von den an der Dokumentation teilnehmenden Kliniken wurde die Arthroskopie in 87,3% stationär und nur in 12,7% der Fälle ambulant durchgeführt. Das häufigste Narkoseverfahren war die Vollnarkose (52,7%), gefolgt von der Regionalanästhesie (42,6%). Die Arthroskopie in Lokalanästhesie erfolgte nur in 4,7% der Fälle.

Epidemiologie des „kranken Knies"

Zu dieser Frage werden Angaben über das Alter, Geschlecht, die Seite des arthroskopierten Kniegelenks, sportliche Betätigung und Sportintensität, möglichen Unfall, Dauer der Beschwerden bis zur Arthroskopie und Vorhandensein eines Ergusses erhoben und mit dem arthroskopischen Befund korreliert. Mit 65% wurde bei Männern eine Kniespiegelung doppelt so häufig durchgeführt wie bei Frauen mit 35%. Betroffen war das rechte Kniegelenk mit 52% gering häufiger als das linke Kniegelenk mit 48%. Bei 24% der Fälle betrug der Zeitraum zwischen dem Eintritt der Beschwerden und der Arthroskopie bis zu 14 Tagen, bei 21% bis zu 3 Monaten und bei 26% der Fälle mehr als 3 Monate bis zu 1 Jahr. Bei 29% erfolgte die Arthroskopie später als 1 Jahr nach Beginn der Beschwerden. 61% der Knie wiesen keinen Kniegelenkerguß auf. Ein seröser Erguß bestand bei 23, ein serös blutiger bei 16 und ein eitriger bei 0,1% der Fälle.

Ein pathologischer Befund fand sich anläßlich der diagnostischen Spiegelung am häufigsten am Knorpel der Patella, dem medialen Meniskus, dem medialen Knorpelkompartment, im oberen Recessus und am vorderen Kreuzband (VKB). Die prozentuale Häufigkeit ist Tabelle 1 zu entnehmen, wobei Mehrfachnennungen möglich sind.

Tabelle 1. Prozentuale Häufigkeit pathologischer Befunde bei der diagnostischen Kniegelenkarthroskopie ($n = 31807$)

	%
Patella	55
Medialer Meniskus	50
Medialer Femur	46
Oberer Recessus	40
Mediale Tibia	36
VKB	29
Lateraler Meniskus	29
Trochlea femoris	28
Laterale Tibia	27
Laterales Femur	25
Plica mediopatellaris	18
Medialer Recessus	14
Plica infrapatellaris	11
Freier Gelenkkörper	6
Lateraler Recessus	5
HKB	2

Am Innenmeniskus fand sich bei 49,5% ein unauffälliger Befund und bei 44,5% der Fälle ein Schaden. Der Meniskus war bei 4% partiell, bei 2,8% subtotal und bei 1,1% total reseziert. Bei 0,3% der Fälle lag eine Refixation vor. Am Außenmeniskus fand sich in 70,4% der Fälle ein unauffälliger Befund und ein Schaden bei 25,8%. Der Außenmeniskus war bei 1,8% partiell, bei 1,1% subtotal und bei 0,5% total reseziert. In 0,1% der Fälle war er zuvor refixiert. Ein Scheibenmeniskus fand sich bei 1% der Fälle. Die prozentuale Verteilung der Rißbildung und Schäden zeigt am Innenmeniskus mit 24,5% am häufigsten einen Lappenriß und in 21,9% der Fälle einen Längsriß, während am Außenmeniskus der degenerative Randschaden mit 31,9% vor dem Längsriß (17,2%) und dem Lappenriß (13%) dominierte (Tabelle 2).

Tabelle 2. Prozentuale Verteilung der Rißbildungen und Schäden am Innen- und Außenmeniskus

Meniskusschäden	Medialer Meniskus	Lateraler Meniskus
Lappenriß	20,2	11,3
Eingeschlagener Lappenriß	4,3	1,7
Korbhenkelriß	11,3	5,9
Kompletter Längsriß	5,4	5,9
Imkompletter Längsriß	5,2	5,4
Horizontalriß	11,8	9,0
Degenerativ zerstört	12,4	8,5
Radiärriß	7,2	12,1
Knöcherner Ausriß	0,0	0,0
Meniskusganglion	0,2	1,1
Degenerativer Rand	16,8	31,9
Degeneration ohne Riß	2,0	3,4
Einblutung	1,1	1,7
Anderer Schaden	2,1	2,2

29% der Patienten wiesen einen Kreuzbandschaden auf; hierbei handelte es sich bei 15,6% um alte VKB-Schäden und bei 9,8% um frische VKB-Läsionen. Ein alter HKB-Schaden fand sich in 0,9% und ein frischer in 0,6% der Fälle. Eine Kreuzbandplastik bestand bei 2,2%, ein Zustand nach VKB-Naht bei 1,1% und bei 0,3% der Patienten fand sich eine Kreuzbandprothese.

Wertigkeit klinischer Diagnostik

Die Angaben zum klinischen Untersuchungsbefund und zum Röntgenergebnis können in Korrelation gesetzt werden zum arthroskopischen Befund, um Angaben über die Indikation zur Arthroskopie zu überprüfen. Die Zuweisungsdiagnose wurde anläßlich der Arthroskopie in 26% und die präoperative Diagnose in 19% der Fälle anläßlich der Arthroskopie nicht bestätigt. Erhebliche Zusatzschäden fanden sich gegenüber der Zuweisungsdiagnose und präoperativen Diagnose bei 16% der Fälle. Zur Frage des Vorliegens eines Knorpelschadens aufgrund des Röntgenbilds wurden 100 zufällig ausgewählte Arthroskopiebögen des Klinikum Köln-Merheim ausgewertet, bei denen ein zweit- bis viertgradiger Knorpelschaden arthroskopisch bestand. In 21% fand sich radiologisch ein unauffälliger Kniegelenkbefund, in 43% eine erst- und zweitgradige Arthrose, in 24% eine drittgradige Arthrose, in 4% eine viertgradige Arthrose und in 7% der Fälle eine Femoropatellararthrose. Diese Ergebnisse dokumentieren den Wert der diagnostischen Arthroskopie gegenüber der klinischen und radiologischen präoperativen Diagnostik.

Ätiologie/Pathogenese

Das Alter, Geschlecht, Gewicht, Morphotyp, die Frage nach der Sportaktivität und die Angabe eines Traumas können untereinander mit dem arthroskopischen Befund korreliert werden. Betrachtete man z.B. die Häufigkeit von gefundenen Knorpelschäden der Patella, so fand sich in 45% kein Knorpelschaden, in 33% ein erst- und zweitgradiger, in 14% ein drittgradiger und in 4% der Fälle ein viertgradiger Knorpelschaden. Die Patella war bei 89,3% zentral eingestellt, in 4,7% dysplastisch, in 1,5% lateralisiert und in 0,8% der Fälle luxierbar. Damit dürfte bezüglich der Ätiologie der Chondromalacia patellae der Dysplasieform und der Lateralisation als Ursache der Chondromalazie nicht die in der Literatur angegebene Bedeutung zukommen.

Therapie

Es können Angaben gemacht werden über die Art der Operation bei unterschiedlichen Befunden, über ihre Häufigkeit, die benutzten Instrumente und über zeitliche Veränderungen und Trends im therapeutischen Handeln. Die häufigste Operation war die am medialen Meniskus (49%), gefolgt von der an der Synovialis (30,6%), am medialen Kondylus (26,4%) und am lateralen Meniskus (23,7%) (Tabelle 3).

Tabelle 3. Anzahl und prozentuale Häufigkeit der verschiedenen arthroskopischen Operationen bei 25 630 Eingriffen (Mehrfachnennungen möglich)

	n	%
Medialer Meniskus	12 557	49,0
Synovialis	7 849	30,6
Medialer Kondylus	6 775	26,4
Lateraler Meniskus	6 080	23,7
Patella	5 018	19,6
Plicae	4 958	19,3
Interkondylengrube	3 285	12,8
Mediale Tibia	2 783	10,9
Hoffa	3 030	11,8
Trochlea femoris	2 411	9,4
Lateraler Kondylus	2 241	8,7
Kreuzband	1 626	6,3
Laterale Tibia	1 427	5,6
Lateral Release	1 213	4,7
Gelenkkörperentfernung	1 453	5,7
Arthrolyse	432	1,7
Spüldrainage	432	1,7

Die Feststellung einer Innenmeniskusschädigung führte bei 79% zur Operation am Innenmeniskus; Schäden am Außenmeniskus wurden in 65% der Fälle operiert (Tabelle 4).

Tabelle 4. Art und Häufigkeit der Eingriffe (in Prozent) bei 12557 Innenmeniskus- und 6080 Außenmeniskusoperationen (Mehrfachnennungen möglich)

Meniskusoperationen	Innenmeniskus	Außenmeniskus
Partielle Resektion	63,8	52,7
Randglättung	21,8	36,9
Subtotale Resektion	19,6	13,7
Totale Resektion	1,8	2,1
Refixation	2,6	1,5

Bei Feststellung einer Chondromalazie erfolgte eine Operation am medialen Kondylus (47%), an der Patella (29%), am lateralen Femur (28%), der Trochlea femoris (27%), an der medialen Tibia (25%) und an der lateralen Tibia (17%). Die häufigste Operation bei der Chondromalazie war mit 79–91% je nach Lokalisation die Knorpelglättung. Eine Abrasion wurde in 9,9–14,4% und Bohrungen in 2,2–9,6% der Fälle durchgeführt (Tabelle 5).

Tabelle 5. Art und prozentuale Häufigkeit der Operationen am Gelenkknorpel (Mehrfachnennungen möglich)

	Knorpelglättung	Abrasion	Bohrung	Implantat	Metallentfernung	Exophytenabtragung
Patella	91,1	10,5	4,2	0,5	0,1	2,5
Trochlea femoris	89,9	14,4	5,8	0,5	0,2	2,1
Medialer Kondylus	87,3	14,4	9,6	1,9	0,3	4,1
Lateraler Kondylus	79,4	10,4	9,5	8,1	0,4	1,4
Mediale Tibia	83,2	12,2	4,0	6,8	0,3	1,4
Laterale Tibia	86,1	9,9	2,2	5,2	0,1	1,6

Als häufigste Instrumente wurden bei den arthroskopischen Operationen Stanzen (55,6%), Faßzangen (49,3%) und motorgetriebene Instrumente (53,8%) eingesetzt (Tabelle 6).

Aufgrund der vergleichenden Analyse der Arthroskopien von 1985 bis 1990 im Vergleich zu 1991 bis 1992 fand sich kein Trend zu mehr ambulanten Operationen oder zu Operationen in Lokalanästhesie. Das „lateral-release" wurde um 9% weniger subkutan und dafür um 13% mehr von intraartikulär durchgeführt. Bei den Kreuzbandoperationen verringerte sich die Häufigkeit von Nähten um 9% und die der Prothesen um 10%. Dafür stieg die Anzahl der Ersatzplastiken um 11%. Diese Veränderungen lassen sich als Zeittrend interpretieren.

Tabelle 6. Art und prozentuale Häufigkeit der bei den arthroskopischen Operationen verwendeten Instrumente ($n = 25\,630$)

Faßzange	49,3
Stanze	55,6
Schere	20,9
Messer	20,1
Motor	53,8
Saugpunch	19,1
Elektro	15,9
Raspel/Löffel	6,7
Zielgerät	3,6
Meißel	1,3
Bohrer	6,3
Schraubenzieher	0,9
Andere Instrumente	6,5

Qualitätssicherung

Aufgrund der großen Zahl prospektiv dokumentierter Arthroskopiedaten können diese zur Qualitätssicherung herangezogen werden wie zu Fragen nach dem Verhältnis durchgeführter diagnostischer zu therapeutischer Arthroskopien, der Operationsdauer, von diagnostischen und operativen Problemen, der Häufigkeit von Nachoperationen und Komplikationen. In 19% wurde nur eine diagnostische und bei 81% der Fälle eine diagnostische und operative Arthroskopie durchgeführt. In 11% der Fälle erfolgte in derselben Narkose eine zusätzliche Arthrotomie. Die Operationsdauer betrug bei 75% der Patienten bis zu 30 min, 30–60 min in 34%, 60–90 min in 6%, 90–120 min in 2% und über 2 h in 0,5% der Fälle. In 2,6% wurde ein Diagnostikproblem angegeben und bei 3% der arthroskopischen Operationen ein operatives Problem. Die Komplikationsrate betrug aufgrund der Möglichkeit von Mehrfachnennungen 6,2%. Es kam in 4,2% zu Knorpelschäden am häufigsten an der medialen Kondyle, zur Wassertamponade in 1,2% und in 0,2% konnte kein freier Körper geborgen werden. Ein Gasemphysem, eine Innenbandruptur, ein Innen- und Außenmeniskusschaden wurden mit einer Häufigkeit von 0,2–0,1% angegeben.

In 77% der Fälle handelte es sich bei der Arthroskopie um einen Ersteingriff; 14% der Patienten waren voroperiert und 12% vorarthrotomiert. Bei den 14% vorarthroskopierten Patienten handelte es sich bei 2,8% um eine Kontrollarthroskopie, bei 4,6% um eine Arthroskopie wegen derselben Erkrankung bzw. Beschwerden und bei 6,3%, also knapp der Hälfte der Patienten, um eine Arthroskopie wegen einer erneut aufgetretenen Erkrankung bzw. Beschwerden, die nicht in Zusammenhang mit der Vorarthroskopie standen. Die vorangegangene Arthroskopie oder Arthrotomie erfolgte in 56% an anderer Stelle und in 44% der Fälle durch dieselbe Klinik bzw. Ambulatorium.

Diskussion

Die Schaffung einer multizentrischen deutschsprachigen Dokumentation mußte zwangsläufig einen Kompromiß darstellen zwischen dem Wünschenswerten und dem Machbaren. Die Diskussion um die Frage, wie valide diese Daten und Aussagen sind, ist sicherlich berechtigt, sollte aber bei allem Bewußtsein um die Unzulänglichkeiten und Fehlermöglichkeiten nicht dazu führen, a priori die Ergebnisse für falsch zu erachten. Aufgrund der großen Datenzahl sind sicher Aussagen bezüglich der Technologiebeschreibung, über Angaben zur Epidemiologie des kranken Knies, aber auch zur Wertigkeit der klinischen Diagnostik und zu Fragen der Ätiologie gerechtfertigt. Beschrieben werden kann nur, was therapeutisch durchgeführt wurde und welche Trends sich finden, jedoch nicht, wie sinnvoll letztlich der diagnostische und therapeutische Eingriff für den Patienten gewesen ist. Die Frage muß offenbleiben, ob bei 19% diagnostischen Arthroskopien zu schnell einem Patienten zur Arthroskopie geraten wurde, da die Analyse der Probleme und Komplikationen zeigt, daß die arthroskopische Technik in der Regel heute eine problemlose und komplikationsarme Technik darstellt. Dies könnte auch der Grund dafür sein, daß bei immerhin 23% der Arthroskopien zuvor schon eine Arthroskopie bzw. Arthrotomie desselben Kniegelenks erfolgt war. Letztendlich kann aufgrund der hohen Fallzahl die SFA-Dokumentation als Basis einer Qualitätssicherung verwendet werden.

Arthroskopische oder offene Rekonstruktion des vorderen Kreuzbandes

S. BEHRENDT und E. ERIKSSON

Traumatologische Abteilung, Karolinska-Hospital, S-10500 Stockholm, Schweden

In Schweden sind alle Sportler bei einer Versicherungsgesellschaft versichert, der Folksam AB. Dieser Umstand erlaubt uns, die Inzidenz und die Ursachen von Sportverletzungen zu erfassen. Folksam veröffentlicht regelmäßig Statistiken über Sportverletzungen in Schweden. Die letzte Statistik erfaßte diese zwischen 1976 und 1983 [2]. Einer von uns (E. Eriksson) beteiligte sich an dieser Studie, die 25 000 solche Verletzungen erfaßte. Wir waren besonders an der Frage interessiert, wie viele dieser Verletzungen zu bleibenden Schäden und zur Invalidität führten. Der Fußball z.B., welcher den größten Anteil der Sportunfälle in Schweden in diesem Zeitraum ausmachte (ca. 40%), wies 270 Fälle von Invalidität auf. Von diesen 270 war in 150 Fällen (56%) das Knie betroffen. Den zweitgrößten Anteil (35 = 13%) an dauerhafter Unfähigkeit nahmen Unterschenkel und Fuß ein. Durch eine Befragung der Kliniken, die die 150 Fälle dauerhafter Unfähigkeit behandelt hatten, konnten wir anhand der Krankenakten in Erfahrung bringen, daß 80% dieser beim Fußball erlittenen Verletzungen kombinierte vordere Kreuzbandschäden waren. Bei einer Analyse der Kosten der verschiedenen Verletzungen stellte sich heraus, daß Knieverletzungen den bei weitem größten finanziellen Aufwand erfordern. Einmal mehr waren Verletzungen des vorderen Kreuzbands (VKB) für lange Arbeits- und Sportunfähigkeit verantwortlich.

Versucht man jetzt, diese Situation zu verbessern, sollte man zuerst Knieverletzungen zu verhindern suchen; ist dieses nicht möglich, muß eine möglichst frühe Diagnose angestrebt werden, um die Verletzungen dann optimal zu versorgen. Was aber ist die optimale Versorgung einer akuten VKB-Ruptur? Die hierzu auf dem 4. Kongreß der ESKA 1990 in Stockholm vertretene allgemeine Auffassung (Consensus) ist, daß die große Mehrheit dieser Verletzungen operativ versorgt werden sollte.

In einer vor kurzem durchgeführten Studie von Engström am Karolinska-Institut [1] konnte er zeigen, daß die schlechten Ergebnisse der konservativen Therapie nicht mehr zu akzeptieren sind. Alle 132 Patienten seiner Studie wurden zum Zeitpunkt der Verletzung arthroskopiert und in den nächsten 5 Jahren regelmäßig auf dem Cybex kontrolliert; 78 von diesen wurden wegen nicht zu tolerierender Instabilität operiert; 39 nicht operierte Patienten (5 wurden wegen beidseitiger Verletzung ausgeschlossen, 10 waren unbekannt verzogen) wurden 5 Jahre nach dem Unfall nachuntersucht. Keiner war mit seinem Resultat zufrieden. Nur 2 konnten noch Sportarten mit plötzlichen Richtungswechseln ausüben. Alle hatten niedrigere Tegner-Scores als vor der Verletzung.

Wenn trotz aller Argumente für eine operative Behandlung eine konservative Therapie gewählt wird, sollte der Patient über das erhöhte Risiko seinen Gelenkknorpel zu zerstören, wenn er weiter Sport treibt, aufgeklärt werden. Wir haben eine Reihe von Patien-

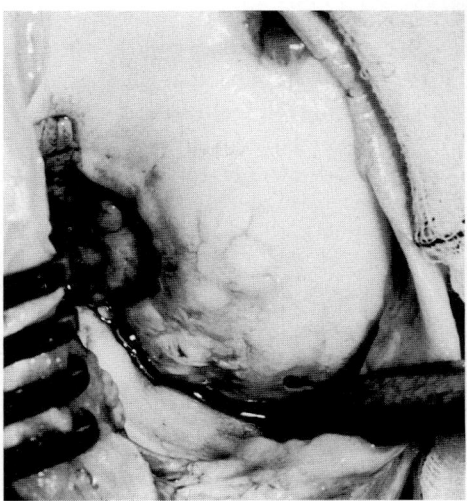 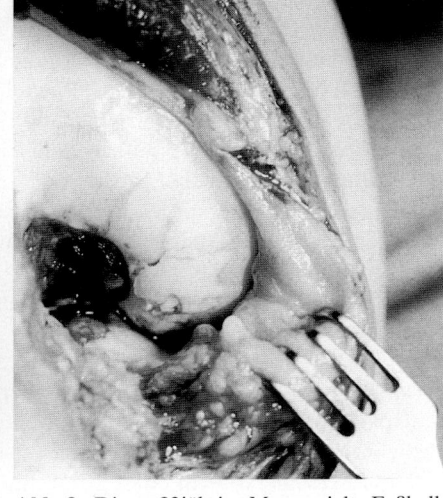

Abb. 1. Als dieser 25jährige Sportler vor einigen Jahren durch offene Arthrotomie wegen einer VKB-Insuffizienz operiert wurde, zeigte sich eine erhebliche Schädigung des Gelenkknorpels. Man war der Auffassung, dies wäre auf die anläßlich des Unfallereignisses an einem anderen Krankenhaus erfolgte Meniskektomie zurückzuführen. Heute wissen wir, daß die Ätiologie dieser Schädigung eine andere ist.

Abb. 2. Dieser 22jährige Mann spielte Fußball in einem Team der 3. Liga und zog sich eine Verletzung des VKB zu. Der Chirurg, der die Diagnose stellte, teilte ihm mit, er müsse lediglich die Sehnen und Muskulatur konditionieren und könne danach wieder Fußball spielen. Der Patient hatte jedoch wiederholt eine Pivot-shift-Symptomatik mit Gelenkerguß. Nach einem solchen Ereignis kam der Patient zu uns. Bei der Arthroskopie sahen wir diese schweren Knorpelaufbrüche nicht nur an der medialen, sondern auch an der lateralen Femurkondyle. Die Knorpelläsionen wurden versorgt und das VKB durch eine Bandplastik ersetzt.

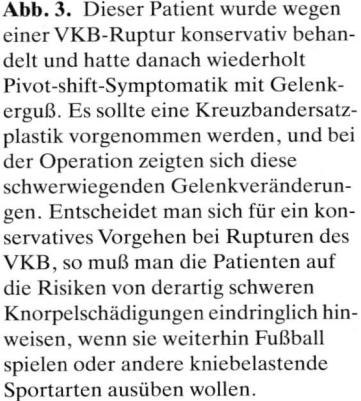 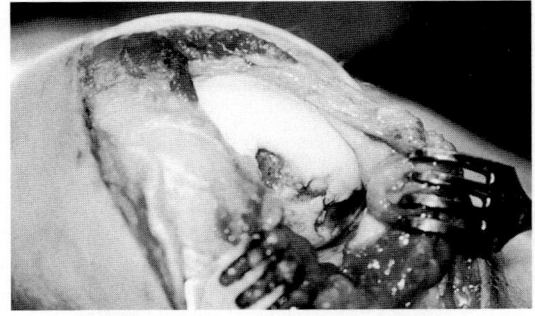

Abb. 3. Dieser Patient wurde wegen einer VKB-Ruptur konservativ behandelt und hatte danach wiederholt Pivot-shift-Symptomatik mit Gelenkerguß. Es sollte eine Kreuzbandersatzplastik vorgenommen werden, und bei der Operation zeigten sich diese schwerwiegenden Gelenkveränderungen. Entscheidet man sich für ein konservatives Vorgehen bei Rupturen des VKB, so muß man die Patienten auf die Risiken von derartig schweren Knorpelschädigungen eindringlich hinweisen, wenn sie weiterhin Fußball spielen oder andere kniebelastende Sportarten ausüben wollen.

ten gesehen (Abb. 1–3), die nach konservativer Therapie und weiterer Sportausübung ihren Gelenkknorpel total zerstörten.

In der Abteilung für Sportorthopädie am Karolinska-Hospital werden akute Knieverletzungen mit Hilfe der klinischen Untersuchung und Standardröntgenaufnahmen diagnostiziert. Die genaue Stabilitätsprüfung wird im Rahmen der innerhalb 1 Woche erfolgenden Akutarthroskopie in Allgemein- oder Spinalanästhesie durchgeführt. Für die Diagnose einer Läsion des VKB wird die Arthroskopie nicht unbedingt benötigt, diese kann auch bei der klinischen Untersuchung in Allgemeinanästhesie festgestellt werden. Die Arthroskopie kann aber begleitende Verletzungen anderer Gelenkstrukturen, wie z.B. Meniskusrisse, besser aufzeigen als die Kernspintomographie. Die Akutarthroskopie eröffnet außerdem die Möglichkeit, frische Meniskusrisse zu nähen.

Der optimale Zeitpunkt für die operative Versorgung einer akuten VKB-Ruptur scheint 4–6 Wochen nach dem akuten Trauma zu sein – der Zeitpunkt, an dem die reaktive Entzündung, als Folge der Verletzung, abgeklungen ist. Einer sofortigen Operation müßte eine sehr aggressive Rehabilitation folgen, um bleibende Bewegungseinschränkungen des Gelenks zu vermeiden.

Im Karolinska-Hospital werden VKB-Läsionen seit 1966 mit einem Streifen der Patellarsehne von 9–12 mm Breite rekonstruiert. Verwendet wird ein freies Knochen-Sehnen-Knochen-Transplantat. Dieses wird in der anglo-amerikanischen Literatur als der goldene Standard für die Kreuzbandrekonstruktion bezeichnet. Wir führen diese entweder offen, durch eine 4–5 cm lange Miniarthrotomie oder arthroskopisch durch. Die Länge der Hautinzision ist bei beiden Verfahren gleich, da durch sie das Transplantat aus der Patellarsehne gewonnen wird. Das chirurgische Vorgehen ist bei beiden Verfahren identisch. Bei der Miniarthrotomie präpapieren wir durch den Hoffa-Fettkörper und verwenden für die Bohrung des tibialen Kanals das Pro-Trac-Zielgerät und, um für den femo-

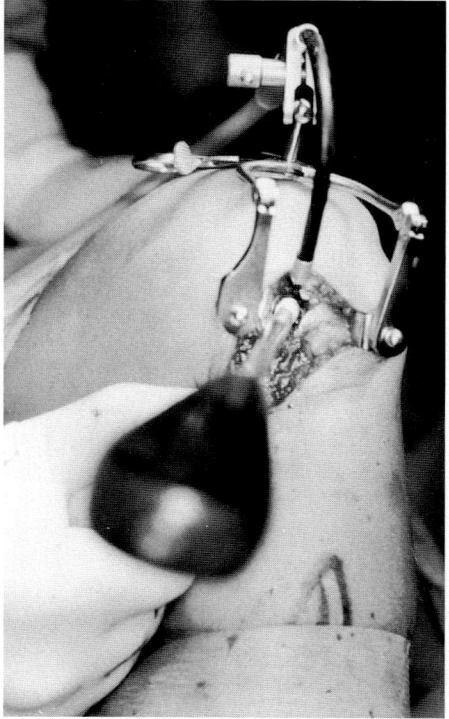

Abb. 4. Bei der VKB-Ersatzplastik durch Miniarthrotomie verwenden wir den Wundspreizer von Dr. Hans Pässler, Stuttgart (Fa. Effner & Spreine). Hierdurch erhält man eine gute Ausleuchtung und Übersicht des Operationsgebiets der hinteren Interkondylarregion auch bei einer kleinen Miniarthrotomie von 5 cm. Das Bild zeigt die Fixation des Knochenblocks in der Femurkondyle mit der Interferenzschraube.

ralen Bohrkanal besser zu sehen, Dr. Hans Pässlers Wundspreizer mit Beleuchtung (Abb. 4). Auch beim arthroskopischen Verfahren mit der Tom-Rosenberg-Technik verwenden wir das Pro-Trac-Zielgerät. Die Knochenblöcke des Transplantats werden mit Interferenzschrauben in den Bohrkanälen verblockt. Der einzige Unterschied zwischen beiden Techniken besteht darin, daß das offene Verfahren durch die Miniarthrotomie die Hälfte der Zeit erfordert, die mit der arthroskopischen Technik benötigt wird. Bei Vergleich beider Methoden haben wir nur sehr geringe Unterschiede bezüglich postoperativer Probleme beobachten können. Beide Gruppen erhalten eine Epiduralanästhesie durch einen Katheter, der für die Dauer des weiteren 2tägigen stationären Aufenthalts im Krankenhaus belassen wird. Sie werden außerdem mit CPM zwischen 0° und 90° und einer Cryo-cuff-Bandage versorgt, die mittels Eiswasser für eine Kompression sorgt, um die Schwellung und das Ödem zu reduzieren. Am 3. postoperativen Tag verlassen die Patienten das Krankenhaus, sie werden dann 3mal wöchentlich von einem Physiotherapeuten behandelt. Bei Verlassen des Krankenhauses erhalten die Patienten ein relativ kostengünstiges Brace, dessen Bewegungsausmaß auf einen Bereich zwischen 0° und 90° fixiert wird. Der Physiotherapeut prüft, ob im weiteren Verlauf die volle Extension erhalten bleibt. Die Belastung mit vollem Körpergewicht wird so weit erlaubt, wie es vom Patienten selbst toleriert wird. Gehstützen werden den Patienten mit der Aufforderung mitgegeben, das operierte Bein beim Gehen so weit wie möglich zu belasten. Sollte eine Meniskusnaht durchgeführt worden sein, besteht durch die vom Brace eingeschränkte Beweglichkeit von 0°–40° kein Grund, sich um diese zu sorgen.

Nach 6 Wochen wird die Physiotherapie intensiviert. Wir verwenden ausschließlich sog. „closed chain exercises", d.h. Übungen in der geschlossenen Kette, welche dem Patienten verbieten, nach alten Regeln zu arbeiten, wie z.B. beim Curler. In der geschlossenen Kette beansprucht der Patient bei der Bewegung den Quadrizeps und die ischiokruralen Beuger immer gleichzeitig. Nach Wiedererlangung der vollen Muskelmasse nach etwa 3 Monaten erhalten die Patienten eine 2. Orthese, die sie bis zu 12 Monaten postoperativ tragen. Jogging wird relativ früh erlaubt, sportartspezifisches Training nach etwa 3–4 Monaten. Nach Auswertung unseres Materials sehen wir keinen Unterschied zwischen der offenen Miniarthrotomie und dem geschlossenen arthroskopischen Verfahren. Auch viele internationale Autoren sehen den einzigen Unterschied zwischen den beiden darin, daß das offene Verfahren weniger Zeit in Anspruch nimmt.

Wir haben von unseren Ergebnissen der Kreuzbandchirurgie zu verschiedenen Zeitpunkten berichtet. 1984 veröffentlichten wir eine Studie über eine Nachuntersuchung, die Patienten 5–10 Jahre nach Kreuzbandrekonstruktion einschloß. Diese Studie wurde 1978–79 von einem kritischen US-Professor durchgeführt, der Geräte für eine objektive Stabilitätsmessung aus den USA mitgebracht hatte (damals gab es noch keinen KT-1000). Wir konnten zu jenem Zeitpunkt über 71% gute und sehr gute Ergebnisse, bei einer Nachuntersuchungszeit von durchschnittlich 8 Jahren berichten. Nur 10% waren instabil und hatten einen deutlichen Pivot shift. Die restlichen 19% hatten stabile Gelenke, klagten aber über femoropatellare oder arthrotische Beschwerden, die sie aber schon zum Zeitpunkt der Rekonstruktion hatten [3]. Im letzten Jahr haben sich unsere Resultate so weit verbessert, daß wir unseren Patienten mit 90%iger Wahrscheinlichkeit versprechen können, durch die Operation wieder ein stabiles und gut funktionierendes Kniegelenk zu bekommen.

Nach unserer Meinung ist die nicht-operative Behandlung der VKB-Verletzung nur in den Fällen indiziert, in denen die Patienten ein ruhiges Leben führen wollen. Patienten, die keinen Sport treiben oder ihre Aktivitäten auf Jogging und Fahrradfahren reduzieren, können auch ohne VKB leben. Aber jeder, der einen Sport mit plötzlichen Richtungswechseln ausübt, setzt sich bei diesem der Gefahr eines Pivot shift aus. Diese Patienten sollten unserer Meinung nach operativ stabilisiert werden.

Zusammenfassung

Verletzungen des VKB müssen so bald wie möglich diagnostiziert und einer optimalen Behandlung und Rehabilitation zugeführt werden. In diesem Fall ist mit guten Ergebnissen, d.h. mit stabilen Kniegelenken und vollem Bewegungsumfang zu rechnen. So ist es diesen Patienten dann sogar möglich, das Aktivitätsniveau wieder zu erreichen, mit dem sie ihren Sport vor der Verletzung ausgeübt haben.

Literatur

1. Engström B (1993) Treatment of anterior cruciate ligament deficiency. Academical Thesis, Karolinska Institute, Stockholm
2. Eriksson E, Eriksson B, Stübner B, Hedenström B (1985) Sports injuries 1976–1983. Folksam ISBN 91-7044-05-1
3. Johnson RJ, Eriksson E, Häggmark T, Pope MH (1984) Five to ten year follow-up evaluation after reconstruction of the anterior cruciate ligament. Clin Orthop 183: 122–140

Indikationen und Ergebnisse der arthroskopischen medialen Meniskusrefixation

K.P. BENEDETTO

Universitätsklinik für Unfallchirurgie, Anichstr. 35, A-6020 Innsbruck

Die Funktion der Menisken, die in ihrer Ultrastruktur begründet ist [8], besteht in der Druckübertragung des femorotibialen Gelenkabschnitts [13, 17, 20], der Schockabsorbierung [10] und der Stabilisierung [10, 15, 24].

Die in der Literatur beschriebenen Langzeitergebnisse der subtotalen oder totalen Meniskektomie – ein früheres Verfahren der Wahl bei Meniskusrupturen – führte in einem sehr hohen Prozentsatz zu einer posttraumatischen Arthrose mit sekundärer Achsenfehlstellung [15, 23]. Aufgrund experimenteller Arbeiten und Untersuchungen der Mikrovaskularisation [1–3] wurde die Basis für das Verhältnis der Meniskusheilung geschaffen. Rupturen des Meniskus werden nicht nur entsprechend ihrer Form (Längsriß – Horizontalriß – Lappenriß – Radiärriß), sondern auch unter Berücksichtigung der Lokalisation der Rupturstelle (rot – rot, rot – weiß, weiß – weiß) und unter Berücksichtigung ihrer Heilungstendenz klassifiziert.

Die Heilungstendenz im avaskulären Anteil ist äußerst gering. Längsrisse im peripheren, gut durchbluteten kapselnahen Anteil haben bei intaktem Meniskuskörper eine hohe Tendenz zur kompletten Heilung nach Anfrischen der Rupturstellen und stabiler Versorgung durch die Naht [4, 6, 7, 11]. Das Anfrischen der peripheren Randleiste sowie insbesondere die Stichelung derselben führen nach Henning [12] zu einer verbesserten peripheren Vaskularisation.

Der instabile Meniskus mit Längsriß in der Vaskularisationszone stellt heute allgemein eine Indikation zur Refixation dar. Die Nahttechnik kann dabei in offener Weise erfolgen [7], mit dem Nachteil, daß eine stabile Nahttechnik zwar möglich ist, jedoch nur periphere Rupturen erfaßt werden können. Die arthroskopische Nahttechnik hat sich in den vergangenen Jahren zunehmend entwickelt, wobei im wesentlichen die Inside-out-Technik der Outside-in-Technik gegenübergestellt wird. Die Primärstabilität nach Refixation eines Längsrisses beeinflußt neben der Nachbehandlung und der Kreuzbandstabilität die Einheilungsrae signifikant [4]. Die Stabilität des refixierten Längsrisses kann durch die Nahttechnik, durch den Abstand der einzelnen Refixationsfäden und durch die Art des Nahtmaterials beeinflußt werden. Kohn [14] konnte in seiner experimentellen Arbeit nachweisen, daß die vertikale Lage der U-Schlinge eine höhere primäre Zugfestigkeit aufweist als die horizontal gelegte Naht. Operationstechniken, deren Haltefähigkeit auf einem einständigen Blockierungsfaden beruht, weisen 1/4 der Ausrißfestigkeit im Vergleich zur U-Schlinge auf. Dies ist durch die Ultrastruktur des Meniskusaufbaus begründet [8]. Die Anzahl der erforderlichen Refixationsfäden wird in der Literatur unterschiedlich angegeben. Die Distanz der einzelnen Nähte wird mit 3 [4]–10 mm [23] beschrieben. Die alternierende Nahttechnik, Oberfläche – Unterfläche, gewährleistet theoretisch eine breitbasige Anheftung ohne Aufkippen des Meniskus [4]. Objektiv bessere Heilungsraten konnten dadurch bis dato jedoch noch nicht nachgewiesen werden. Auch hinsichtlich des zu verwendenden Nahtmaterials – resorbierbar oder nicht resorbierbar – finden sich unterschiedliche Angaben [4, 6, 7]. Dabei werden die Vermeidung der persistierenden Bewegungseinschränkung bei resorbierbarem Nahtmaterial und die Verringerung der Rerupturrate als Vorteile für nicht resorbierbares Nahtmaterial ins Treffen geführt.

Die Nachbehandlung nach arthroskopischer Meniskusrefixation wird sehr unterschiedlich angegeben. Aus den experimentellen Arbeiten von Fu [9] läßt sich ableiten, daß es während voller Extension und Flexion des Kniegelenks zu erheblichen Translations- und Rotationsbewegungen der Menisken auf dem Tibiaplateau kommt, welche die primäre Stabilität nach Refixation signifikant negativ beeinflussen. Die Rerupturrate nach arthroskopischer Meniskusrefixation wird bei mittelfristigen Nachuntersuchungsergebnissen in der Literatur mit 1,5–21% angegeben. Die generelle Komplikationsrate hinsichtlich Infektion, Bewegungseinschränkung, Thrombosen und neurovaskulärer Iatrogenläsionen wird mit 0–46% beschrieben [20, 21].

Das Ziel dieser Studie ist es, die unmittelbaren intraoperativen und postoperativen Komplikationen nach arthroskopischer medialer Meniskusrefixation zu erfassen. Besonders evaluiert wurden dabei die neurovaskulären Komplikationen, Infekte, Bewegungseinschränkungen und Rerupturen. Arthroskopische laterale Meniskusrefixationen wurden in dieser Studie nicht berücksichtigt, da diese in unserem Haus stets in halboffener Technik unter Verwendung einer posterolateralen Inzision mit Darstellung des N. peronaeus kombiniert wurden.

Technik der arthroskopischen medialen Meniskusrefixation

Die arthroskopische mediale Meniskusrefixation wurde in den Jahren 1985–1987 unter Verwendung der doppelläufigen Kanüle nach Graf u. Clancy durchgeführt [6]. Der Eingriff erfolgte stets in Allgemeinnarkose oder Epiduralanästhesie unter Verwendung einer pneumatischen Blutsperre am hängenden Bein. Generell wurde eine anterolaterale Inzision für die primäre Arthroskopie und eine anteromediale Inzision als Instrumentenzugang verwendet. Intraoperativ wurde bei Refixation des medialen Meniskus im Bereich Intermediärzone – Vorderhorn das Arthroskop und die Führungskanüle gegenläufig gewechselt. Als Nahtmaterial wurde beim Instrumentarium nach Graf u. Clancy Vicryl-00-70 cm verwendet. Ab dem Jahr 1987 gelangte ausschließlich das zonenspezifische Instrumentarium nach Rosenberg [18] zur Anwendung. Als Nahtmaterial wurde dabei routinemäßig der PDS-Faden mit der atraumatisch armierten Nadel verwendet. Die Nähte wurden stets in der U-Schlingen-Technik in vertikaler Richtung alternierend durch die Meniskusoberfläche und -unterfläche gelegt. Der Schlingenabstand betrug standardmäßig 0,5 cm. Vor dem Herausführen der Nadel erfolgte mit der 15er Klinge posteromedial eine maximal 1 cm lange Inzision mit Abschiebung des Hautweichteilmantels. Alle Fäden wurden durch dieselbe Inzision herausgeführt und nach Vorlegen aller Nähte wurden die Fäden auf der Faszie geknüpft. Eine Kapselpräparation sowie eine Darstellung der neurovaskulären Strukturen erfolgte in keinem Fall. Des weiteren wurde in keinem Fall ein Retraktor verwendet.

Indikation

Die Indikation zur Meniskusrefixation wurde im vorliegenden Patientenkollektiv stets bei einem instabilen Längsriß des medialen Meniskus gestellt, unabhängig vom Alter der Ruptur und unabhängig von der Stabilität des Kreuzbands. Der instabile Meniskuskörper war in allen Fällen ohne sichtbare degenerative Veränderungen makroskopisch intakt. Alle refixierten instabilen Menisken hatten einen Längsriß entweder in der Rot-Rot- oder in der Rot-Weiß-Zone. Meniskusrisse in der Weiß-Weiß-Zone wurden ausschließlich einer arthroskopisch partiellen Meniskusresektion zugeführt.

Nachbehandlung der arthroskopisch refixierten medialen Meniskusruptur

Die Nachbehandlung wurde in allen Fällen differenziert durchgeführt in Abhängigkeit von der Ausdehnung der Rißlänge und der Kreuzbandstabilität. Längsrisse im Hinterhornbereich bis maximal 4 cm wurden bei kooperativen Patienten funktionell nachbehandelt. Ohne Verwendung äußerer Fixationen wurden die Patienten für 3 Wochen mit Stützkrücken teilbelastend mobilisiert und gleichzeitig eine endlagige Flexion und Extension vermieden. In jenen Fällen, bei denen simultan eine VKB-Rekonstruktion erfolgt war, wurde eine Don-Joy-Schiene ROM II mit einem Bewegungsausmaß von 0-0-70 mit gleichzeitiger Teilbelastung für 6 Wochen angelegt. Erst nach diesem Zeitraum wurde die freie Beweglichkeit und volle Belastung erlaubt. Patienten mit einem isolierten refixierten Korbhenkelriß wurden für insgesamt 6 Wochen im Oberschenkelgehgips unter Vollbelastung immobilisiert.

Material und Methodik

An der Universitätsklinik für Unfallchirurgie Innsbruck wurden im Zeitraum 1985–1991 insgesamt 206 arthroskopische mediale Meniskusrefixationen durchgeführt. 144 Patienten (92%) mit einem minimalen Nachuntersuchungszeitraum von 24 Monaten konnten in die vorliegende Studie aufgenommen werden. 8% der Patienten waren 2 Jahre postoperativ zur Nachkontrolle nicht verfügbar und mußten aus den Nachuntersuchungsergebnissen exkludiert werden. Die Erfassung von Frühkomplikationen stützte sich auf die Anamnese sowie die Dokumentation in der Krankengeschichte bei regelmäßigen ambulanten Nachkontrollen. Für die Beurteilung der Einheilung wurde die klinische Untersuchung herangezogen, und dabei wurden insbesondere die Meniskuszeichen kontrolliert und die völlige Beschwerdefreiheit bei frei beweglichem Kniegelenk als Kriterium herangezogen. Patienten mit subjektiven Beschwerden wie Druckschmerz, Rotationsschmerz, Schwellneigung und Ergußbildung sowie Bewegungseinschränkung wurden einer Rearthroskopie zugeführt. Eine Evaluierung der Einheilung mittels MRI oder Arthrographie konnte nicht durchgeführt werden.

Von den 144 nachkontrollierten Patienten waren 122 männlichen und 32 weiblichen Geschlechts. Die Altersverteilung lag zwischen 14 und 52 Jahren mit einem Mittelwert von 31,6 Jahren (Abb. 1).

Die Längsrisse am medialen Meniskus wurden arthroskopisch hinsichtlich ihrer Lokalisation (Vorderhorn – Intermediärzone – Hinterhorn) und hinsichtlich der Zone (rot-rot, rot-weiß, weiß-weiß) klassifiziert. Es fand sich dabei in 57 Fällen ein instabiler Längsriß bis 2 cm, in 65 Fällen ein Längsriß mit einer Ausdehnung von 2–4 cm und in 22 Fällen ein kompletter Korbhenkelriß.

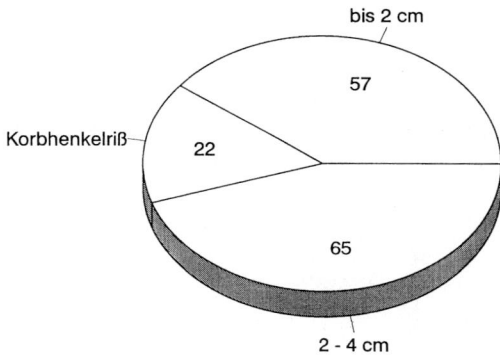

Abb. 1. Morphologie der Meniskusruptur. Längsriß medialer Meniskus ($n = 144$)

Alle Längsrisse am medialen Meniskus befanden sich entweder in der Rot-Rot- oder in der Rot-Weiß-Zone. Entsprechend der Art der begleitenden Ergußbildung wurden 91 Meniskusrupturen als frische Verletzungen mit begleitendem Hämarthros und 53 Meniskusrupturen als veraltete mit serösem Erguß und anamnestischer Beschwerdedauer über 2 Wochen gewertet (Abb. 2).

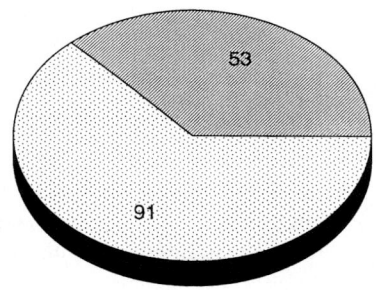

▨ FRISCHE RUPTUR MIT HÄMARTHROS
▩ VERALTETE RUPTUR MIT SERÖSEM ERGUSS

Abb. 2. Alter der Meniskusruptur

Bei den 144 medialen Meniskusrupturen wiesen 78 Patienten ein intaktes VKB mit voller klinischer Stabilität auf. Bei 45 Patienten fand sich ein deutlicher Hämarthros mit frischer Ruptur des VKB. In dieser Patientengruppe wurde in 43 Fällen mit Meniskusrefixation auch eine Kreuzbandrekonstruktion unter Verwendung des zentralen Drittels des Lig. patellae als Knochen-Band-Knochen-Transplantat durchgeführt. Bei 21 Patienten fand sich begleitend zur Ruptur des medialen Meniskus ein fehlendes VKB mit deutlicher klinischer Instabilität und positivem Pivot shift. Von diesen 21 Patienten wurde nur bei 15 eine simultane oder frühsekundäre Kreuzbandrekonstruktion nach Meniskusrefixation angeschlossen. 6 Patienten konnten sich aufgrund ihrer teilweise kompensierten Instabilität zu keiner Rekonstruktion des VKB entschließen (Abb. 3).

Unmittelbar postoperativ wurde in 16 von 144 Fällen ein schmerzhaftes N.-saphenus-Syndrom mit deutlicher Sensibilitätsstörung an der Medialseite des Unterschenkels dia-

Indikationen und Ergebnisse der arthroskopischen medialen Meniskusrefixation 19

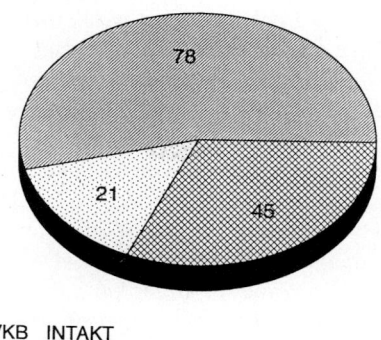

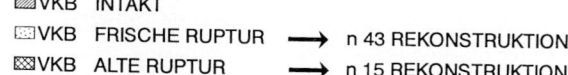

Abb. 3. Kreuzbandstabilität und Meniskusruptur

▨ VKB INTAKT
▧ VKB FRISCHE RUPTUR ⟶ n 43 REKONSTRUKTION
▧ VKB ALTE RUPTUR ⟶ n 15 REKONSTRUKTION

gnostiziert, welches sich jedoch in allen Fällen in einem Zeitraum von 4 Monaten postoperativ wiederum zurückbildete. Anläßlich der mittelfristigen Nachuntersuchungskontrolle wurde keine Sensibilitätsstörung mehr im Versorgungsgebiet des N. saphenus gefunden. Kein Patient wies eine iatrogene Läsion des N. tibialis, des N. peronaeus oder der A. poplitea auf. Trotz bereits präoperativer systemischer Gabe von Low-dose-Heparin, welche während der Dauer des stationären Aufenthalts fortgesetzt wurde, kam es in 3 von 144 Fällen zu einer phlebographisch nachgewiesenen Wadenvenenthrombose, welche eine langdauernde Antikoagulanzientherapie erforderlich machte. In 2 Fällen trat postoperativ ein oberflächlicher Wundinfekt posteromedial auf, der stets ohne eine neuerliche Intervention komplikationslos abheilte. In einem Fall – bei einem refixierten Korbhenkelriß des medialen Meniskus – war es zu einem Gelenkinfekt gekommen, welcher durch ein frühzeitiges arthroskopisches Débridement und anschließende Spül-Saug-Drainage zur Ausheilung gebracht werden konnte. Der refixierte Korbhenkel heilte, arthroskopisch nachgewiesen, trotz des Infekts ein. Zu einer Materialkomplikation – Implantatbruch oder Abbrechen einer Führungsnadel – war es in keinem Fall gekommen (Abb. 4).

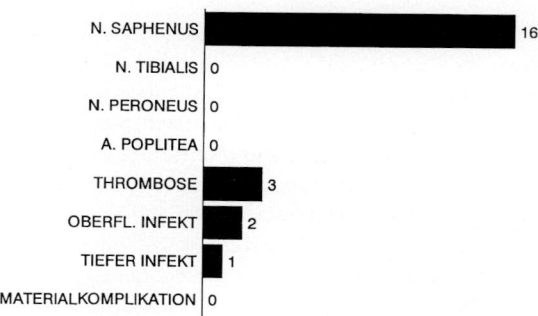

Abb. 4. Intra- und frühpostoperative Komplikationen. Mediale Meniskusrefixation ($n = 144$)

In insgesamt 18 von 144 Fällen kam es zu einer arthroskopisch nachgewiesenen Meniskusreruptur, welche zu einem hohen Prozentsatz in Abhängigkeit zur Kreuzbandstabilität stand. In den 78 Fällen der isolierten Meniskusruptur bei intaktem VKB war es in 3 von 25 Fällen einer frischen Meniskusruptur und 5 von 53 Fällen einer veralteten Meniskusruptur zu einem „Nicht-Einheilen" gekommen. Lag eine begleitende frische Ruptur des VKB vor, so kam es lediglich in 1 von 43 Fällen, bei dem das Kreuzband simultan rekonstruiert wurde, zu einer Reruptur, während in 2 Fällen, bei denen das Kreuzband unversorgt blieb, die Meniskusheilung nicht eingetreten war. In den 15 Fällen, bei denen die veraltete Kreuzbandinstabilität mittels Verwendung des zentralen Drittels des Lig. patellae behoben werden konnte, trat nur bei 1 Patient eine Reruptur auf. In allen 6 Fällen, bei denen das Kreuzband jedoch unversorgt blieb, kam es innerhalb von 2 Jahren zu einer Reruptur des genähten Meniskus (Tabelle 1).

Tabelle 1. Meniskusreruptur

25	Frische Meniskusruptur VKB intakt	→	3
53	Veraltete Meniskusruptur VKB intakt	→	5
43	Frische Meniskusruptur Frische VKB-Ruptur VKB rekonstruiert	→	1
2	Frische Meniskusruptur Frische VKB-Ruptur VKB nicht rekonstruiert	→	2
15	Frische Meniskusruptur Veraltete VKB-Ruptur VKB rekonstruiert	→	1
6	Frische Meniskusruptur Veraltete VKB-Ruptur VKB nicht rekonstruiert	→	6

Schlußfolgerung

Die Nachbehandlung nach Meniskusrefixation ist für den Patienten wesentlich aufwendiger und länger dauernd, verglichen mit der arthroskopischen Meniskektomie. Dennoch ist bei jüngeren Patienten die Indikation zum Meniskus-erhaltenden Eingriff weiter zu stecken, um das Risiko einer Spätarthrose und sekundären Achsenabweichung zu minimieren. Die arthroskopische Meniskusrefixation erlaubt im Gegensatz zur offenen Technik nicht nur die Refixation in der Rot-Rot-, sondern auch in der Rot-Weiß-Zone [4, 6, 7, 11, 12]. Durch die Erweiterung der Indikation muß allerdings auch eine erhöhte Rerupturrate in Kauf genommen werden. Neben dem Anfrischen der Randleiste zur verbesserten Vaskularisation erscheint insbesondere die Verwendung einer Nahttechnik wichtig, welche eine möglichst hohe Primärstabilität nach Refixation des Meniskus gewährleistet [14]. In Übereinstimmung mit der Literatur fanden auch wir bei unseren 144 Fällen eine erhöhte Komplikationsrate [5, 18, 22].

Auffallend war insbesondere die hohe Rate an N.-saphenus-Läsionen in 16 von 144 Fällen. Um die iatrogen temporäre Nervenläsion zu vermeiden, sollte eine erweiterte posteromediale Inzision mit Präparation des posteromedialen Kapselkomplexes angelegt werden, damit die austretenden Refixationsfäden direkt auf der Kapsel und nicht auf der Faszie unter Einschluß der Nervenäste geknüpft werden. Der von Henning empfohlene Retraktor oder ähnliche Instrumente helfen sowohl bei der medialen Meniskusrefixation im Hinterhornbereich, insbesondere jedoch bei der lateralen Meniskusnaht, eine neurovaskuläre Läsion zu verhindern.

Des weiteren kann durch das tiefe Versenken der Fadenknöpfe die posteromediale Irritation des Hautweichteilmantels mit konsekutivem oberflächlichem Infekt vermieden werden. Auffallend in unserem Patientengut war, daß sich bei der Refixation der veralteten Meniskusrupturen bei intaktem VKB keine erhöhte prozentuale Rerupturrate fand, verglichen zur Naht der frischen Meniskusruptur. Die Notwendigkeit der Rekonstruktion des VKB wird durch die Tatsache unterstrichen, daß in allen Fällen, bei denen ein instabiles Kniegelenk vorlag, innerhalb von 2 Jahren der genähte Meniskus wegen „Nicht-Einheilung" bei einer Rearthroskopie reseziert werden mußte. Es erscheint somit die Stabilität des Kniegelenks bei gleichzeitiger suffizienter Nahttechnik und ausreichender Revaskularisation bei einem Längsriß des Meniskus die Grundvoraussetzung zu sein, um eine möglichst hohe Einheilungsrate zu erreichen.

Zusammenfassung

Die Meniskusrefixation ist indiziert bei instabilen Längsrissen in der vaskularisierten peripheren Zone bei makroskopisch intaktem Meniskuskörper, um sekundäre Achsenabweichung und Osteoarthrose im Langzeitergebnis zu minimieren. Die Nachbehandlung nach meniskuserhaltenden Eingriffen ist aufwendiger und die Komplikationsrate höher als bei arthroskopischer Meniskektomie. Die arthroskopische mediale Meniskusrefixation ohne posteromediale Kapselpräparation und ohne Verwendung eines Retraktors führte bei unseren wenigstens Zweijahresnachkontrollen in 16 von 144 operierten Fällen zu einem transienten N.-saphenus-Syndrom.

2 oberflächliche und 1 tiefer Infekt waren bedingt durch das subkutane Fadenkonglomerat. Das Thromboserisiko in 3 von 144 Fällen trotz systemischer Low-dose-Heparin-Therapie war signifikant erhöht. Die Rerupturrate bei intaktem vorderem Kreuzband (VKB) war unabhängig davon, ob es sich um eine frische 3/25- oder veraltete 5/53-Ruptur handelte. Die gleichzeitige intraartikuläre VKB-Rekonstruktion bei instabilen Kniegelenken hatte einen positiven Einfluß auf die Einheilung (56/58).

In allen Fällen einer nicht rekonstruierten vorderen Instabilität mit positivem Pivot shift kam es zu einer Reruptur in 8/8 Fällen innerhalb von 2 Jahren.

Literatur

1. Annandalet T (1885) An operation for displaced semilunar deficiency. Academical Thesis, Karolinska cartilage. BMJ: 1779
2. Arnoczky SP, Warren RF (1982) The microvasculature of the human meniscus. Am J Sports Med 10: 90–95; 1976–1983. Folksam ISBN 91-7044-05-1

3. Arnoczky SP, Warren RF (1983) The microvasculature of the meniscus and its response to injury – an experimental study in the dog. Am J Sports Med 11: 131–141
4. Cannon WD (1991) Arthroscopic meniscus repair. In: McGuinty J (ed) Operative arthroscopy. Raven, New York, pp 237–251
5. Cassidy RE, Shaffer AJ (1981) Repair of peripheral meniscus tears. A preliminary report. Am J Sports Med 9: 209–214
6. Clancy WG, Graf BK (1983) Arthroscopic meniscal repair. Orthopedics 6: 1125–1128
7. DeHaven KE (1992) Meniscectomy versus repair: clinical experience. In: Mow VC, Arnoczky SP, Jackson DW (eds) Knee meniscus: Basic and clinical foundations. Raven, New York, pp 131–139
8. Fithian DC, Kelly MA, Mow VC (1990) Material properties and structure-function relationships in the menisci. Chir Orthop Relat Res 252: 19–31
9. Fu FH, Thompson WO (1992) Motion of the meniscus during knee flexion. In: Mow VC, Arnoczky SP, Jackson DW (eds) Knee meniscus: Basic and clinical foundations. Raven, New York, pp 75–89
10. Fukubayashi T, Torzilli PA, Sherman MF, Warren RF (1982) An in vitro biomechanical evaluation of anterior-posterior motion of the knee: tibial displacement, rotation and torque. J Bone Joint Surg [Am] 64: 258–264
11. Hamberg P, Gillquist J, Lysholm J (1983) Suture of new and old peripheral meniscus tears. J Bone Joint Surg [Am] 65: 193–197
12. Henning CE (1983) Arthroscopic repair of meniscus tears. Orthopedics 6: 1130–1132
13. King D (1936) The function of semilunar cortilages. J Bone Joint Surg 18: 1069–1076
14. Kohn D, Siebert W (1989) Meniscus suture techniques: A comparative biomechanical cadaver study. Arthroscopy 5: 324–327
15. Krause WR, Pope MH, Hohnson RJ, Wilder DG (1976) Mechanical changes in the knee after meniscectomy. J Bone Joint Surg [Am] 58: 599–604
16. Morgan CD, Casscells SW (1986) Arthroscopic meniscal repair: A safe approach to the posterior horns. Arthroscopy 2: 3–12
17. Radin EL, Delamatte F, Maquet P (1984) Role of the menisci in the distribution of stress in the knee. Chir Orthop Relat Res 185: 290–300
18. Rosenberg TD, Scott SM, Coward DB, Dunbar WH, Ewing W, Hohnson CL, Paulos LE (1986) Arthroscopic meniscal repair evaluated with repeat arthroscopy. Arthroscopy 2: 14–20
19. Scott GA, Holly BL, Henning CE (1986) Combined posterior incision and arthroscopic intra-articular repair of the meniscus. J Bone Joint Surg [Am] 68: 847–861
20. Shrive NG, O'Connor JJ, Goodfellow JW (1978) Load bearing in the knee. Chir Orthop Relat Res 131: 279–287
21. Small NC (1988) Complications in arthroscopic surgery performed by experienced arthroscopists. Arthroscopy 4: 215–221
22. Sprague NF (1989) Complications in arthroscopy. Raven, New York
23. Tapper EM, Hoover NW (1969) Late results after meniscectomy. J Bone Joint Surg [Am] 51: 517–526
24. Wirth CJ, Rodriguez M, Milachowski KA (1988) Meniscusnaht – Meniscusersatz. Thieme, Stuttgart – New York

Qualitative und quantitative Aspekte bei der Meniskusresektion

W. GLINZ

Pyramiden-Klinik am See, Bellerivestr. 34, CH-8034 Zürich

Prinzip der partiellen Meniskektomie

Wegen ihrer geringen Morbidität hat sich die arthroskopische Meniskusresektion schnell gegenüber dem konventionellen Vorgehen durch Arthrotomie durchgesetzt [5, 10, 11, 12, 17–19, 20, 23, 26, 34]. Ihr Hauptvorteil liegt aber wahrscheinlich nicht so sehr in der geringen Operationsbelastung, sondern darin, daß die arthroskopische Operation das *Prinzip der partiellen Meniskektomie* [27] wirklich möglich macht. Bei der offenen Operation war wegen der ungenügenden Sicht eine zuverlässige partielle Resektion im Hinterhornbereich, wo die meisten Verletzungen liegen, meist nicht möglich. Smillie und auch Watson-Jones hatten darum noch die totale Resektion gefordert, um nicht übersehene Rißbildungen im Hinterhornbereich zurückzulassen. Überdies könne nur so die Bildung eines Regenerats erwartet werden.

Schon 1909 hatte aber Jones empfohlen, bei der Meniskusresektion nur den losgelösten oder verletzten Meniskusanteil zu entfernen [34]. In seinen klassischen experimentellen Untersuchungen zeigte King 1936 [22] ganz klar, daß später die degenerativen Veränderungen am Gelenkknorpel um so ausgedehnter sind, je mehr Meniskus entfernt wird. Weitere experimentelle Untersuchungen, so diejenigen von Dann et al. 1969 [6] und von Cox et al. 1975 [4], haben diese Befunde bestätigt.

Bereits in der Arthrotomieära haben eine Reihe von klinisch vergleichbaren Studien bessere Langzeitergebnisse der partiellen Meniskusresektion gegenüber einer subtotalen oder totalen Meniskektomie ergeben (Tabelle 1).

Für die arthroskopische Operation gibt es keine entsprechenden Untersuchungen, da

Tabelle 1. Vergleichende Studien: Partielle vs. totale Meniskektomie

Autoren	Partiell n	Total n	Nachkontrolle [Jahre]	Ergebnis
Tapper u. Hoover [32]	50	100	10–30	Partiell besser bei Korbhenkel, sonst kein Unterschied, belassenes Hinterhorn schlecht
Bauer [1]	73	79	7 (6–13)	Klinisch und radiologisch partiell besser
Johnson et al. [21]	14	79	17,5 (5–37)	Kein Unterschied; Hinterhorn belassen schlecht
Cargil u. Jackson [3]	37	50	5,2 (2–17)	Korbhenkel gleich
Jackson u. Dandy [19]	35	107	?	Geringere Morbidität. Später: partielle 91%, keine Symptome, totale 62%
McGinty et al. [24]	39	89	5,5 (2–10)	Partielle: alle Kriterien besser

erst in der jetzigen Zeit Langzeitergebnisse anfallen und eine totale Meniskektomie ohne zwingende Notwendigkeit auch gar nicht mehr durchgeführt wird.

In der klassischen Kontrolluntersuchung von Tapper u. Hoover [32] 10–30 Jahre nach Meniskektomie waren die Ergebnisse der partiellen Resektion bei der Korbhenkelläsion besser. Bauer fand 1971 [1] in 2 vergleichbaren Serien eindeutig bessere Resultate der partiellen Resektion. In der Untersuchung von Jackson u. Dandy [19] ergab die partielle Resektion nicht nur eine geringere Morbidität, sondern führte auch in 91% der Fälle zur Symptomfreiheit, während dies bei der totalen Resektion nur bei 65% gelang. McGinty et al. [24] fanden bei der partiellen Resektion alle untersuchten Kriterien besser. Johnson et al. [20] sowie Cargil u. Jackson [3] konnten allerdings in ihren Vergleichsserien keinen Unterschied finden. Wie viele andere Autoren sind in unserem Sprachgebiet bereits in den 40er Jahren auch Böhler [2], Streli [31] und Weisbach [33] sehr für die partielle Meniskektomie eingetreten und haben über sehr gute Resultate berichtet.

Es scheint, daß bei der partiellen arthroskopischen Meniskusresektion die auch von anderen Autoren berichteten guten Resultate auf lange Sicht anhalten, sofern keine zusätzlichen Schäden im Knie vorliegen [25]. Wir fanden in unserem Krankengut bei isolierten Meniskusverletzungen, die vor mehr als 10 Jahren arthroskopisch operiert und im weiteren Verlauf 2mal kontrolliert wurden, bei der letzten Untersuchung, 10–14 Jahre nach dem Eingriff, ein anhaltendes gutes Ergebnis wie nach der ersten Kontrolle 3–7 Jahre nach der Resektion [28].

Gründe für schlechte Resultate nach arthroskopischer Meniskusresektion

Meniskektomien werden häufig in Kniegelenken durchgeführt, bei denen auch andere Schäden vorliegen. Diese, besonders Bandinstabilitäten und Knorpelschäden, bestimmen weitgehend den weiteren postoperativen Verlauf [29].

Bei isolierten Meniskusverletzungen sind es vor allem die Fälle mit anhaltender Symptomatik, die Rückschlüsse darüber erlauben, ob die primäre Operation adäquat durchgeführt wurde. Eine Analyse von Rearthroskopien aus unserem Krankengut [15, 30]

Tabelle 2. Rearthroskopien nach arthroskopischer Meniskusresektion

I. Indikation für Rearthroskopie		
Neues Trauma 16	Neue Symptomatik 21	Persistierende Symptomatik 30!
II. Hauptsächlichste neue Befunde		
Verletzung des operierten Meniskus		21!
Verletzung des Meniskus der Gegenseite		7
Hypertrophe Plica synovialis mediopatellaris		3
Verletzung des VKB		2
Narbenbildung		2
Knorpelschäden		6
Einrisse der Synovialis		2
Gelenkkörper		1
Gleiche Diagnose wie früher		23

zeigte ganz klar, daß nach arthroskopischer Meniskusresektion der häufigste Befund eine Rißbildung im belassenen Meniskusanteil war (Tabelle 2).

Handelt es sich dabei um Patienten mit anhaltenden Beschwerden ohne symptomfreies Intervall oder neues Trauma, darf davon ausgegangen werden, daß es sich um Rißbildungen handelte, die schon im Zeitpunkt der Operation bestanden. Nicht erfaßt in diesen Zahlen sind all jene Fälle, bei denen sich ein Patient trotz Beschwerden mit der Operation zufriedengegeben hat und nicht zur erneuten Arthroskopie kam.

In der Anfangszeit der arthroskopischen Meniskuschirurgie wurde oft aus der Not eine Tugend gemacht, und es wurden Hinterhornreste belassen, weil wir technisch nicht in der Lage waren, das Hinterhorn adäquat zu resezieren, oder weil uns schlicht die Übersicht fehlte. Heute sind es immer noch technische Schwierigkeiten oder dann die falsche Einschätzung der Qualität des belassenen Meniskusanteils, die zur Reoperation wegen ungenügender Resektion am Meniskus führen.

Ähnliche Resultate haben auch Ferkel et al. [8], Friedman et al. [9] und Eastwood [7] veröffentlicht.

Unsere ersten Erfahrungen haben dazu geführt, daß ich heute im Hinterhornbereich ausgedehnter reseziere, allenfalls auch subtotal, und eher eine zu weitgehende Resektion als eine ungenügende in Kauf nehme.

Operatives Vorgehen bei der Meniskusresektion

Prinzip der partiellen Meniskusresektion:

- so wenig wie möglich
- so viel wie nötig

Wieviel ist aber nötig?

Ziel der Resektion

Die Resektion umfaßt alle eingerissenen und losgelösten Meniskusanteile. Der Restmeniskus sollte keine Rißbildung mehr zeigen, einen bogenförmigen glatten Resektionsrand ohne Stufenbildung aufweisen und im Übergang zwischen kapselnaher Resektion und belassenem freien Rand leicht keilförmig sein. Er kann bei horizontaler Rißbildung auch nur aus der einen (oberen oder unteren) Meniskusschicht bestehen, also erheblich verdünnt sein. Auch der Übergang zum belassenen Meniskus ist stufenfrei zu schaffen.

Operatives Ziel bei der Meniskusresektion:

Resektion aller eingerissenen und gelösten Meniskusanteile.

Restmeniskus:
- keine Risse
- glatter bogenförmiger Rand ohne Stufen
- keilförmiger Übergang von der Resektionsstelle an der Kapsel zum freien Rand

Auffaserung und ähnliche degenerative Veränderungen sind keine Rißbildungen und sollen belassen werden [16]. (Auch ein aufgefaserter Teppich ist immer noch ein Teppich und schützt den Boden.)

Prinzipien und Hinweise zur Operationstechnik

Diese Darstellung kann kein Operationshandbuch ersetzen. Unsere Operationstechnik wurde anderenorts ausführlich beschrieben [13, 14, 16]. Es seien aber einige allgemeingültige Prinzipien festgehalten und auf gewisse Details und Schwierigkeiten beim operativen Vorgehen hingewiesen.

1. In der Regel wird das optische System von der *Gegenseite* der Rißbildung her eingeführt, die Operationsinstrumente auf der *Seite der Meniskusverletzung*. Eine Ausnahme bildet hier die Schaffung eines glatten Übergangs zwischen Resektionsstelle und Restmeniskus in der Mittelzone und im Vorderhornbereich. Wenn dies mit dem

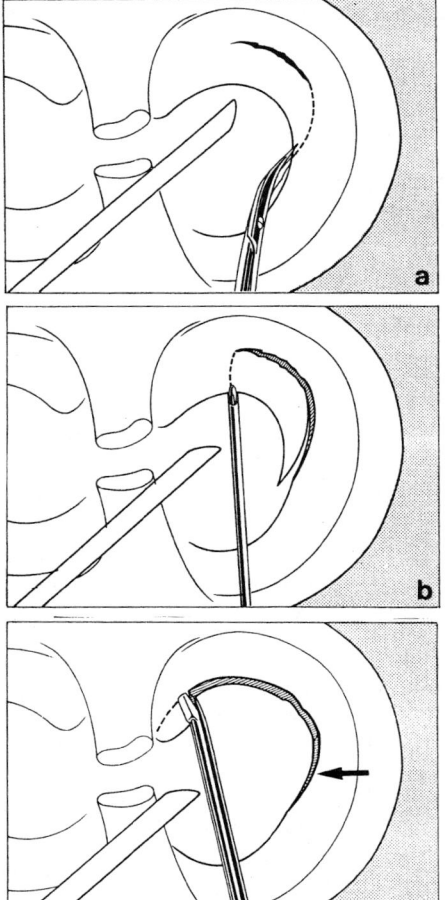

Abb. 1a–c. Resektion am medialen Meniskus bei Längsriß im Hinterhornbereich. **a** Resektionsbeginn am freien Rand in der Mittelzone, auf die Rißbildung zielend. **b** Quere Durchtrennung bis zur Rißbildung im Hinterhornbereich, Entfernung des Fragments. **c** Abtragung des restlichen Ecks, bogenförmig, in Fortsetzung der bisherigen Resektion. ← Keilförmige Abschrägung des Restmeniskus an dieser Stelle [13]

auf der Seite der Meniskusverletzung eingeführten Instrument schwierig ist, ist es oft leicht, mit einem von der Gegenseite eingeführten Punch diesen Übergang stufenfrei zu gestalten.
2. Meist schafft erst die *Palpation* des verletzten Meniskusanteils mit einem Tasthäkchen, auch mit Anheben des Meniskus zur Inspektion der Unterfläche absolute Klarheit über Art und Ausmaß der Rißbildung und die wahrscheinlich notwendige Resektion.
3. Bei der Planung der Resektion wird es oft vorteilhaft sein, zunächst im Sinne des „so wenig wie möglich" zu verfahren, also *zunächst eine sparsame Resektion* durchzuführen, das Ergebnis dann zu überprüfen und allenfalls weiter zu resezieren, bis schlußendlich die definitive Resektionslinie gemäß den obengenannten Kriterien gefunden ist. Ein solches Vorgehen ist häufig im Vorderhornbereich notwendig, wo wegen der Unmöglichkeit der Inspektion der Unterfläche oft erst nach durchgeführter Resektion die Qualität des Restmeniskus beurteilt werden kann, gelegentlich auch im Hinterhornbereich beim degenerativen „cleavage tear".
4. Wenn immer möglich, wird die *Rißbildung* selbst (z.B. beim Korbhenkelriß oder bei einem Längsriß) als *Resektionslinie* verwendet (Abb. 1, 2). Dies gilt auch für Lappenrisse, bei denen zunächst der Meniskuslappen abgetrennt und aus dem Gelenk reseziert wird. Gerade hier ist besondere Vorsicht geboten, da in der Regel die Abrißstelle nicht den Kriterien für eine definitive Resektion entspricht und am Restmeniskus entsprechend nachreseziert werden muß (Abb. 3).
5. Der „Anschnitt" zur Resektion erfolgt am *freien Rand*, an der Stelle, an der die bogenförmige Resektionslinie auf die Rißbildung oder auf die definitive Resektionslinie hinten stoßen wird. Für diese ersten Schnitte, die oft schwierig sind, hat sich eine kleine spitze Operationsschere besonders bewährt (Abb. 1).

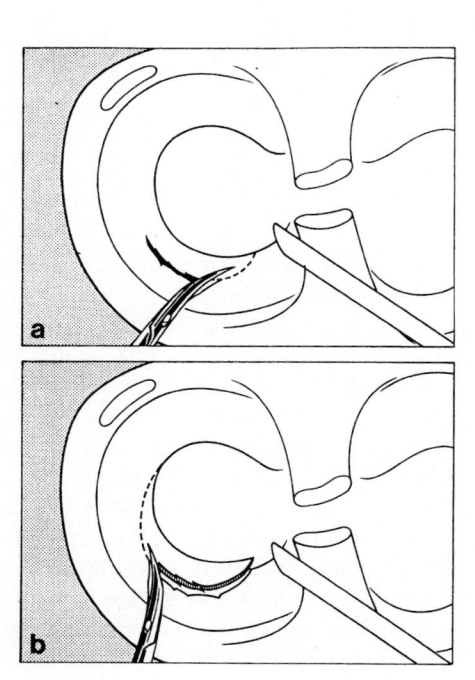

Abb. 2a, b. Resektion bei Längsriß im Vorderhornbereich lateral mit einer oberhalb des üblichen vorderen Zugangs eingeführten kleinen Schere [13]

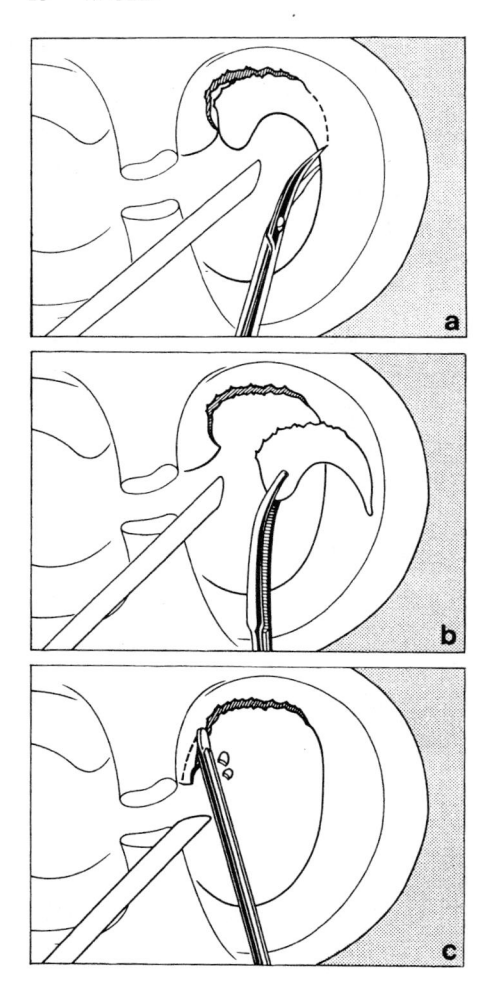

Abb. 3a–c. Resektion eines Meniskuslappens. In der Regel genügt die reine Lappenresektion nicht, sondern es ist eine Nachresektion am Restmeniskus notwendig [13]

6. Die Resektion am Meniskus erfolgt mit *Scheren oder Stanzen*. Das motorgetriebene Instrumentarium ist dafür in der Regel nicht geeignet und eignet sich höchstens zum Nachglätten. Hingegen werden die vom Punch abgetragenen kleinen Meniskusstücke mit dem Shaver aus dem Gelenk entfernt.
7. Die *Resektion im Hinterhornbereich* medial ist wegen der ungenügenden Platzverhältnisse und oft schwierigen Sicht besonders kritisch. Auf die Notwendigkeit, hier ausreichend zu resezieren, wurde bereits oben hingewiesen. Oft scheint die Resektion total, und es scheint kein Meniskusgewebe mehr vorzuliegen; der Meniskusrand ist dann hinter dem Femurkondylus etwas nach oben gerutscht und nicht mehr einsehbar. Nur die Palpation mit dem Tasthäkchen schafft hier genügen Klarheit.
8. Genügende Resektionen im Hinterhornbereich sind nur möglich, wenn ein nach oben *gebogenes Instrumentarium* verwendet wird (Abb. 4).
Mit einem geraden Instrument kann vom vorderen Zugang aus anatomischen Gründen die hinter dem runden Femurkondylus liegende obere Meniskusleiste des Hinter-

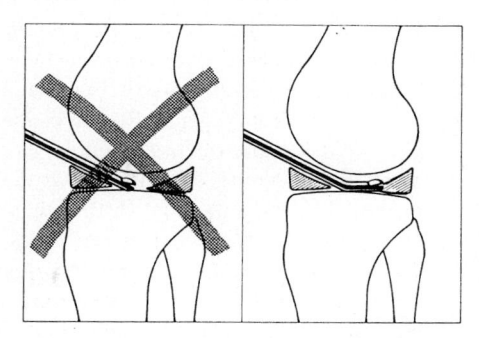

Abb. 4. Die obere Schicht im Hinterhornbereich kann nur mit einem nach oben gebogenen Instrument erreicht werden [13].

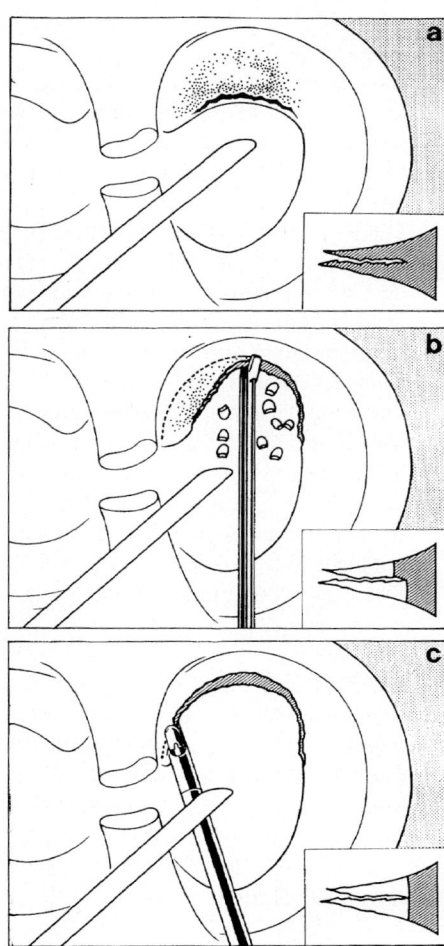

Abb. 5a–c. Resektion beim klassischen degenerativen horizontalen Hinterhornriß medial (cleavage tear). **a** Situation der Rißbildung. **b** Stückweise Resektion mit aufwärtsgebogener Stanze. Meist muß zuerst die untere Schicht reseziert werden und dann die Schicht oberhalb der Rißbildung. **c** Beendigung der Resektion gegen das Gelenkinnere zu nach wiederholtem Aussaugen der einzelnen Resektatstücke. Der Restmeniskus wird anschließend mit dem Tasthäkchen überprüft [13, 15].

horns nicht erreicht werden. Besondere Beachtung ist hier der horizontalen Rißbildung beim degenerativen „cleavage tear" [16] zu schenken. Die Rißbildung ist meist ausgedehnter, als es zunächst scheint. Im Gegensatz zu früher belassen wir keine horizontale Rißbildung im Restmeniskus mehr, sondern resezieren so, daß der restliche Meniskus die oben genannten Kriterien erfüllt, notfalls auch total (Abb. 5). Auch hier ist eine definitive Beurteilung des belassenen Meniskusanteils ohne erneute Palpation mit dem Tasthäkchen in der Regel nicht möglich.

9. Ist am Ort der Meniskusverletzung die Resektion definitiv, wird noch einmal die *Übergangszone* zum belassenen Restmeniskus überprüft und allenfalls der Übergang neu geschaffen. In der Mittelzone wird der Übergang vom freien Rand zu einer kapselnahen Resektion am Restmeniskus leicht schräg, also keilförmig gestaltet, um hier mechanische Störungen beim Abrollen des Femurkondylus über diesem Meniskusanteil zu vermeiden.

10. Besonders wichtig ist die Erhaltung von möglichst viel Meniskussubstanz am *lateralen Meniskus*. Hier ist immer zu entscheiden, ob eine vor dem Hiatus popliteus belassene Gewebebrücke stabil ist. Gerade hier mit der vermehrten Arthrosebildung nach totaler Meniskusresektion empfiehlt sich die probatorische sparsame Resektion und allenfalls bei ungenügender Qualität des Restmeniskus die Nachresektion.

11. Die Resektion im *Vorderhornbereich* ist wegen der kurzen Distanz zum Operationsgebiet und oft die Sicht verdeckenden Synovialiszotten schwierig. Wir verwenden deshalb routinemäßig eine etwas höher und weiter gegen das Gelenkäußere zu gelegene Einführungsstelle für das Operationsinstrument [13]. Besonders bewährt hat sich hier zur Resektion eine kleine, spitze Schere aus dem normalen Instrumentarium. Es empfiehlt sich, mit dem Instrument zuerst weit ins Gelenk hineinzufahren und dann dieses wieder zurückzuziehen, um damit die etwas eingestülpte Synovialis wieder zurückzubringen und die Sicht auf die Resektionsstelle freizumachen.

12. Sofern dies nicht schon vor der Meniskusresektion geschehen ist, muß immer anschließend an den operativen Eingriff das *gesamte übrige Kniegelenk* inspiziert werden. Aus Freude über einen massiven Befund am Meniskus und eine gelungene Resektion dürfen nicht weitere Schäden z.B. am anderen Meniskus übersehen werden.

13. Das Ziel der Operation ist nicht eine kurze Operationsdauer. Gute Meniskusresektionen erfordern oft einen *beträchtlichen Zeitaufwand*. Sie dürfen nicht unter Zeitdruck stehen. Der Zeitaufwand ist schlußendlich nicht wichtig, sondern nur die gute Arbeit. Die früher vielfach geübte Kritik am „neurotischen Glätten an der Resektionsstelle" scheint mir unberechtigt; die Operation soll so gut und so optimal durchgeführt werden wie möglich. Natürlich können sich unsaubere Resektionslinien mit der Zeit abschleifen und korrigieren, aber oft unter dem Preis einer erhöhten postoperativen Morbidität und langdauernder synovialer Reizung.

Zusammenfassung

Die partielle Meniskusresektion ist, wenn immer möglich, einer totalen oder subtotalen Resektion vorzuziehen. Sie umfaßt die Resektion aller eingerissenen und gelösten Meniskusanteile. Das Ziel ist die Schaffung eines Restmeniskus, der keine Risse aufweist, einen bogenförmigen glatten Rand ohne Stufenbildung und einen keilförmigen Übergang zwischen der kapselnahen Resektionsstelle und dem freien Rand zeigt.

Der häufigste Grund für ein schlechtes Resultat mit anhaltenden Beschwerden nach Meniskusresektion ist die ungenügende Resektion im Hinterhornbereich. Hier ist wegen der schlechten Sicht eine besonders genaue Evaluation des zu belassenen Hinterhornrestes mit Palpation notwendig und allenfalls die Nachresektion durchzuführen; keinesfalls sollte hier vom operativen Ziel abgewichen werden.

Literatur

1. Bauer R (1971) Ein Beitrag zur Frage der Total- oder Teilresektion bei traumatischen Meniskusläsionen. Arch Orthop Unfallchir 69: 341–350
2. Böhler L (1955) Behandlung, Nachbehandlung und Begutachtung von Meniskusverletzungen. Erfahrungen an 1000 operierten Fällen. Langenbecks Arch Chir 282: 264–276
3. Cargil A O'R, Jackson JP (1976) Bucket-handle tear of the medical meniscus. J Bone Joint Surg [Am] 58: 248–251
4. Cox JS, Nye Ch, Schaefer W, Woodstein I (1975) The degenerative effects of partial and total resection of the medial meniscus in dogs' knee. Clin Orthop 109: 178–183
5. Dandy DJ (1978) Early results of closed partial meniscectomy. Brit Med J 1: 1099–1101
6. Dann P, Haike H, Rosenbauer K (1969) Experimentelle Untersuchungen zur Frage der totalen oder partiellen Meniskusresektion. Arch Orthop Unfallchir 65: 209–219
7. Eastwood DM (1985) The failures of arthroscopic partial meniscectomy. Injury 16: 587–590
8. Ferkel RD, Davis JR, Friedman MJ, Fox JM, Del Pizzo W, Snyder SJ, Berasi CC (1985) Arthroscopic partial medial meniscectomy: Analysis of unsatisfactory results. Arthroscopy 1: 44–52
9. Friedman MJ et al. (1987) Failed arthroscopic meniscectomy: Prognostic factors for repeat arthroscopic examination. Arthroscopy 3: 99–105
10. Gillquist J, Hamberg P, Lysholm J (1982) Endoscopic partial and total meniscectomy. Acta Orthop Scand 53: 975–979
11. Glinz W (1980) Arthroskopische partielle Meniskektomie. Helv Chir Acta 47: 115–119
12. Glinz W, Ghafier M (1986) Arthroskopische Meniskusresektion: Resultate 1–7 Jahre nach der Operation. In: Tiling T (Hrsg) Arthroskopische Meniskuschirurgie. Enke, Stuttgart, S. 61–71
13. Glinz W (1987) Diagnostische Arthroskopie und arthroskopische Operationen am Kniegelenk, 2. Aufl. Huber, Bern
14. Glinz W (1988) Technik der arthroskopischen Meniskusresektion. In: Bühren V, Seiler H (Hrsg) Aspekte in der arthroskopischen Chirurgie. Hefte Unfallheilk 199: 32
15. Glinz W, Stoffel D, Weder W (1990) Rearthroskopien: Indikationen und Ergebnisse. Arthroskopie 3: 49–52
16. Glinz W (1993) Arthroskopische Operationstechniken bei degenerativen Meniskus- und Gelenkflächenschäden des Kniegelenks. Chirurg 64: 371–378
17. Hamberg P, Gillquist J, Lysholm J (1984) A comparison between arthroscopic meniscectomy and modified open meniscectomy. J Bone Joint Surg [Br] 66: 189–192
18. Hamberg P, Gillquist J, Lysholm J, Oberg B (1983) The effect of diagnostic and operative arthroscopy and open meniscectomy on muscle strength in the right. Am J Sports Med 11: 289–292
19. Jackson RW, Dandy DJ (1976) Partial meniscectomy. J. Bone Joint Surg [Br] 58: 142
20. Jackson RW, Rouse DW (1982) The results of partial arthroscopic meniscectomy in patients over 40 years of age. J Bone Joint Surg [Br] 64: 481–485
21. Johnson RJ, Kettelkamp DB, Clark W, Verton PL (1974) Factors affecting late results after meniscectomy. J Bone Joint Surg [Am] 56: 719–729
22. King D (1936) The function of semilunar cartilages. J Bone Joint Surg 18: 1069–1076
23. Klein W (1983) Arthroscopic meniscectomy. Arch Orthop Trauma Surg 101: 231–237
24. McGinty JB, Geuss LF, Marvin RA (1977) Partial or total meniscectomy. J Bone Joint Surg [Am] 59: 763–766
25. Northmore-Ball MD, Dandy DJ (1982) Long-term results of arthroscopic partial meniscectomy. Clin Orthop 167: 34–42
26. Northmore-Ball MD, Dandy DJ, Jackson RW (1983) Arthroscopic, open partial, and total meniscectomy. J Bone Joint Surg [Br] 65: 400–404

27. Oretorp N, Gillquist J (1978) Partial meniscectomy preferred. Br Med J 1: 55
28. Ramadier JO, Beaufils P, Dupont JY, Benoit J, Frank A (1983) Méniscectomies arthroscopiques. Résultats a court et moyen termes. Rev Chir Orthop 69: 581–590
29. Schimmer RC, Brülhart KB, Duff C, Glinz W (1993) 14 Jahre arthroskopische Meniskuschirurgie: Verlauf nach über 10 Jahre zurückliegender Operation. Arthroskopie 6: 228–233
30. Stoffel D, Glinz W, Ricklin T, Frei E (1986) Rearthroskopie nach arthroskopischer Meniskusresektion. In: Tiling Th (Hrsg) Arthroskopische Meniskuschirurgie. Enke, Stuttgart, S 86–89
31. Streli R (1955) Spätergebnisse nach partieller Meniskusresektion bei 82 Fällen. Chirurg 26: 97
32. Tapper EM, Hoover NW (1969) Late results after meniscectomy. J Bone Joint Surg [Am] 51: 517–526
33. Weisbach K (1942) Exstirpation oder Teilresektion des zerrissenen Meniskus? Chirurg 7: 207
34. Whipple TL, Caspari RB, Meyers JF (1984) Arthroscopic meniscectomy. Clin Orthop 183: 105–114

Arthroskopische Scheibenmeniskuschirurgie – eine problemlose Chirurgie?

K. EHRCHEN

Eppendorfer Baum 8, 20249 Hamburg

Morphologische Ausbildungsanomalien der lateralen Menisken sind selten [1–3]. Kongenitale Abnormalitäten des medialen Meniskus sind jedoch extrem selten. Medial finden sich Hypoplasien aber auch die diskoide Veränderungen [4, 5]. Im Außenmeniskus sind es Scheibenformen, die klinische Bedeutung erlangen können. Eine kürzlich beschriebene Anomalie eines doppelten Außenmeniskus dürfte erst recht dem Raritätenkabinett zuzuordnen sein [6, 8].

Allgemein gilt in europäischen Ländern die scheibenförmige Veränderung des Außenmeniskus als selten, der mediale Scheibenmeniskus als noch seltener ($n = 8$)!

Geschichte

Die Erstbeschreibung geht wahrscheinlich auf Young in Glasgow zurück, wie bei Cave u. Staples nachzulesen ist [8]. Danach haben sich zahlreiche Autoren insbesondere aus Japan mit den unterschiedlichen Meniskusformen beschäftigt [9–14].

Häufigkeit

Auf die Meniskuseingriffe bezogen, schwanken die Angaben der Häufigkeit um 1,1–15,5% (Tabelle 1).

Tabelle 1. Häufigkeit lateraler diskoider Meniskus (in Prozent)

1,1–15,5	1,1 SFA-Studie
(16,6) Literatur	1,3 BG-Klinik Hamburg
	1,4 Klinik am Andreasbrunnen, Hamburg

Ikeuchi berichtet sogar über einen Anteil von 16,6% bei den Japanern [16]. Auch Watanabe weist auf die fernöstliche Besonderheit mit den Worten hin: „10% of Japanese have discoid menisci – mostly bilateral" [14]. Die Beobachtungen, daß Kinder und Jugendliche solche Veränderungen häufig haben, sind zu bestätigen. In unserem Krankengut fanden sich allerdings keine größeren Abweichungen zwischen Erwachsenen und Kindern.

Die zur Verfügung gestellten Angaben aus der Beteiligung an den Sammelstatistiken der deutschen Stiftung zur Förderung der Arthroskopie (SFA) zeigen eine Inzidenz von 1,1% bei 10 585 Arthroskopien des Zeitraums Januar 1985 und Januar 1991. Die eigenen Angaben aus der BG-Klinik Hamburg des Zeitabschnitts Mai 1989 bis Januar 1991 entsprechen mit 1,3% im wesentlichen der Sammelstatistik.

Entstehung und Ursachen

Smillie schlug bereits 1948 3 Typen des diskoiden lateralen Meniskus vor [11] (Tabelle 2):
1. primitiv
2. intermediär
3. infantil

Er vertrat im Gegensatz zu Kaplan die Ansicht, daß es sich um eine Persistenz einer scheibenförmigen embryonalen Form in verschiedenen Rückbildungsstadien handelt. Kaplan dagegen führte die Scheibenform auf reaktive Vorgänge bei fehlenden oder inkompletten dorsalen Bandaufhängungen des Wrisberg-Bands zurück, weil er bei seinen Studien keine embryonalen Vorstufen fand [17]. Soren indes fand embryonale plattenförmige Verdickungen des Blastems in einem frühen Entwicklungsstadium [18].

Tabelle 2. Anlagestörung Meniskus, Smillie 1948 [11], Watanabe et al. 1979 [14]

Primitiv	Komplett
Intermediär	Inkomplett
Infantil	Instabil

Heute folgt man der Einteilung Watanabes:
1. komplett
2. inkomplett
3. Wrisberg-Typ mit Hypermobilität des dorsalen Meniskusabschnitts (eine Lockerung des Hinterhornabschnitts des Innenmeniskus wird gelegentlich als „Meniskus am langen Zügel" bezeichnet).

Material und Methode

Aus dem eigenen Material von 7035 Kniespiegelungen seit 1979 bis Dezember 1990 wurden die Scheibenmenisken herausgesucht (Tabelle 3).

Tabelle 3. Material 7035 (1979–1990), 1641 (Jan. 1991–Nov. 1992)

	n
Komplett	9
Inkomplett	10
Instabil	2
Mediale Scheibenmenisken	2

Ausgewertet wurden jedoch retrospektiv 1641 Arthroskopien wegen Meniskusschäden des Zeitraums Januar 1991 bis November 1992.

Dies ergab eine Häufigkeit von 1,4% in Tabelle 3. Das Alter schwankte zwischen 11 und 51 Jahren.
Der Häufigkeitsgipfel lag in der Gruppe der 20- bis 30jährigen.
Als Ursache wurden in 47% der Fälle Traumen angegeben, dabei wurde die Frage, ob es sich um adäquate Ereignisse handelte, nicht beantwortet.

Klinik

Die klinischen Erscheinungsformen eines „Schnappens" wurden nur 2mal in der Gruppe der inkompletten Scheibenmenisken benannt.
Die instabilen Formen waren durch Schmerzen bei Belastung und bei forcierter Kniebeugung gekennzeichnet. Ergußbildungen waren in der Hälfte der Fälle erkennbar. Bewegungseinschränkungen besonders bei Streckung in etwa 1/3 der Fälle vorhanden.
Das selten vorhandene Schnapp-Phänomen überraschte, obgleich es in der Literatur als Hauptphänomen und -symptom angesehen wird. Das Erscheinungsbild des „schnappenden bzw. schnellenden Knies" wird dabei auf eine Verformung des Scheibenmeniskus durch die Femurrolle zurückgeführt. Dabei verschiebt sich der Meniskus bei Beugung und Streckung unter der Femurrolle vorwärts bzw. rückwärts.
Nahe der Endstreckung kommt es zum Gleiten der Femurrolle auf dem Wulst des Scheibenmeniskus und schließlich zum Überschnappen.
Als weitere klinische Beschwerden sind Druckschmerzhaftigkeit des äußeren Gelenkspalts und „giving-way-ähnliche" Unsicherheitsgefühle zu nennen.

Diagnostik

- Klinik
- Röntgenstandard
- Röntgendoppelkontrast
- Arthroskopie
- evtl. NMR (Kernspin)

Neben der anamnestischen und klinischen Untersuchung hatte die Standardröntgenuntersuchung einen wichtigen Stellenwert. Eine Erweiterung des äußeren Gelenkspalts ließ bereits an einen Scheibenmeniskus denken (Abb. 1).
Die Röntgendoppelkontrastuntersuchung schließlich klärte durch den geübten Röntgenologen die vorhandenen Veränderungen mit hoher Treffsicherheit hinsichtlich der Form und Lokalisierung (Abb. 2).
Begleitveränderungen im Sinne einer Chondromalazie und Arthrose wurden ebenso erkannt. Zusatzveränderungen mit begleitenden Meniskusläsionen (Lappen- und Horizontalrupturen) wurden regelmäßig diagnostiziert. Die Treffsicherheit der röntgenologischen Untersuchungen war sehr hoch: 22mal bestätigte sich während der Arthroskopie die Diagnose des Scheibenmeniskus.

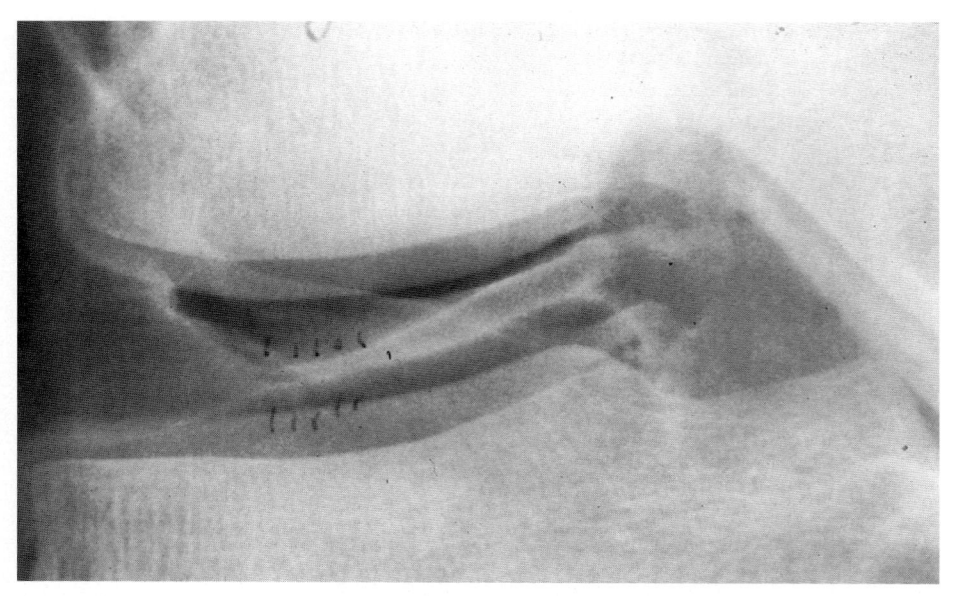

Abb. 1.

Unsicher diagnostiziert war in 6 Fällen die intrameniskeale Degeneration mit verborgenem Horizontalriß bei glatter Ober- bzw. Unterfläche!
Fraglich ist, ob diese Befunde hätten im NMR abgeklärt werden können.

Intraoperativ zeigten die Scheibenmenisken folgende Zusatzbefunde:

- degenerative Ausfransungen des Scheibenmeniskus (7)
- Querrupturen (2)
- inkomplette Längsruptur (4)
- Korbhenkelrupturen (2)
- instabile HH Außenmeniskus (Scheibe) (2)
- intrameniskeale Degenerationen (Horizontalriß) (6)

Therapie

Zunächst erfolgte die Sanierung der Begleitveränderungen:

1. die Scheibenmeniskusreduktion (d. h. die Wiederherstellung eines annähernd originären Außenmeniskus),
2. die toale Resektion – wenn erforderlich,
3. die bogenförmige Ausschneidung z. B. beim inkompletten Scheibenmeniskus mit begleitender Querpunktur.

Histologisch bestätigten sich in allen Fällen leichte – mittelgradige degenerative Veränderungen.

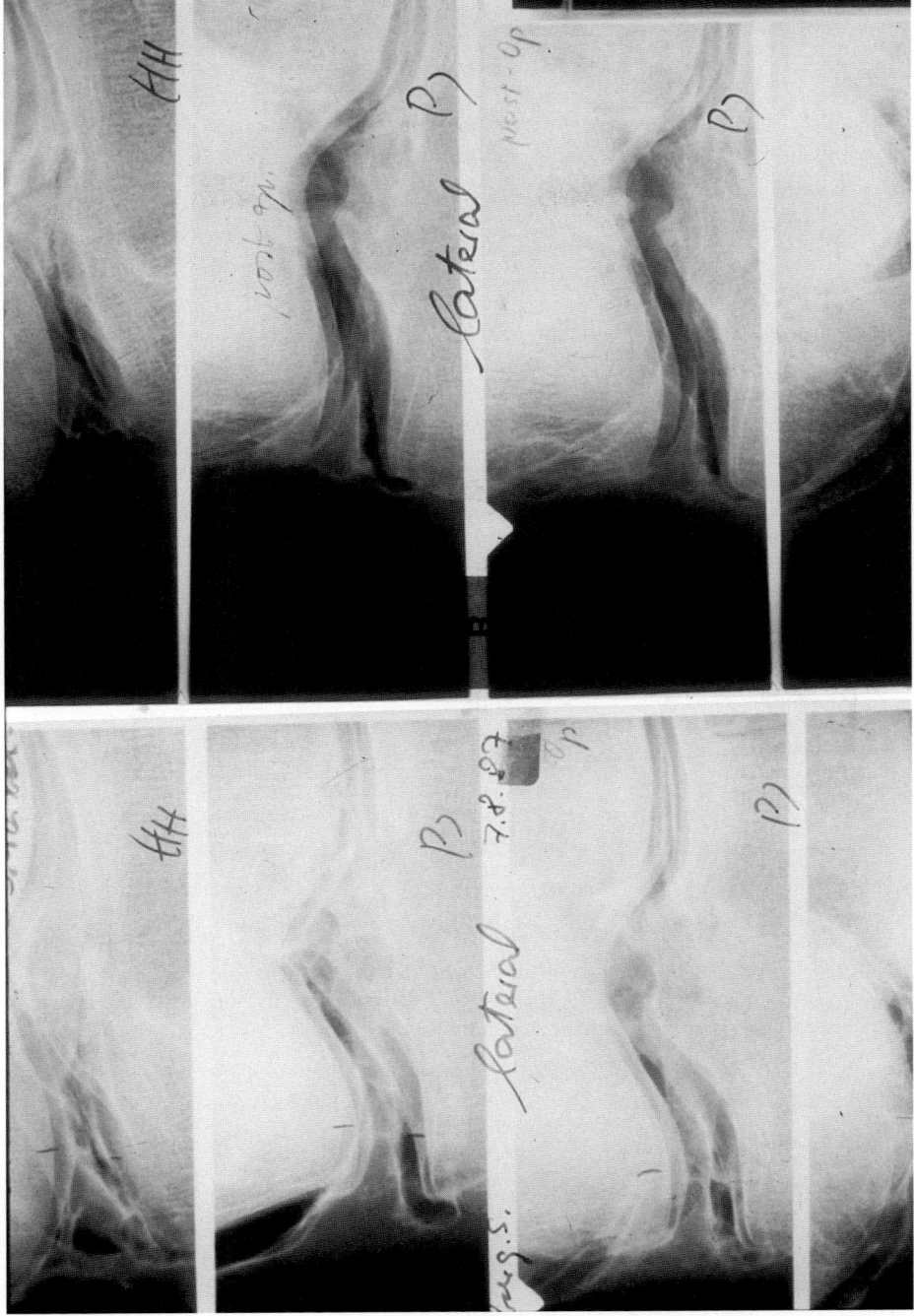

Arthroskopische Scheibenmeniskuschirurgie – eine problemlose Chirurgie?

Abb. 2.

Instrumente und Vorgehen

Mit üblicher Instrumentation, d.h. Stanzen, Scheren, Messern und motorgetriebenen Instrumenten erfolgte die Resektion.
Anfänglich war häufig genug die Präparation schwierig, da der zur Verfügung stehende Raum im lateralen Gelenkspalt sehr eng war und somit oberflächliche Knorpelschäden nicht immer zu vermeiden waren.

Verlauf

Im Gegensatz zur „konventionellen" arthroskopischen Meniskusintervention z. B. des Innenmeniskus fand sich bei der Scheibenmeniskusoperation eine verzögerte postoperative Rehabilitation.

Je größer der präoperative Reizzustand, je größer die Meniskusrupturen und je ausgedehnter die Knorpelveränderungen waren, desto länger bestanden Ergußbildungen und anhaltende Schmerzzustände.

Mit Hilfe eines auch für den niedergelassenen Chirurgen praktikablen und orientierenden Untersuchungsscores (stark modifizierter UCLA-Score) wurden

- Schmerzen   (1–10)
- Funktion   (1–10)
- Beweglichkeit   (1– 5)
- Muskelkraft und   (1– 5)
- Zufriedenheit   (1– 5)

des Patienten bestimmt. Bei 35 Punkten maximal war

- exzellent bei   (34–35)
- gut   (28–33)
- mäßig   (20–28)
- schlecht   (0–10)

Die Nachuntersuchungen wurden 1/2 Jahr nach der Operation durchgeführt.

1. 85% gut – exzellent beim resezierten Korbhenkelriß oder Teilriß.
2. 52% schlechte – mäßige Ergebnisse beim resezierten Horizontalriß insbesondere in der Kombination mit Chondromalzie und/oder Arthrose.

Ursache schlechter Ergebnisse waren serös-blutige Gelenkergüsse und persistierende Schmerzen bis zu einem Zeitraum von 3 Wochen nach der Operation.

Besonderheit

Nach der Literatur muß insbesondere auf die Scheibenmeniskusform des instabilen Wrisberg-Typs hingewiesen werden:
So berichtet Suzuki [20] nach partieller Meniskusreduktion immerhin über eine Reoperationsrate von 8%! (dabei war es gleichgültig, ob ein kompletter oder inkompletter Scheibenmeniskus vorlag).

Rezidivgefährdet sind auch partielle Meniskektomien beim Horizontalriß, da offensichtlich nicht immer genügend restliches Meniskusgewebe entfernt wird.
Diese Tatsache führt zwangsläufig zur Forderung nach primärer totaler Resektion.
Darüber hinaus sind partielle Resektionen des instabilen Scheibenmeniskustyps besonders reoperationsgefährdet, da das Problem der lockeren Aufhängung im Hinterhornbereich nicht durch eine Teilresektion gelöst werden kann.

Diskussion

Können durch präoperative diagnostische Maßnahmen Schäden nicht immer vollständig erkannt werden – vor allem wenn sie in der Meniskussubstanz liegen –, so ergibt sich die klinische Bedeutung des dysplastischen Meniskus in der erhöhten Rupturbereitschaft und in einer vermehrten Disposition zu degenerativen Veränderungen und damit zu begleitenden Knorpelveränderungen. Wegen der Gefahr der Reoperation empfiehlt sich die eher großzügige Resektion beim Längsriß und auch beim Querriß.
Da durch die Ausdehnung des Scheibenmeniskus in die tibiofemorale Hauptbelastungszone degenerative intrameniskeale Veränderungen aber auch Chondromalazien des Tibiaplateaus auftreten, sollte der Scheibenmeniskus so reseziert werden, daß der verbleibende Restmeniskus weitgehend einer physiologischen Meniskusform entspricht.
Beim ganz jungen Menschen könnte beim Zufallsbefund ‚Scheibenmeniskus' ohne sichtbare Ruptur unter entsprechender Aufklärung abgewartet werden.
Die arthroskopische Sicht der glatten Ober- und Unterfläche ist trügerisch! Im Zweifelsfall sollte arthroskopisch reseziert werden, auch wenn bei Albertsson u. Gilchrist [2] die partielle Scheibenmeniskusresektion nur beim rupturierten Meniskus angeraten wird.
Ob evtl. die Refixation beim Wrisberg-Typ – wie kürzlich von Rosenberg [21] beschrieben – dauerhaft erfolgreich sein wird, muß dahingestellt bleiben.
Man sieht, daß die Probleme des Außenmeniskus in Scheibenform offensichtlich größer zu sein scheinen, als allgemein angenommen. Auch wenn die Scheibenmeniskusform selten ist, so muß doch der arthroskopisch tätige Chirurg die Besonderheiten kennen und die Eigenheiten berücksichtigen.

Zusammenfassung

Es wird über die Probleme der chirurgischen Therapie des Scheibenmeniskus berichtet. In Europa sehr selten, wird eine Häufigkeit bis zu 16% in Japan angegeben. In einer postoperativen Studie konnten 23 Scheibenmenisken aus einem Krankengut von 1641 Arthroskopien wegen Meniskusproblemen nachuntersucht werden. Dabei fanden sich lateral 9 komplette, 10 inkomplette, 2 instabile und 2 mediale Scheibenmenisken. Die Einteilung orientierte sich an den von Watanabe 1969 beschriebenen Typen. In den meisten Fällen wurde der Scheibenmeniskus reduziert, beim Wrisberg-Typ sollte total reseziert werden. Die postoperative Rehabilitationsphase war in dem Beobachtungszeitraum von 1/2 Jahr mäßig verlängert. Es muß mit Nachdruck daran erinnert werden, daß intrameniskeale Degenerationen bei glatter Oberfläche des Meniskus in aller Regel nicht gesehen werden können. Beim erwachsenen Kniegelenk sollte zur Vermeidung erneuter Operationen wegen der zu erwartenden Rupturen reseziert werden.

Literatur

1. Schwarz B, Heisel J (1985) Scheibenmeniskus, eine klinische morphologische Studie. Orthop Prax 11: 891–895
2. Albertsson M, Gillquist J (1988) Discoid lateral menisci: A report of 29 cases. Arthroscopy 4: 211–214
3. Dickhaut SC, DeLee JC (1982) The discoid lateral meniscus syndrom. J Bone Joint Surg 64: 1068–73
4. Twyman Roy S, Ferris Barry D (1991) Congenital hypoplasia of the medial meniscus: A report of two cases. Arthroscopy 7/2: 148–150
5. Johnson RG, Simmons EH (1982) Discoid medial meniscus. Clin Orthop 167: 176–179
6. Suzuki S, Mita F, Ogishima H. Double layered lateral meniscus: A newly found anomaly.
7. Gebhardt MC, Rosenthal RK (1979) Bilateral lateral discoid meniscus in identical twins. J Bone Joint Surg [Am] 61: 1110–1111
8. Cave EF, Staples OS (1941) Congenital discoid meniscus: A cause of internal derangement of the knee. Am J Surg 54: 371–376
9. Ikeuchi H (1982) Arthroscopic treatment of the lateral meniscus. Clin Orthop 167: 19–28
10. Jeannopoulos CL (1950) Observations on discoid menisci. J Bone Joint Surg [Am] 32: 287
11. Smillie IS (1948) The congenital discoid meniscus. J Bone Joint Surg [Br] 30: 671
12. Nathan PA, Cole SC (1969) Discoid meniscus, A clinical and pathologic study. Clin Orthop 64: 107
13. Ikeuchi H (1978) Supplementary study of arthroscopic anatomy of the knee joint, part 2. menisci. J Jpn. Orthop Assoc 51: 11
14. Watanabe M, Takeda S, Ikeuchi H (1979) Atlas of arthroscopy, 3rd edn. Igakushoin, Tokyo, p 88
15. Vandermeer RD, Cunningham FK (1989) Arthroscopic treatment of the discoid lateral meniscus: results of long-term follow up. Arthroscopy 5: 101–109
16. Ikeuchi H (1982) Arthroscopic treatment of the discoid lateral meniscus – technique and long-term results. Clin Orthop 167: 19–28
17. Kaplan EB (1957) Discoid lateral meniscus of the knee. J Bone Joint Surg [Am] 39: 77–87
18. Soren A (1985) On the etiology of congenital malformation of the meniscus. Arch Orthop Trauma Surg 104: 283–288
19. Watanabe Masaki, Takeda Sakae, Ikeuchi Hiroshi (1969) Atlas of Arthroscopy, 2nd edn. Igakushoin, Tokyo
20. Suzuku S (1986) Arthroscopic surgery for discoid meniscus – A report of reoperated cases. Arthroscopy (Tokyo) 11: 117–122
21. Rosenberg TD, Paulos LE, Parker RD, Harner CD, Gurley WD (1987) Discoid lateral meniscus: case report of arthroscopic attachment a symptomatic Wrisberg-ligament type. Arthroscopy 3: 277–282

Wann welche Narkose in der Arthroskopie?

H. HEMPFLING
Berufsgenossenschaftliche Unfallklinik Murnau, Prof.-Küntscher-Str. 8, 82418 Murnau

Bei der Auswahl des Anästhesieverfahrens für eine Arthroskopie bedarf es der engen Zusammenarbeit zwischen Anästhesist und Operateur. Soll eine Lokalanästhesie gewählt werden, wird sie vom Arthroskopeur selbst durchgeführt. Die Kreislaufsituation des Patienten sollte jedoch vom Anästhesisten überwacht werden.

Bei der Auswahl des Anästhesieverfahrens sind mehrere Faktoren entscheidend (Abb. 1).

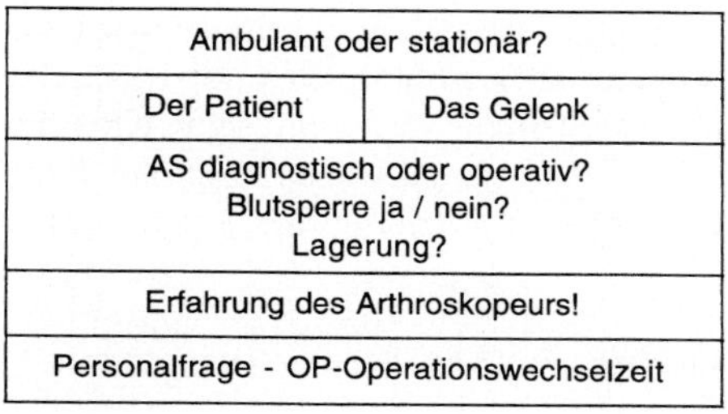

Ambulant oder stationär?	
Der Patient	Das Gelenk
AS diagnostisch oder operativ? Blutsperre ja / nein? Lagerung?	
Erfahrung des Arthroskopeurs!	
Personalfrage - OP-Operationswechselzeit	

Abb. 1. Die Auswahl des Anästhesieverfahrens bestimmende Faktoren

Im Vordergrund des Auswahlverfahrens stehen der Patient bzw. die anatomischen Gegebenheiten des zu arthroskopierenden Gelenks. Vor jeder Anästhesie, auch vor jeder Lokalanästhesie, ist eine Vorbereitung des Patienten notwendig. Sowohl die psychische als auch die physische Konstitution des Patienten ist von Bedeutung. Aus der Sicht der Arthroskopietechnik entscheidet natürlich das zu untersuchende bzw. zu operierende Gelenk. Die Lokalanästhesie am Hüftgelenk ist schon aufgrund der Lagerungstechnik nicht realistisch. Ein weiterer Faktor ist, ob die Arthroskopie rein diagnostisch oder operativ ablaufen soll. Bei einer diagnostischen Arthroskopie wird man am Ellenbogengelenk, am Kniegelenk oder auch am Sprunggelenk eher zu einer Lokalanästhesie tendieren, als wenn ein operativer Eingriff geplant ist. Die genannten Gelenke haben einen relativ dünnen Weichteilmantel und sind daher für eine Lokalanästhesie von der Anlage her geeignet. Soll eine Blutsperre zur Anwendung kommen, so muß die Lokalisation der Blutsperre berücksichtigt werden; in diesen Fällen ist eine Lokalanästhesie immer kontraindiziert. Weiterhin muß die Lagerung des Patienten berücksichtigt werden. Bequeme Lagerungsformen erlauben eher eine Lokalanästhesie als unbequeme, z. B. bei der Hüftarthroskopie (Extensionstisch) oder auch bei der Schulterarthroskopie (beach chair position).

Schließlich sind organisatorische Fragen von Bedeutung. Stehen mehrere Operationssäle zur Verfügung, so kann der Arthroskopeur vom einen zum anderen Saal wechseln; in der Zwischenzeit können Anästhesisten die Narkose einleiten und den Patienten entsprechend vorbereiten. Steht jedoch nur ein Operationssaal zur Verfügung, so muß die Operationswechselzeit berücksichtigt werden. Werden in diesem Falle Spinalanästhesien oder Periduralanästhesien an der unteren Extremität bzw. Plexusanästhesien an der oberen Extremität eingesetzt, so sind lange Wechselzeiten nicht zu vermeiden. Des weiteren ist für die Auswahl des Anästhesieverfahrens auch entscheidend, ob der Patient ambulant oder stationär behandelt wird. Während bei einer stationären Behandlung eine lange Nachkontrolle gewährleistet ist – diese ist bei Regionalanästhesien an der unteren Extremität in aller Regel notwendig – so sollte beim ambulanten Eingriff nur eine kurze Nachsorge notwendig werden.

Schließlich ist auch die Erfahrung des Arthroskopeurs von Bedeutung. Nur ein erfahrener Arthroskopeur kann auf Narkoseverfahren zurückgreifen, bei denen der Patient wach ist und der Operation am Monitor der Videokette folgen kann. Ein unerfahrener Arthroskopeur sollte unbeobachtet und in aller Ruhe operieren können. Daher ist in dieser Situation ein Anästhesieverfahren zu wählen, bei dem der Patient schläft. Andererseits ist es hilfreich, wenn der Patient seine Operation selbst am Monitor verfolgen kann. Er wird dann auch besser verstehen, warum der behandelnde Arzt eine bestimmte Nachsorge, z.B. eine längere Entlastungszeit eines Beins, empfiehlt. Dazu kann der Arthroskopeur den pathologischen intraartikulären Befund dem Patienten am Monitor erklären. Der Patient wird somit seine Krankheit besser verstehen.

Eine Zusammenfassung wichtiger Kriterien, die für die Auswahl des Anästhesieverfahrens von Bedeutung sind, zeigt, in Abhängigkeit von der Art der Narkose, Tabelle 1.

Tabelle 1. Auswahlkriterien – Narkoseformen

	ITN	Maske	Regional	Blockaden	i.v. Regional	Lokal
Ungestörtes Arbeiten	+	+	–	–	–	?
Alle Lagerungsformen	+	–	+	+	+	–
Unbegrenzte Operationszeit[a]	+	–	–	–	–	–
Blutsperre	+	+	+	+	+	–
Ambulant	+	+	+	+	+	+
			–	+		
Alle Gelenke[b]	+	(+)	–	–	(–)	–
„Psychischer" Problempatient	+	+	–	–	(+)	–
„Physischer" Problempatient	–	–	+	+	+	+
Kurze Nachsorge [h]	4–6	4–6	4–6	4–6	4–6	mind. 2
Patienteninformation	–	–	+	+	+	+

[a] Vgl. Tabelle 2.
[b] Vgl. Tabellen 3 und 4.

Jede Narkose bedarf einer Vorbereitung, die evtl. ambulant durchgeführt werden kann, und es ist eine Nachsorge des Patienten erforderlich (Abb. 2). Während die Allgemein-

Wann welche Narkose in der Arthroskopie? 43

```
┌─────────────────────────────────────────────────────────────┐
│  Vorbereitung              Nachsorge                         │
│  ─────────→    ┌────────┐  ─────→ │ ──────────→             │
│  evtl. ambulant│ Narkose│        6ʰ                  24ʰ    │
│                └────────┘                                    │
│                                                              │
│   ─────────→    ITN    ─────────→                           │
│   ─────────→    MASKE  ─────────→                           │
│                                                 Katheter     │
│   ─────────→    Regional ─────────────────────→ - - -→      │
│   ─────────→    i.v. Regional ─→                            │
│   ─────────→    Lokal  ─────→                               │
└─────────────────────────────────────────────────────────────┘
```

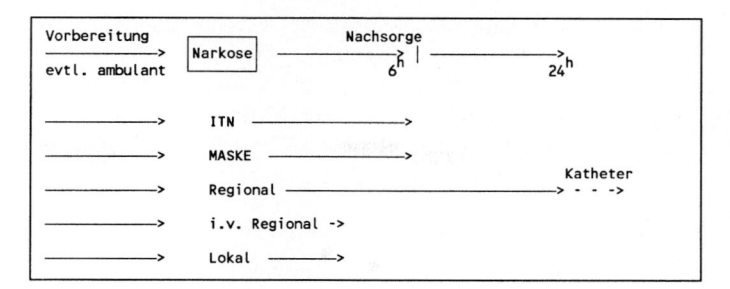

Abb. 2. Nachsorge bei verschiedenen Narkoseverfahren

narkose (ITN) eine Nachsorge bis zu 6 h erfordert, dies trifft auch für die Maskennarkose zu, muß bei der Regionalanästhesie sowohl an der oberen als auch an der unteren Extremität die Nachsorge oft bis auf 24 h ausgedehnt werden. Die Nachsorge nach einer Regionalanästhesie endet dann, wenn die Funktion der betroffenen Extremität voll wiederhergestellt ist. Sowohl an der unteren Extremität bei der Periduralanästhesie als auch an der oberen Extremität (z. B. bei der Interskalenusblockade nach Winnie) können Katheterverfahren eingesetzt werden [11]. Der Vorteil der Katheteranästhesie ist die schmerzfreie Nachbehandlung nach operativen Eingriffen. Diese Narkoseform wird in aller Regel für Adhäsiolysen und Synovektomien empfohlen, bei denen nach der Operation motorgetriebene Lagerungsschienen die sofortige Funktion des Gelenks gewährleisten sollen.

Die i.v.-Regionalanästhesie, obwohl sie noch vor Jahren an der unteren Extremität gebraucht wurde, ist heute auf die obere Extremität begrenzt. Als sog. „Bier-i.v.-Regionalanästhesie" hat sie gerade für die Handgelenkarthroskopie eine große Bedeutung [1]. Auch die Lokalanästhesie erlaubt nicht die sofortige Entlassung des Patienten nach dem Eingriff. Es empfiehlt sich eine Nachsorge von mindestens 2 h, da auch durch die oft hohe Dosierung von Lokalanästhetika Nebenwirkungen nicht ausgeschlossen sind (Abb. 2).

Ein wesentlicher Faktor für die Auswahl von Anästhesieverfahren ist die zu erwartende Operationszeit. Während bei der ITN-Narkose die Operationszeit nahezu unbegrenzt ist (Tabelle 2), erlaubt die Maskennarkose lediglich eine Operationszeit von 30–45 min, u.a. da die Aspirationsgefahr nicht ausgeschlossen werden kann.

Tabelle 2. Operationszeit in Abhängigkeit vom Anästhesieverfahren

	ITN	Maske	Regional ohne Katheter	Regional i.v. (Bier)	Blockaden	Lokal
Operationszeit [min]	00	30–45	120–240	max. 120	120–360	bis 45

Wesentlich eingeschränkt ist die Operationszeit auch bei der Lokalanästhesie; als Richtlinie können etwa 45 min als obere Grenze angegeben werden.

Ein noch wenig geübtes Verfahren ist die periphere Regionalanästhesie (Femoralisblock) mit Lokalanästhesie als Alternative bei der Operationsarthroskopie des Kniegelenks [3]. Das Verfahren wird als wenig invasiv, einfach, billig, mit guter Stabilitätsprüfung durch die Quadrizepsblockade bei lang andauernder Analgesie mit reduziertem Analgetikumverbrauch beschrieben.

Die Lokalanästhesie alleine ist nur für einen kleinen Eingriff geeignet [12].

Eine Zusammenfassung geeigneter Narkoseverfahren an der oberen und an der unteren Extremität zeigen die Tabellen 3 und 4.

Tabelle 3. Anästhesieverfahren an der oberen Extremität

	ITN	Maske	Plexus evtl. Katheter	Nervenblockaden	„Bier"	Lokal
Schulter	+	+	+	−	−	(+)
Ellbogen	+	(+)	+	(+)	+	(+)
Hand	+	+	+	(+)	+	+

Tabelle 4. Anästhesieverfahren an der unteren Extremität

	ITN	Maske	Spinal Peridural evtl. Katheter	Nervenblockaden	i.v. regional	Lokal
Hüfte	+	+	(+)	−	−	−
Knie	+	+	+	+	(+)	+
OSG	+	+	+	+	(+)	+

Voll- und Teilnarkose haben Vor- und Nachteile (Tabelle 5).

Tabelle 5. Vor- und Nachteile von Voll- und Teilnarkosen

Vollnarkose	Teilnarkose
Vorteile	
Patient schläft	Wacher Patient
Keine Atmungsprobleme	Keine Aufwachphase
Alle Lagerungen	Auch bei „Risikopatienten"
Schnelle Wechsel	
Nachteile	
Allgemeine Narkoserisiken	Überwachungszeit?
Aufwachphase	Ängstlicher Patient
	Unsicherer Operateur

Die Vorteile der Vollnarkose findet man im schlafenden Patienten. Atmungsprobleme bestehen in aller Regel nicht, und es können alle Lagerungsformen zur Anwendung kommen. Gleichzeitig sind schnelle Operationswechsel gewährleistet. Die Vorteile der Teilnarkose bestehen im wachen Patienten, dem man auch die Arthroskopie am Monitor erklären kann, es besteht keine Aufwachphase, und diese Art der Narkose ist auch bei Risikopatienten anwendbar.

Die Nachteile der Vollnarkose findet man in den allgemeinen Narkoserisiken und in der nicht zu vermeidenden Aufwachphase, wogegen die Nachteile der Teilnarkose in der relativ langen Überwachungszeit liegen. Teilnarkosen sind bei ängstlichen Patienten und beim unsicheren Operateur nicht zu empfehlen.

Als Resümee zur Frage „wann welche Narkose?" bietet sich das in Tabelle 6 angegebene Schema an.

Tabelle 6. Wann welche Narkose?

Schulter	ITN (Maske)
	Plexuskatheter
Ellbogen	„Bier"
	ITN
Hand	„Bier"
Hüfte	ITN
Knie	ITN (Maske)
	Peridural/Spinal
	Lokal
OSG	ITN (Maske)
	Peridural/Spinal
	Lokal

Für die Schulterarthroskopie eignet sich in aller Regel am besten die ITN-Narkose. Soll eine postoperative schmerzfreie Mobilisation gewährleistet werden, kommt die Interskalenuskatheterblockade zur Anwendung. Die Ellbogengelenkarthroskopie kann in der Bier-i.v.-Regionalanästhesie vorgenommen werden; ist die Operationszeit von 2 h nicht ausreichend, muß die Allgemeinnarkose gewählt werden. Die ideale Methode für die Handarthroskopie ist die Bier-i.v.-Regionalanästhesie.

Die ITN-Narkose ist die einzige sichere Anästhesiemethode für die Hüftarthroskopie. Am Kniegelenk können sowohl die ITN- als auch Maskennarkose und sämtliche Formen der Regionalanästhesie (Peridural/Spinal) Verwendung finden; die Lokalanästhesie ist für die Diagnostik gut geeignet, jedoch bei der Notwendigkeit mehrerer Zugänge aufgrund der begrenzten Lokalanästhetikummenge u.a. dann auch zeitlich begrenzt. Die Arthroskopie am oberen Sprunggelenk benötigt ähnliche Anästhesieverfahren, wie sie am Knie beschrieben sind.

Literatur

1. Enzmann V (1987) Für und Wider der intravenösen Regionalanästhesie. Anästh Intensivmed 28/7: 205–211
2. Hackenbruch W, Herren DB, Kuert C, Handschin P (1991) Kombination von Lokalanästhesie und Femoralisblock in der operativen Kniearthroskopie. Arthroskopie 4: 117–121
3. Hackenbruch W (1992) Kombinierte periphere Regionalanästhesie (Femoralisblock) mit Lokalanästhesie als Alternative bei der Operationsarthroskopie des Kniegelenks. Orthop Prax 9: 610–613
4. Hempfling H (1987) Farbatlas der Arthroskopie großer Gelenke. Fischer, Stuttgart
5. Hempfling H (1989) Einführung in die Arthroskopie großer Gelenke. Fischer, Stuttgart

6. Hempfling H (Hrsg) (1990) Arthroskopie – Indikation, Bedeutung, Begutachtung. Fischer, Stuttgart
7. Hempfling H (1990) Arthroskopie – Diagnostik und Therapie. Storz, Tuttlingen
8. Hempfling H, Gekeler-Steinle B (1990) Die Arthroskopie aller Gelenke. Ein Leitfaden für das OP-Personal. Fischer, Stuttgart
9. Hempfling H, Burri C (1991) Diagnostische und operative Arthroskopie aller Gelenke. Huber, Bern/Stuttgart Toronto
10. Hempfling H (Hrsg) (1992) Die Arthroskopie am Handgelenk. Indikation, Technik und therapeutische Konsequenzen. Wissenschaftliche Verlagsgesellschaft, Stuttgart
11. Michiels I, Schmitz B, Palme E, Kuleshynski P (1992) Die Interskalenärblockade nach Winnie in der erfolgreichen Behandlung der schmerzhaften Schultersteife. Orthop Prax 3: 166–170
12. Zak K, Bartsch H (1988) Arthroskopie und arthroskopische Operation in Lokalanästhesie – Anwendung und Grenzen. Orthop Prax 1: 52–54

Diskussion

Wolter: Die Definitionen in dem Untersuchungsbogen der SFA-Dokumentation (Stiftung zur Förderung der Arthroskopie) sollten noch etwas stärker akzentuiert werden. Es war für mich aber sehr beeindruckend, Herr Tiling, welche interessanten Ergebnisse sich aus dieser umfangreichen Studie von über 30 000 Eingriffen ziehen lassen. Wir wünschen uns natürlich besonders Fortschritte auch bei der Dokumentation von Nachuntersuchungen. Gibt es hier neue Informationen?

Tiling: Man kann natürlich darüber diskutieren, wie gut die Definitionen sind. Das Problem einer ständigen Bearbeitung der Definitionen besteht darin, daß man nie zu einer endgültigen Lösung kommt und statistische Aussagen bei ständigen Begriffswechseln schwierig sind. Wir haben daher im SFA-Kuratorium beschlossen, nicht zu warten, bis das Problem zwischen Europa und Amerika vielleicht in 20 Jahren ausdiskutiert ist.

Als nächstes wollen wir Kreuzbandergebnisse oder – besser gesagt – die Instabilitätsknie auf dem Boden des IKDS-Scores analysieren. Das Problem ist die Bewertung. Sie gehen auf einen Kongreß, und da wird über den Meniskus geredet, und das Scoring wird mit dem Lysholm-Score gemacht. Das ist natürlich wissenschaftlich Unsinn. Der Lysholm-Score ist nur bei lädiertem Kreuzband anwendbar. Für mich persönlich scheint der Flendry-Score vielleicht der einfachste zu sein, um Probleme der Synovialis, des Knorpels und des Meniskus – nicht der Instabilität – zu beurteilen. Nur muß dieser Score nach wissenschaftlichen Kriterien validiert werden. Denn er muß auch die Kranken als krank beschreiben und die Gesunden als gesund.

Hertel: Vielen Dank, Thomas Tiling. Da steckt eine Menge Arbeit dahinter, und Ihr seid die gewesen, die etwas geschaffen haben und dann aus den Fehlern Verbesserungen herausarbeiten. Das muß einmal gewürdigt werden.

Wir sollten die Dokumentation verlassen und auf den nächsten Punkt gehen: Offene und arthroskopische Kreuzbandrekonstruktion. Wer hat Fragen an Ejnar Eriksson?

Teilnehmer: Warum wird in Amerika nur arthroskopisch ein Kreuzband eingezogen? Warum ist die Arthrotomie bzw. Miniarthrotomie nicht anerkannt?

Eriksson: Es ist Mode geworden, und man liest in allen Zeitungen, daß die berühmten Sportler eine endoskopische Kreuzbandersatzplastik erhalten haben. Auch wenn es nicht wissenschaftlich bewiesen ist, daß es besser ist, müssen es dann alle so haben.

Hertel: Werner Glinz hat vorhin im Gespräch erwähnt, diese Miniarthrotomie werde von vielen Leuten als arthroskopischer Eingriff angesehen, und man hat Mühe, zu erklären, daß es nicht so ist.

Eriksson: Ich nenne diese Operation eine offene Arthroskopie.

Hübner: Ich bin hergekommen, um die endoskopischen Verfahren zu erlernen. Nun höre ich diesen Vortrag und bin ganz überrascht und wollte hören, was die anderen Referenten dazu sagen. Wie sind die Erfahrungen in Hamburg oder, Herr Glinz, in Zürich? Machen Sie es endoskopisch oder offen?

Eriksson: In unserem Krankenhaus sind wir 3 erfahrene Operateure. Zwei wählen endoskopische Verfahren und ich diese offene arthroskopische Operation.

Glinz: Tatsächlich ist die arthroskopische Operation Mode geworden. Sie wissen natürlich, welchen Effekt der Fall Matthäus gerade hier in Deutschland hatte. Nachdem er nach Amerika ging und dort arthroskopisch operiert wurde, will jetzt jedermann arthroskopisch operiert werden. Aber der Unterschied ist tatsächlich minimal und eigentlich nur gerade die Operationszeit. Nach allem, was wir heute wissen, sind beide Methoden absolut gleichwertig.

Eriksson: Mein Oberarzt, Herr Valentin, macht alle seine Kreuzbänder endoskopisch, und ich frage mich, ob es vielleicht eine Altersfrage ist. Wir haben natürlich alle mit offenen Kreuzbändern angefangen. Und wenn wir heute eine kleine Arthrotomie machen können, bevorzugen wir das, weil das einfacher ist und weil wir ursprünglich offene Operateure sind. Für die Jungen, die mit der Arthroskopie angefangen haben, ist es nicht so schwer, und ich glaube darum, daß die Entwicklung in Richtung endoskopischer Kreuzbandoperationen gehen wird.

Benedetto: Wissen die jüngeren Operateure eigentlich nicht mehr, wie ein offenes Kniegelenk aussieht, weil sie eigentlich nur mehr arthroskopieren und am offenen Gelenk z.T. Schwierigkeiten in der Orientierung haben? Wir haben vor mehreren Jahren eine prospektive Studie gemacht: Wir haben 20 Patienten offen und 20 arthroskopisch operiert. Der Unterschied war, daß die arthroskopisch operierten Patienten in den ersten 48 h weniger Analgetika verbraucht haben. Wir haben die Patienten 1 Jahr lang verfolgt und haben gesehen, daß die Beweglichkeit bei den arthroskopisch operierten etwas früher gekommen ist. Das war aber eigentlich nicht signifikant. Dabei haben wir eine wesentlich längere Operationszeit bei den arthroskopischen Operationen gehabt und zu diesem Zeitpunkt mehr Komplikationen. Obwohl wir bereits viel arthroskopisch operiert hatten, machte uns doch die subkutane Entnahme Probleme. Die Praxis bei uns ist heute so, daß wir z.T. arthroskopisch operieren und z.T. offen. Aber im wesentlichen hängt die Auswahl des Verfahrens von der Gemütsverfassung des Operateurs und von der Größe des Operationsprogramms ab.

Wolter: Zum Vortrag von Herrn Benedetto: Herr Tiling, hier sehe ich eigentlich eine ganz große Bedeutung der Dokumentation, denn Herr Benedetto hat ja ein relativ kleines Kollektiv, und das geht wohl allen so.

Anhand der SFA-Dokumentation ist doch festzustellen, wann wurde reinseriert und bei wem, und durch eine multizentrische Nachuntersuchung könnten die Ergebnisse dann kontrolliert werden. Es liegt uns allen daran zu erfahren, ist es sinnvoll, daß wir das machen und in welchen Fällen sollten wir es unterlassen? Ich kann mich noch gut an die Zeit bei Allgöwer erinnern, als wir auch Menisken reinserierten, aber wir haben das damals wieder verlassen, weil wir ebenso viele Fehlschläge hatten. Damals war die Technik sicherlich schlechter, und wir hatten keine resorbierbaren Materialien.

Tiling: Sicherlich, wir können nicht jeden Meniskus refixieren. Ich hatte für das Streitgespräch, das Werner Glinz und ich auf der Jahrestagung der Unfallchirurgen in Berlin im November hatten, diese Daten herausgesucht. Es wurden 12% der Meniskuslängsrisse refixiert. Das ist also nicht ganz unerheblich mehr, und es ist auch ein Trend zu mehr Refixation festzustellen. Man kann jetzt noch analysieren: Wie alt ist der Patient? In welcher Zone war die Ruptur? Dies ist alles in der Dokumentation enthalten, wenn auch manchmal noch ungenau. Aber wir haben große Zahlen, und man kommt damit den Problemen etwas näher. Aber ich möchte, im Gegensatz zu Karl Peter Benedetto, sagen, daß ein frischer Meniskusriß in der Zone III, also red-red-kapsulär – eigentlich kein Meniskusriß, sondern ein Kapselriß – refixationsfähig ist, auch wenn das vordere Kreuzband nicht rekonstruiert wurde. Einige Kurzzeitergebnisse unserer Patienten, bei denen wir in der Zone III eine Refixation vorgenommen hatten, zeigten keine Reruptur. Dagegen mußten die Menisken nach Refixation in der Zone II bei alten vorderen Kreuzbandinstabilitäten alle sekundär reseziert werden. Warum soll man nicht dem Meniskus die Chance geben, auch wenn wir wissen, daß 10, 20 oder 30% rerupturieren? Lieber etwas später nochmal eine partielle Meniskektomie, als primär den Meniskus herauszunehmen. Insbesondere in der Zone III, denn da machen wir eine totale Meniskektomie, und diese Patienten bekommen alle eine Arthrose.

Glinz: Ich möchte noch eine grundsätzliche Überlegung zur Indikation einbringen. Benedetto hat beides zusammengenommen, die isolierten Meniskusrisse und die Risse gleichzeitig mit einer Kreuzbandläsion. Ich glaube, wir sind uns alle im klaren, daß eine vordere Kreuzbandinstabilität eine schlechte Prognose für eine Meniskusnaht darstellt und eigentlich eine Kontraindikation ist. Für mich selber ist auch ganz klar, daß bei einem Patienten, der eine Kreuzbandinstabilität und gleichzeitig einen nähbaren Meniskusriß hat, die Instabilität behoben wird und der Meniskus genäht werden soll, denn die Morbidität durch den Eingriff ist doch schon gegeben durch die Kreuzbandplastik, und die Meniskusheilung geht gleichsam nebenbei. Die Fragen stellen sich mir eigentlich nur bei der isolierten Meniskusoperation, denn dort müssen wir uns im klaren sein, daß wir uns durch den Eingriff eine viel höhere Morbidität primär einhandeln. Der Patient muß entlasten, er muß sich schonen, er ist 6–8 Monate sportunfähig, und das mit einem Risiko, daß der Meniskus zwischen 10 und 30% nicht einheilt. Hier, glaube ich, muß man einfach von Fall zu Fall abwägen, weil das Rerupturrisiko oder das Mißerfolgsrisiko für einen Eingriff, der dann so viel Konsequenzen hat, relativ groß ist.

Hertel: Ich habe noch eine Frage zum Nahtmaterial und zur Dichte der Nähte.

Benedetto: Zum Nahtmaterial: Es werden resorbierbare Nähte aus PDS verwendet, und zwar die Fäden, die vorgesehen sind für das Instrumentarium von Tom Rosenberg. Die

Nähte haben einen Abstand von maximal 0,5 cm, also pro cm mindestens 2 Nähte, und zwar alternierend Oberseite/Unterseite.

Es ist sicher richtig, daß wir die Gruppen zusammengenommen haben, einfach damit wir mehr Zahlen haben. Nimmt man die Gruppe der gleichzeitigen Kreuzbandrekonstruktionen heraus und betrachtet die isolierte Meniskusrefixation allein, so kommt bei unseren Patienten eine Rerupturrate von 9% heraus. Das mag damit zusammenhängen, daß wir relativ viel genäht haben bei Rupturen in der Zone III und sonst nur Meniskusrisse genommen haben, die nicht wesentlich degenerativ verändert waren und wo das Alter relativ niedrig war. Das Problem ist der junge hochaktive Sportler im oberen Leistungsbereich. Der semiprofessionelle oder professionelle Sportler möchte natürlich keine langfristige Herausnahme aus dem Spitzensport, was z.T. auch ein finanzielles Desaster ist. Entscheidend ist, daß man mit diesen Patienten ein extrem ausführliches Aufklärungsgespräch führt. Bei manchen von diesen Sportlern haben wir dann gesehen, daß sie sich dazu entscheiden, den Meniskus erhalten zu wollen, weil sie einsehen, daß sie älter werden und dann doch ein möglichst stabiles und gesundes Kniegelenk haben wollen. Aber ich glaube nicht, daß es speziell in dieser Gruppe möglich ist zu sagen, das gehört einfach genäht oder herausgenommen. Das Problem ist, daß man von vornherein nicht weiß, ob ein Meniskus refixierbar ist oder nicht.

Wolter: Herr Benedetto, sagen Sie noch einmal etwas zur Nachbehandlung.

Benedetto: Grundsätzlich haben wir die Nachbehandlung abhängig gemacht von der Ausdehnung der Rißlänge, weil wir glauben, daß dies eine Rolle spielt. Ich kann es nicht wissenschaftlich beweisen, glaube aber, daß die Stabilität bei einem Riß von 2,0 cm Länge von vornherein höher ist als bei einem nahtversorgten Korbhenkelriß. Im Einzelfall kann ich dann eine funktionelle Nachbehandlung mit einer Entlastung für 3 Wochen durchführen und dann langsam anfangen, vermehrt bewegen zu lassen. Wichtig ist, daß man die Patienten darauf aufmerksam macht, daß sie keine forcierte Außenrotation durchführen. Korbhenkelrisse haben wir generell zumindest partiell mit einer Schiene für mindestens 6 Wochen immobilisiert.

Hertel: Warum soll ein Meniskus, der auch Zirkulärfasern hat, nicht in axialer Richtung belastet werden? Die Nähte kommen ja dadurch eigentlich nicht unter große Scherwirkung. Wichtig ist, daß die Scherwirkung vermieden wird. Warum soll man nicht mehr belasten?

Benedetto: Als wir 1985 angefangen haben, die Menisken zu refixieren, hat man eigentlich nicht gewußt, was man wirklich in der Nachbehandlung machen sollte. Heute lasse ich die Patienten mit einer Orthese gehen, zwischen 0/10/80° bewegen, und wenn sie keine Schmerzen mehr haben, zunehmend belasten.

Drescher: Wie lange dauert es, bis ein Meniskus nach Meniskusnaht histologisch komplett durchbaut ist oder degeneriert ist? Erlebt man ähnliche Überraschungen wie beim vorderen Kreuzband?

Benedetto: Bis es histologisch morphologisch wirklich sicher ist, muß man 6–12 Monate warten. Die entscheidende Frage ist, ob eine Belastung früher möglich ist und ob die Einheilung bis zu 6 Monaten ausreicht, um vermehrt zu belasten.

Müller: Herr Glinz, wir haben Bilder gesehen, wo Sie das Hinterhorn, das degenerativ verändert war, relativ weit abgetragen hatten. Wie weit gehen Sie im Pars-intermedia-Bereich, lassen Sie den stehen und kümmern sich nicht um diese Anteile des Meniskus?

Glinz: Dieser Bereich ist leichter zu beurteilen und in der Regel viel weniger degenerativ geschädigt. Diesen Übergangsbereich können wir in fast allen Fällen gut nutzen, um wieder die normale Meniskusbreite zu gewinnen, also die Resektion bogenförmig durch diesen intermediären Bereich nach vorne an den freien Rand zu bringen. Es hat sich gezeigt, daß gerade beim stark belasteten Sportler eine gerade Resektion vom Hinterhorn nach vorne zu Störungen führen kann. Diese Zone ist besonders belastet, und darum versuchen wir nach der senkrechten Resektion ganz im Hinterhorn und der tangentialen Resektion im Bereich der Mittelzone den Meniskus keilförmig umzuformen, daß dort keine Einklemmungen entstehen können. Die Entscheidung, wie weit in dieser Intermediärzone zu resezieren ist, ist viel leichter als im Bereich des Hinterhorns. Dort ist es sehr viel schwieriger zu erkennen, was gutes Gewebe ist und was schlechtes.

Hertel: Ein Trick, das Hinterhorn nach vorne zu bekommen, ist es, neben dem Saugen mit dem Sauger oder dem Saugpunch, wenn man das Hinterhorn mit dem Finger von hinten palpiert. Dann kann man manchmal sehr viel mehr sehen.

Kolpo: Hat jemand Erfahrung über die neueren nicht-invasiven diagnostischen Methoden, insbesondere das NMR? Mir ist ein Fall bekannt, wo ein Horizontalhinterhornriß auch postoperativ noch im NMR beschrieben wurde, obwohl das mitgeschnittene Video der Arthroskopie diesen Riß nicht zeigte. Woran soll man eigentlich nun glauben?

Hertel: Das NMR hat sicher eine hohe Gefahr von falschen Ergebnissen. Vielleicht kann Herr Jürgens eine kurze Bemerkung hierüber machen.

Jürgens: In der Kernspintomographie lassen sich gelegentlich an den Menisken Signalanhebungen nachweisen, die einer zystischen Auflockerung des Gewebes entsprechen, aber arthroskopisch noch nicht erkennbar sind. Sie können solche kernspintomographischen Veränderungen auch bei äußerlich völlig intakten Menisken beobachten. Konsequenzen für das operative Vorgehen können aus diesen Befunden aber nicht hergeleitet werden.

Glinz: Das MRI hat bei uns eigentlich nur in einzelnen Fällen die Arthroskopie als diagnostische Methode ersetzt, und zwar aus 2 Gründen: Zum einen, weil eben die Arthroskopie gleichzeitig auch die Therapie darstellt. Bei einem positiven Befund der Kernspintomographie müssen Sie also trotzdem arthroskopieren. Das zweite ist, daß wir doch eine Reihe von Fehlbefundungen im MRI haben und diese Methode nicht hundertprozentige Sicherheit gibt, so daß wir schließlich doch arthroskopieren müssen. Darum lassen wir das MRI weg, mit Ausnahme bei den Fällen, die wir unter keinen Umständen arthroskopieren wollen: z.B. Patienten mit erheblicher Übergewichtigkeit oder in sehr fortgeschrittenem Alter.

Tiling: Erste Frage: Bei einem Innenmeniskushinterhornhorizontalriß und Knorpelschaden an der Kondyle führt die Entfernung des Meniskus zu einer solch progredienten Arthrose, daß man gleich umstellen kann. Was ist also zu tun?

Zweite Frage: Den Radiärriß im Mittelstück/Intermediärstück des Außenmeniskus bis in die Zone III würden wir nähen, auch beim Sportler, sonst verliert er seinen Außenmeniskus und bekommt frühzeitig seine Arthrose. Damit ist ihm nicht gedient. Dann lieber ein 3/4 Jahr keinen Sport machen, auch wenn er dafür bezahlt wird. Aber was ist bei einem Riß im Intermediärstück bis zur Zone II zu tun, also der red-white-Zone, die weit durchgerissen ist?

Glinz: Natürlich stellt die gleichzeitige Knorpelschädigung ein großes Problem dar. Wir sind darauf auch erst durch eine Nachuntersuchung gekommen, weil unsere primären Ergebnisse 2–3 Jahre nach Meniskusresektion kaum einen Unterschied gezeigt haben, ob der Patient mit einer entsprechenden Resektion einen Knorpelschaden hatte oder nicht. Wir haben diese Gruppe der ersten 200 Meniskusresektionen noch einmal nachkontrolliert. Der Verlauf bei Patienten, die nur eine Meniskusläsion hatten, ob das eine ausgedehnte oder weniger ausgedehnte Resektion war, ist absolut gleichbleibend ohne Verschlechterung, immerhin jetzt im Durchschnitt 12 Jahre nach der Resektion. Und Patienten, die zum Zeitpunkt der Operation schon eine wesentliche Knorpelschädigung hatten, werden im Laufe der Zeit schlechter. Da ist ein ganz deutlicher Unterschied im Verhalten zwischen diesen beiden Patientengruppen feststellbar. Und aus diesem Grund muß man sagen, daß die Meniskusresektion beim schon bestehenden Knorpelschaden fragwürdiger ist und daß wir dort sicher großzügiger sein müssen, den Meniskus zu erhalten.

Zur zweiten Frage: Der laterale Meniskus ist bezüglich der späteren Ergebnisse sicher problematischer als der mediale Meniskus. Auch dort würde ich beim gesunden Knorpel noch die Meniskusresektion machen. Je geschädigter der Knorpel aber ist, desto eher würde ich doch versuchen, den Meniskus zu nähen. Nur ist oftmals dann auch die Meniskusdegeneration so groß, daß eine Naht nicht mehr sinnvoll erscheint. Im Prinzip sollte immer bei gleichzeitig bestehenden Knorpelschäden die Resektion zurückhaltender beurteilt werden und sparsamer sein, als wenn der Knorpel intakt ist.

Teilnehmer: Sie haben gesagt, die i.v.-Regionalanästhesie reiche für 120 min aus. Nach unseren Erfahrungen reicht diese Anästhesieform für allenfalls 60 min aus. Wie machen Sie das?

Hempfling: Vermutlich dosieren unsere Anästhesisten höher. Mehr kann ich auch nicht dazu sagen. Aber die 120 min sind korrekt.

Hertel: Bei der Bier-Anästhesie ist sicher zu beachten, daß mit einer doppelten Manschette gearbeitet werden sollte. Wenn der Druck in der proximalen Manschette zu stark wird, kann die distale verwendet und dadurch eine längere Zeit gewonnen werden.

Hempfling: Wir benützen eine doppelte Manschette. Beim Öffnen muß man darauf achten, daß bei einer sehr kurzdauernden Arthroskopie die Manschette nicht sofort vollständig geöffnet wird, sondern in Etappen über jeweils 5 min etwa. Sonst können kardiale und Kreislaufprobleme entstehen. Vor etwa 20 Jahren hat man diese i.v.-Regionalanästhesie auch am Bein angewendet zur Meniskusoperation. Heute ist diese Methode für diesen Zweck eigentlich vollständig verlassen worden.

Hertel: Wie ist der zufällig entdeckte Scheibenmeniskus einzuschätzen?

Ehrchen: Problematisch, und deswegen sagte ich, Reduktion auch bei nicht sichtbarer Ruptur, trotz intakter palpabler Strukturen. Ich würde dann eher resezieren. Sie können nie sicher sein, ob nicht eine intrameniskeale Degeneration vorliegt, die sich zum richtigen Horizontalriß ausweitet.

Hertel: Ich meine den Scheibenmeniskus, der keine lokale Symptomatik macht, sondern wegen diffuser Beschwerden als Zufallsbefund entdeckt wird.

Ehrchen: Da muß man sich genau überlegen, ob man ihn unberührt läßt.

Tiling: Ein Scheibenmeniskus, der im Inneren horizontal gerissen ist, was wir bei der Palpation ja manchmal schon ahnen oder im NMR gesehen haben oder gelegentlich auch erst nach der Resektion wissen, würde ich dringend belassen. Sie enden sonst, wie Sie gezeigt haben, in einer subtotalen bis totalen Resektion des Außenmeniskus. Dies führt zu einem Scheineffekt. Der Patient – das ist richtig – ist für die ersten Jahre beschwerdefrei. Untersuchen Sie diesen Patienten in 10 Jahren nach, dann können Sie ihn umstellen.

Ehrchen: Es gibt aber keinen Zweifel, daß diese Menisken rupturieren, und dann sind die Patienten wieder auf dem Tisch.

Hertel: Aber Sie sagten auch, die Operation sei schwierig und beinhaltet auch die Gefahr iatrogener Knorpelschäden. Ich bin skeptisch, ob man mit der Resektion unbedingt etwas Gutes tut, oder ob man nicht besser die Ruptur abwartet, um dann wenigstens diese Zeit als Arthroseschutz gewonnen zu haben.

Teil II. Schultergelenk

Offene oder geschlossene Akromioplastik?

N.P. Südkamp[1], P. Lobenhoffer[2], S. Hübner[2], N.P. Haas[1] und H. Tscherne[2]

Einleitung

1834 war J.J. Smith der erste, der Risse der Rotatorenmanschette diagnostizierte und diese als Defekte der Schultergelenkkapsel oder als Defekte der Supraspinatussehne nahe der Ansatzstelle beschrieb. Erst 100 Jahre später wurden 1934 durch Codman [4] die Erkenntnisse von Smith erneut aufgegriffen. Codman [4] vertrat die Meinung, daß eine Supraspinatusläsion hauptsächlich durch traumatische Ursachen entsteht. Erst in späteren Jahren vertraten andere Autoren die Ansicht, daß degenerative Veränderungen die primäre Ursache der chronischen Rotatorenmanschettenruptur sind („tissue devitalization"), [5, 12, 14, 15, 17].

In der Behandlung des Impingementsyndroms gibt es keine klaren Erkenntnisse, wie ein Defekt bzw. eine Ruptur der Rotatorenmanschette zu versorgen ist. Magnussen [11], Adams [1] und Wolfgang [21] sprachen sich gegen eine Versorgung eines Defekts bei Patienten, die älter als 40 Jahre sind, aus. Sahlstrand [18] berichtet über schlechte Ergebnisse für Rotatorenmanschettennähte bei Patienten über 50 Jahre. Auch Watson [19] fand um so schlechtere Ergebnisse nach Naht einer Rotatorenmanschettenruptur, je größer der initiale Defekt der Manschette war.

Weiner u. McNab [20] berichteten 1970, daß eine Naht der Rotatorenmanschette sehr häufig zu keinem Funktionsgewinn führt, 77% aller Patienten waren nach einer zusätzlichen Naht der Manschette schmerzfrei, aber bei 55% der Patienten betrug die Abduktion weniger als 90°.

Hawkins [9] konnte zeigen, daß schlechte Resultate nach einer Rotatorenmanschettennaht abhängig sind von großen, chronischen Defekten, von einer länger andauernden Bewegungseinschränkung sowie einer schlechten Kooperation bei der Rehabilitation.

Rockwood [16] empfiehlt bei einer großen Ruptur das ausschließliche Débridement der Manschette und konnte damit zumindest eine anhaltende Schmerzfreiheit erzielen.

Earnshaw u. Uhthoff [6] konnten zeigen, daß die meisten Rotatorenmanschetten nach einer Naht nicht intakt bleiben, sie weisen darauf hin, daß die Schmerzfreiheit und die Wiederherstellung der Funktion das Operationsziel ist und nicht die anatomische Rekonstruktion der Rotatorenmanschette.

Ellman [7], Jalovaara [10], Altchek [2] und Gartsman [8] empfehlen eine Rotatoren-

---

[1] Unfall- und Wiederherstellungschirurgie, Universitätsklinikum Rudolf Virchow, Augustenburger Platz 1, 13353 Berlin
[2] Unfallchirurgische Klinik, Medizinische Hochschule Hannover, Konstanty-Gutschow-Straße 8, 30625 Hannover

manschettennaht nur für mittlere Rupturgrößen zwischen 2 und 4 cm Größe, kleinere Rupturen müssen nicht und größere sollen nicht genäht werden.

Augereau [3] empfiehlt eine Deltoideuslappenplastik für massive Rotatorenmanschettendefekte und erzielte damit im Einjahresergebnis zu 78% ‚klinisch befriedigende' Resultate.

In den Jahren bis 1988 wurden die Akromioplastiken an der Medizinischen Hochschule Hannover offen operiert. In einer Nachuntersuchungsserie von 50 offenen Akromioplastiken waren 22 Impingementsyndrome des Stadiums II nach Neer, die in 82% gut und/ oder sehr gute Ergebnisse aufwiesen, von 28 Impingementsyndromen des Stadiums III nach Neer konnte nur bei 50% der Patienten eine subjektive Zufriedenheit bei gleichzeitiger Schmerzfreiheit erzielt werden. Bei der Unterteilung dieser 28 Patienten mit dem Stadium III nach Art der operativen Versorgung war festzustellen, daß bei ausschließlichem Débridement des Rotatorenmanschettendefekts diese Untergruppe wiederum zu 82% zufrieden und schmerzfrei war, während bei den Patienten, bei denen eine Rekonstruktion der Manschette vorgenommen wurde, nur 50% der Patienten zufrieden und schmerzfrei waren.

Um bei der Problematik der Versorgung der Rotatorenmanschette beim Impingementsyndrom Stadium III weitere Aufschlüsse zu erhalten, führten wir an der Medizinischen Hochschule Hannover Februar 1988 bis Februar 1992 eine prospektive Studie durch. In diese Studie wurden alle Patienten mit einem auf eine krankengymnastische Therapie refraktären Impingementsyndrom aufgenommen. Alle Patienten wurden präoperativ und im weiteren postoperativen Verlauf nach dem UCLA-Score bewertet. Bei der arthroskopischen subakromialen Dekompression erfolgte die Versorgung von Rotatorenmanschettendefekten lediglich in Form eines Débridements.

Indikation

Die Indikation zur arthroskopischen subakromialen Dekompression wurde gestellt beim Impingementsyndrom des Stadiums II und III entsprechend der Einteilung nach Neer [13], wenn die konservative Therapie mit Krankengymnastik, Elektrotherapie (z.B. Iontophorese) und medikamentöser Behandlung in einem Zeitraum von mindestens 3 Monaten therapierefraktär blieb.

Technik

In Allgemeinnarkose und Seitenlage erfolgt mit 50° abduziertem und 15° flektiertem Arm, der je nach Körpergewicht des Patienten mit 5–7 kg extendiert wird (Abb. 1), die Punktion des Schultergelenks mit dem stumpfen Trokar im dorsalen ‚Soft spot'.

Anschluß der Spülflüssigkeit an den Arthroskoptrokar; die Spülflüssigkeit wird durch eine druckgesteuerte Spülpumpe gefördert. Nach Auffüllung des Gelenks mit Spülflüssigkeit wird für den Flüssigkeitsaustausch eine supraklavikuläre Kanüle im Neviaser Portal intraartikulär eingebracht.

Es folgt eine systematische Gelenkinspektion; ggf. kann nach Schaffen eines vorderen Arbeitszugangs in der Inside-out-Technik mit dem Wissinger-Stab ein Débridement von Partial- oder kompletten Rotatorenmanschettendefekten/-rupturen erfolgen. Bei der

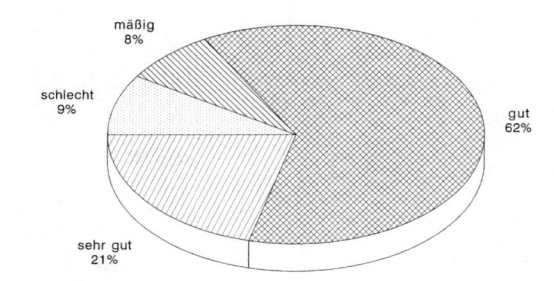

Abb. 1. Ergebnisse nach subakromialer Dekompression bei Impingementsyndromen Stadium II und III (UCLA-Score, $n = 53$)

Herstellung des vorderen Arbeitszugangs ist darauf zu achten, daß der Zugang lateral des Processus coracoideus liegt, um eine Verletzung des N. musculocutaneus zu vermeiden.

Entfernen aller Instrumente aus dem Schultergelenk, Punktion der Bursa subacromialis über die bereits bestehende dorsale Stichinzision. Danach wird ein lateraler Arbeitszugang zur Bursa subacromialis hergestellt. Als erster Schritt erfolgt zunächst die vordere Bursektomie mit dem Rotationsmesser. Anschließend wird das Rotationsmesser durch eine 5,5-mm-Kugelfräse ersetzt und der knöcherne Ansatz des Lig. coracoacromiale reseziert. Es wird zusätzlich auch das AC-Gelenk dargestellt und ggf. dort bestehende Osteophyten mit dem Abrader abgetragen. Als letzter Arbeitsschritt wird die anterolaterale Akromioplastik durchgeführt, wobei die Resektionshöhe 1- bis 2mal mit der Kugelfräse markiert wird, um damit eine ausreichende Resektionshöhe von mindestens 8–10 mm zu gewährleisten.

Abschließend erfolgt die Beurteilung der bursaseitigen Rotatorenmanschette, ggf. mit erneutem Débridement der Manschette von der Bursaseite.

Postoperativ wird ein Gilchrist-Verband angelegt. Nachmittags findet der Verbandswechsel statt, die Stichinzisionen werden mit Steristrip verschlossen. Entfernen des Gilchrist-Verbands, da eine weitere Ruhigstellung des Schultergelenks nicht erwünscht ist. Entlassung am nächsten Tag, Fortführung der präoperativ eingeleiteten intensiven Krankengymnastik und Elektrotherapie.

Ergebnisse

In der prospektiven Studie an der Unfallchirurgischen Klinik der Medizinischen Hochschule Hannover wurden 143 arthroskopische subakromiale Dekompressionen durchgeführt. Nachbeobachtungsergebnisse von mehr als 24 Monaten liegen in 58 Fällen vor; der durchschnittliche Nachbeobachtungszeitraum beträgt 30,6 Monate.

Die Verteilung der betroffenen Seite und des Geschlechts sind der Tabelle 1 zu entnehmen.

Tabelle 1. Seiten- und Geschlechtsverteilung

	Weiblich	Männlich	Rechts	Links
Geschlecht	39,6%	60,4%		
Seite			50,9	49,1

Das Durchschnittsalter der operierten Patienten betrug 53,63 Jahre (Maximum 70 Jahre, Minimum 30 Jahre). Die Bewertung aller operierten Patienten erfolgte prospektiv nach dem UCLA-Score (Tabelle 2).

Tabelle 2. UCLA-Score

Kategorie	Punkte	Erläuterung
Schmerz	1	Starker Schmerz, konstant, unerträglich, häufig starke Medikamente
	2	Ständiger Schmerz, erträglich, gelegentlich starke Medikamente
	4	Kein oder nur ein geringer Schmerz in Ruhe, Auftreten bei geringer Aktivität
	6	Nur bei starken Aktivitäten
	8	Gelegentliche, leichte Schmerzen
	10	Keine Schmerzen
Funktion	1	Unfähig, den Arm zu benutzen
	2	Nur leichte Aktivität möglich
	4	Leichte Hausarbeit und die meisten tgl. Verrichtungen möglich
	6	Meiste Hausarbeit, Haare waschen, BH anziehen, An- und Ausziehen, Einkaufen, Autofahren möglich
	8	Nur minimale Einschränkungen, Fähigkeit, Überkopfarbeiten durchzuführen
	10	Normale Aktivitäten
Aktive Anteversion	5	>150°
	4	120–150°
	3	90–120°
	2	45– 90°
	1	30– 45°
	0	< 30°
Kraft bei Anteversion (manueller Muskeltest)	5	Grad 5 (normal)
	4	Grad 4 (gut)
	3	Grad 3 (ausreichend)
	2	Grad 2 (schlecht)
	1	Grad 1 (nur noch Muskelkontraktion)
	0	Grad 0 (nichts)
Patientenurteil	5	Zufrieden und besser
	0	Nicht zufrieden
Bewertungsschlüssel (maximale Punktezahl: 35)	34–35	Exzellent
	28–33	Gut
	21–27	Mäßig
	0–20	Schlecht

Der maximale Punktwert betrug 35 Punkte, Werte von 34 oder 35 wurden als sehr gut, Werte von 28–33 Punkte als gut, Werte von 21–27 als mäßig und Werte unter 20 Punkte als schlecht bewertet. Entsprechend des UCLA-Scores wurden postoperativ die in Abb. 1 dargestellten Ergebnisse erzielt, insgesamt konnten bei 83% ein sehr gutes oder gutes Ergebnis nach mindestens 2 Jahren postoperativ objektiviert werden.

Das subjektive Ergebnis entspricht dem objektiven, 84% der Patienten waren zufrieden, 16% aller operierten Patienten waren nicht zufrieden (Abb. 2).

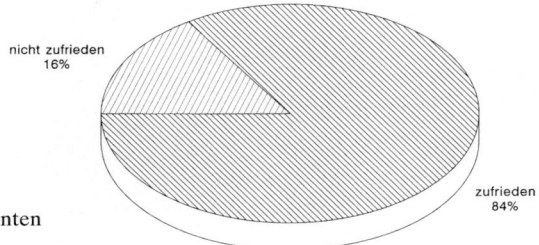

Abb. 2. Subjektive Beurteilung der Patienten

Die Aufschlüsselung der einzelnen Bewertungskriterien des UCLA-Scores ist in Abb. 3 im Vergleich prä- zu postoperativ dargestellt, die größten Verbesserungen ließen sich bei den Kategorien Schmerz, Funktion und im Gesamtergebnis erzielen.

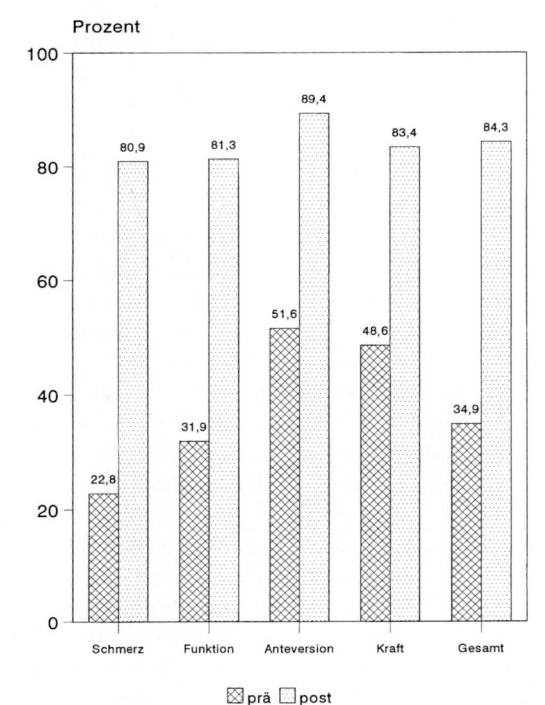

Abb. 3. Ergebnisse der prä- und postoperativen UCLA-Teilscores bei Impingementsyndromen ($n = 53$)

Die Beurteilung von Kraft und Anteversion erbrachten nur einen etwa 25- bis 30%igen Zuwachs im Vergleich der präoperativen zu den postoperativen Ergebnissen.

Da im Rahmen der prospektiven Serie bei kompletten Rotatorenmanschettendefekten keine Versorgung der Manschette vorgenommen, sondern in allen Fällen lediglich ein Débridement durchgeführt wurde, sind die nach dem UCLA-Score bewerteten postoperativen Ergebnisse nachfolgend noch einmal für das Impingementsyndrom des Stadiums II und III gesondert aufgeschlüsselt (Abb. 4, 5).

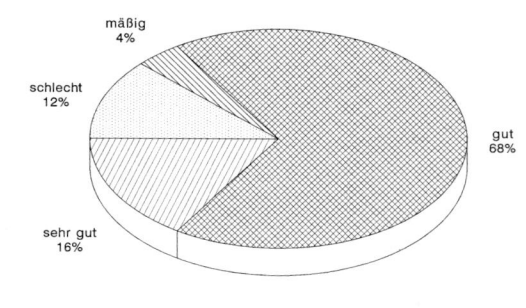

Abb. 4. Ergebnisse nach subakromialer Dekompression bei Impingementsyndrom Stadium II (UCLA-Score, $n = 25$)

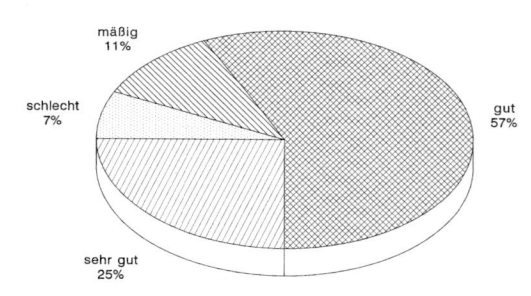

Abb. 5. Ergebnisse nach subakromialer Dekompression bei Impingementsyndrom Stadium III (UCLA-Score, $n = 28$)

Die Ergebnisse des Impingementsyndroms Stadium III sind erstaunlich gut und weisen nur in 18% schlechte Ergebnisse auf, obwohl bei 19 der 28 behandelten Fälle mit einer kompletten Ruptur diese im Durchmesser größer als 2 cm war.

Bei der Unterscheidung der Stadien der versorgten Impingementsyndrome unterscheidet sich das Durchschnittsalter in den Gruppen nicht signifikant. Im Vergleich der prä- und postoperativen Teilscores nach dem UCLA-Score für das Impingementsyndrom Stadium II (Abb. 6) und Stadium III (Abb. 7) finden sich im Vergleich der prä- und postoperativen Scores sowohl in der Gruppe des Stadiums II als auch in der Gruppe des Stadiums III statistisch signifikante Unterschiede (Irrtumswahrscheinlichkeit jeweils $p < 0,0001$ in beiden Gruppen). Besonders augenfällige Verbesserungen wurden hinsichtlich Schmerzreduktion und Funktionsverbesserung erzielt. Im Student-t-Test unterscheiden sich die Teilscores der Stadien II und III weder prä- noch postoperativ.

Auch im Vergleich der genauen Meßwerte der Schulterfunktion nach der Neutral-Null-Methode ergeben sich postoperativ bei Patienten mit einem Impingementsyndrom Stadium II (Abb. 8) und Stadium III (Abb. 9) signifikante Verbesserungen bezüglich Abduktion und Anteversion, die Irrtumswahrscheinlichkeiten betragen jeweils $p < 0,002$.

Offene oder geschlossene Akromioplastik? 63

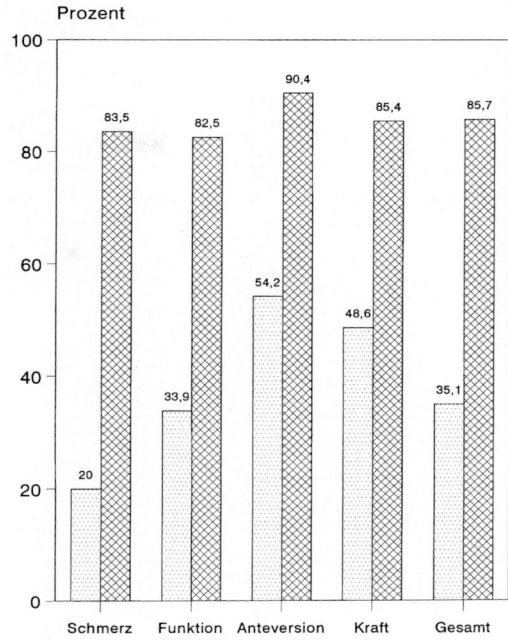

Abb. 6. Prä- und postoperative UCLA-Teilscores bei Impingementsyndrom Stadium II ($n = 25$)

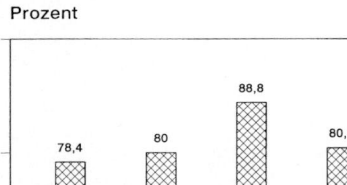

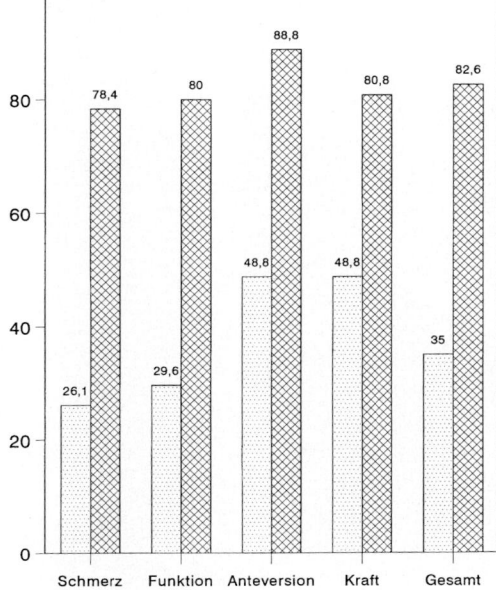

Abb. 7. Prä- und postoperative UCLA-Teilscores bei Impingementsyndrom Stadium III ($n = 28$)

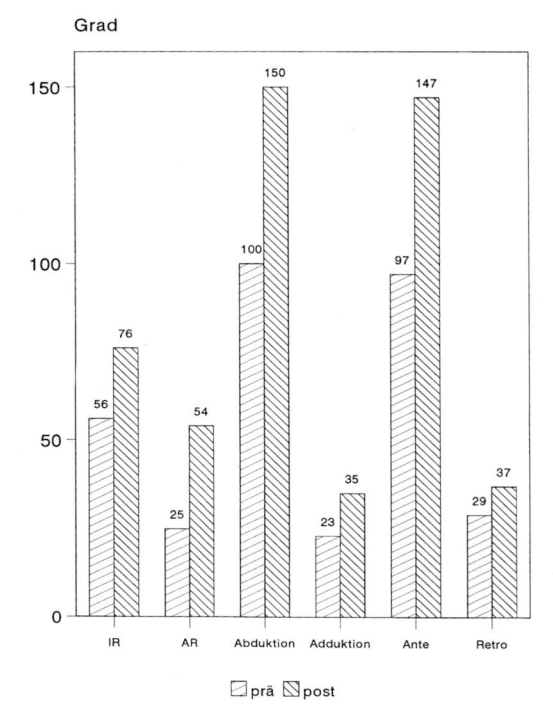

Abb. 8. Mittelwerte der Schulterfunktion nach der Neutral-Null-Methode beim Impingementsyndrom Stadium II ($n = 25$), Anteversion und Abduktion statistisch signifikant unterschiedlich ($p < 0{,}002$)

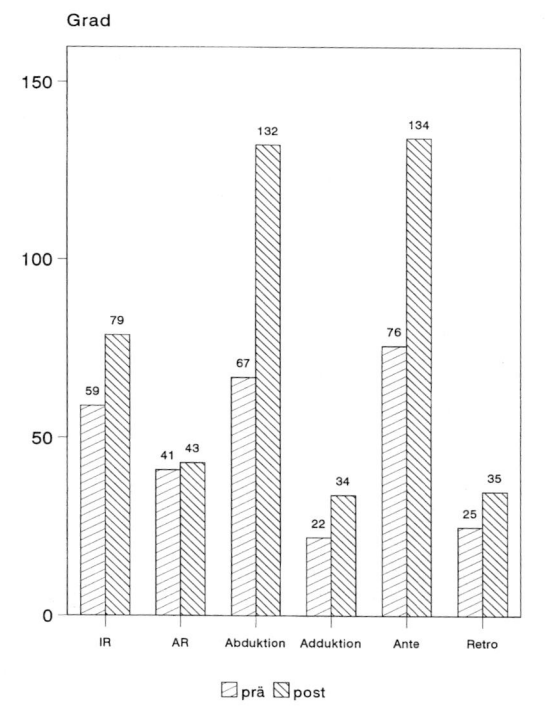

Abb. 9. Mittelwerte der Schulterfunktion nach der Neutral-Null-Methode beim Impingementsyndrom Stadium III ($n = 28$), Anteversion und Abduktion statistisch signifikant unterschiedlich ($p < 0{,}002$)

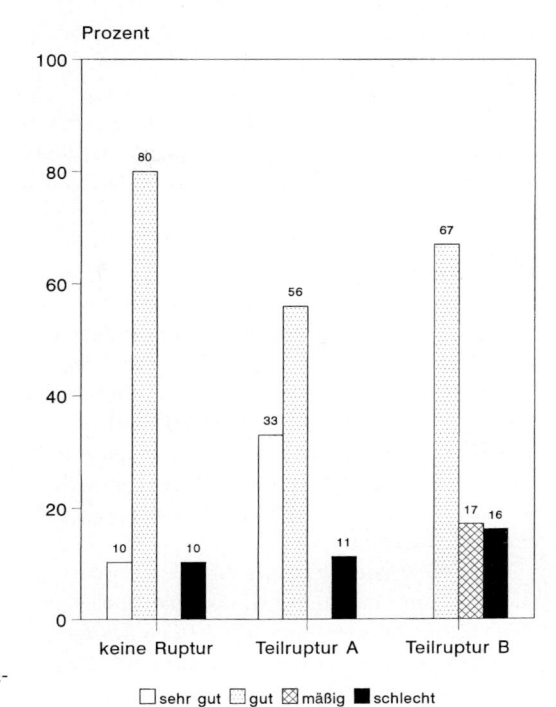

Abb. 10. Ergebnisse nach dem UCLA-Score beim Impingementsyndrom Stadium II in Abhängigkeit von der Rotatorenmanschettenpathologie ($n = 25$)

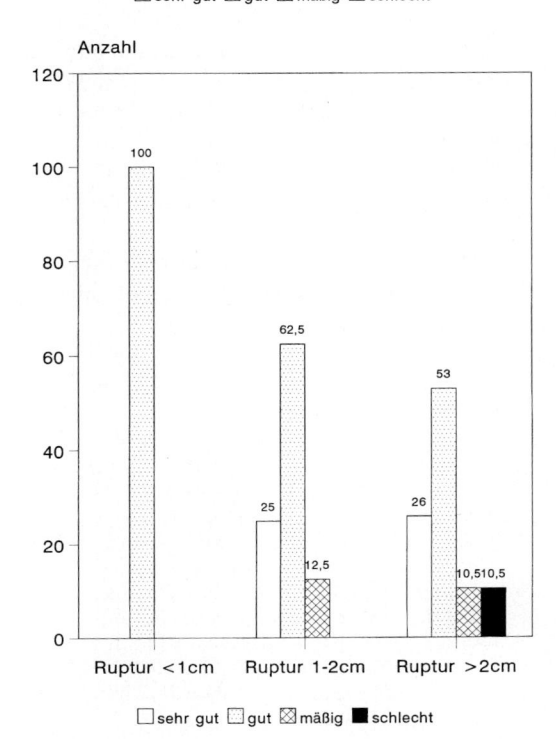

Abb. 11. Ergebnisse nach dem UCLA-Score beim Impingementsyndrom Stadium III in Abhängigkeit von der Rotatorenmanschettenpathologie ($n = 28$)

Die übrigen Funktionen sind praktisch unverändert, hier bestanden präoperativ meist auch keine wesentlichen Einschränkungen.

Die Aufschlüsselung der Ergebnisse nach dem UCLA-Score in Abhängigkeit von der intraoperativ festgestellten Rotatorenmanschettenpathologie ergab keinen signifikanten Zusammenhang mit der Ausdehnung einer Teilruptur beim Impingementsyndrom des Stadiums II (Abb. 10) oder einer kompletten Ruptur im Stadium III (Abb. 11).

Diskussion

Die Analyse von 53 Impingementsyndromen der Stadien II und III anhand von Nachuntersuchungsergebnissen von mehr als 2 Jahren ergibt nahezu identische Ergebnisse unabhängig von der nachweislichen Rotatorenmanschettenpathologie. Die Resultate des Impingementsyndroms Stadium III sind praktisch gleich den Ergebnissen des Stadiums II, obwohl in keinem Fall eine Naht der Rotatorenmanschettenruptur erfolgt ist. Dies beruht möglicherweise auf der Tatsache, daß die operierten Patienten fast ausschließlich durch ihre Schmerzen und nicht so sehr durch die Funktionseinschränkung beeinträchtigt waren.

Die Ergebnisse widersprechen den Forderungen von Ellman [7], Jalovaara [10], Altchek [2] und Gartsman [8], die eine Versorgung der Rotatorenmanschettenruptur bei einer Größenausdehnung von 2–4 cm fordern, da in den vorliegenden Fällen die überwiegende Anzahl der Patienten mit einer Ruptur der Rotatorenmanschette eine solche Größenausdehnung aufwiesen.

Unsere bisherigen Ergebnisse zeigen, daß das alleinige Débridement von Rotatorenmanschettenrupturen bei Patienten, die älter als 50 Jahre sind, zu durchaus günstigen Resultaten führt, während Sahlstrand [18], Watson [19], Weiner u. McNab [20] und Hawkins [9] für diese Altersgruppe bei einer Naht der Rotatorenmanschette überwiegend schlechte Resultate berichteten.

Die Ergebnisse zeigen weiter, daß sich mit der arthroskopischen subakromialen Dekompression gleich gute Ergebnisse erzielen lassen wie mit der offenen Akromioplastik.

Es bleibt abzuwarten, ob bei ausschließlichem Débridement der Rotatorenmanschette die weiteren Langzeitergebnisse des Impingementsyndroms Stadium III entsprechend positiv verlaufen.

Literatur

1. Adams JC (1964) Outline of orthopedics, 5th edn. Livingstone, Edinburgh
2. Altchek DW, Warren RF, Wickiewicz TL, Skyhar MJ, Ortiz G, Schwartz E (1990) Arthroscopic acromioplasty. Technique and results. J Bone Joint Surg [Am] 72/8: 1198–1207
3. Augereau B (1991) Rekonstruktion massiver Rotatorenmanschettenrupturen mit einem Deltoidlappen. Orthopaede 20/5: 315–319
4. Codman EA (1934) The shoulder: Rupture of the supraspinatus tendon and other lesions in or about the subacromial bursa. Todd, Boston
5. DePalma AF (1963) Surgical anatomy of the rotator cuff and the natural history of degenerative periarthritis. Surg Clin North Am 43: 1507–1520
6. Earnshaw P, Desjardins D, Sarkar K, Uhthoff HK (1982) Rotator cuff tears: the role of surgery. Can J Surg 25/1: 60–63

7. Ellman H (1987) Arthroscopic subacromial decompression: analysis of one- to three-year results. Arthroscopy 3/3: 173–181
8. Gartsman GM (1990) Arthroscopic acromioplasty for lesions of the rotator cuff. J Bone Joint Surg [Am] 72/2: 169–180
9. Hawkins RH, Hawkins RJ (1985) Failed anterior reconstruction for shoulder instability. J Bone Joint Surg [Br] 67/5: 709–714
10. Jalovaara P, Puranen J, Lindhom RV (1989) Decompressive surgery in the tendinitis and tear stages of rotator cuff disease. Acta Orthop Belg 55/4:581–587
11. Magnusson R (1959) Nordisk lærobok i ortopedi. Svenska bokfœrlaget Bonniers, Stockholm
12. Moseley HF, Goldie I (1963) The arterial pattern of the rotator cuff on the shoulder. J Bone Joint Surg [Br] 45: 780–789
13. Neer CS 2d (1983) Impingement lesions. Clin Orthop 173: 70–77
14. Olsson O (1953) Degenerative changes in the shoulder joint and their connection with shoulder pain. A morphologic and clinical investigation with special attention to the cuff and biceps tendon. Acta Chir Scand [Suppl] 181: 1–130
15. Rathbur JB, McNab I (1970) The microvascular pattern of the rotator cuff. J Bone Joint Surg [Br] 52: 540–553
16. Rockwood CA Jr, Burkhead WZ (1988) Management of patients with massive rotator cuff defects by acromioplasty and cuff debridement. Orthop Trans 12: 190–191
17. Rothman RH, Parke WW (1965) The vascular anatomy of the rotator cuff. Clin Orthop 41: 176
18. Sahlstrand T (1989) Operations for impingement of the shoulder. Early results in 52 patients. Acta Orthop Scand 60/1: 45–48
19. Watson M (1985) Major ruptures of the rotator cuff. The results of surgical repair in 89 patients. J Bone Joint Surg [Br] 67/4: 618–624
20. Weiner DS, McNab I (1970) Ruptures of the rotator cuff: follow-up evaluation of operative repairs. Can J Surg 13/3: 219–227
21. Wolfgang GI (1974) Surgical repair of tears of the rotator cuff of the shoulder. Factors influencing the result. J Bone Joint Surg [Am] 56: 14–26

Behandlungskonzept bei Rotatorenmanschetten- rupturen

P. OGON und P. HABERMEYER

Sportklinik Stuttgart, Taubenheimstr. 8, 70372 Stuttgart

Einleitung

Die Meinungen, ob und wann eine Ruptur der Rotatorenmanschette operiert werden sollte, werden sehr kontrovers diskutiert. Palma 1973 [6] gab an, 90% der Rupturen würden konservativ befriedigende Ergebnisse erzielen. Andere Autoren [1, 5, 7, 14] fanden gute bis sehr gute Ergebnisse in 80–90% der Fälle nach operativem Eingriff in Abhängigkeit von der Funktion, Lokalisation und Größe der Läsion und dem Alter sowie der Motivation des Patienten. Eine genaue Diagnostik der Läsion sowie eine differenzierte Indikationsstellung zur operativen Intervention sind die Voraussetzungen für ein gutes postoperatives Resultat.

Die Tendinopathie der Rotatorenmanschette und der langen Bizepssehne

Eine langjährige Erfahrung hat uns gezeigt, daß die „Tendinopathie" sehr umstritten ist, da die Beobachtung einer Läsion und die Korrelation zwischen anatomischem Befund und klinischem Erscheinungsbild häufig fehlt [13, 15, 16]. Unter Tendinopathie verstehen wir eine Erkrankungsform der Sehne, die nicht mit einem Substanzdefekt verbunden ist.

Bei der klinischen Untersuchung müssen alle klassischen differentialdiagnostischen Läsionen ausgeschlossen werden: leichte adhäsive Kapsulitis, akromioklavikulare Beschwerden, die Form des Schmerzes bei der vorderen Instabilität, beginnende Arthrose des glenohumeralen Gelenks, Zervikalgie.

Bei Mißlingen einer konservativen Behandlung länger als 6–12 Monate sollte eine arthroskopische Abklärung durchgeführt werden [2, 11, 12].

Hier finden wir hauptsächlich 3 verschiedene Merkmale.

Die schmerzhafte Schulter des jungen Patienten

Durch mehrere Arbeiten wissen wir, daß eine Tendinopathie im jungen Alter sehr häufig ihre Ursache in Verletzungen an der Insertion der Bizepssehne (SLAP-Läsion) sowie einer Subluxation bis Luxation der Bizepssehne hat [4].

Ebenfalls kann die Ursache in einer Instabilität durch ein Ungleichgewicht der muskulären Führung oder in einen pathologischen Korrelat in Form eines Bankart-Defekts liegen [8–10].

Bei sicherem pathologischem Korrelat empfehlen wir eine arthroskopische Versorgung in Form von Reinsertion der SLAP-Läsion, Refixierung der luxierten Bizepssehne oder Naht des Bankart-Defekts [9, 10].

Sollte sich arthroskopisch kein pathologisches Korrelat finden, sollte auch keine operative Therapie durchgeführt werden, sondern nur intensive Krankengymnastik und elektrophysikalische Maßnahmen zur Beseitigung eines muskulären Ungleichgewichts.

Die posttraumatische Tendinitis

Nach Versagen einer ausreichenden konservativen Therapie empfehlen wir hier eine arthroskopische subakromiale Dekompression, welche in vielen Fällen ein sehr gutes Ergebnis gibt. Walch [17] warnt jedoch, ein chirurgisches Eingreifen bei Arbeitsunfällen vorzuschlagen, da aus seinen eigenen Untersuchungen hier nur in 20-30% der Fälle ein gutes Resultat erzielt worden ist. Mit Ausnahme des Arbeitsunfalls erzielt jedoch auch er ein meist gutes Resultat.

Die chronisch schmerzhafte Schulter des älteren Patienten

Hier zeigt sich eine sehr gute Indikation mit hervorragenden Ergebnissen bei einer gut durchgeführten arthroskopischen Akromioplastik auch bei Akromiontypen Bigliani 2-3 [3]. Auch die durch Kalkeinlagerung ausgelöste Tendinopathie wird von vielen Autoren durch subakromiale Dekompression gut therapiert [12, 15, 16].

Hier empfehlen wir eine arthroskopische subakromiale Dekompression mit Kalkausräumung in der Bursa. Die Eröffnung einer intakten Rotatorenmanschette zur Kalkausräumung intratendinös halten wir nach unseren eigenen operativen Erfahrungen und guten postoperativen Ergebnissen nicht zwingend für erforderlich.

Partielle Rupturen der Supraspinatussehne

Auch hier muß man die Rupturen differenziert sehen und kann nicht eine homogene Gruppe bilden, auch wenn klinisch gleiche Merkmale vorliegen.

Man muß die oberflächlichen von den tiefen Rupturen unterscheiden und innerhalb jeder Gruppe die Ätiologie und Epidemiologie berücksichtigen.

Die partielle Ruptur der tiefen gelenkseitigen Schichten der Rotatorenmanschette

Bisher wurde hier die Diagnose hauptsächlich durch eine Arthrographie gestellt, was jedoch häufig schwierig war. Man darf hoffen, daß es eine bessere systematische Beurteilung der partiellen Ruptur in Zukunft durch systematische Auswertung des MRI geben wird. Die Diagnostik ist eine Domäne der Arthroskopie.

Der sportlich aktive, junge Patient mit Befall der dominanten Schulter

Hier empfehlen wir zuerst eine Sportpause, Krankengymnastik und elektrophysikalische Maßnahmen sowie eine Veränderung der Bewegung mit Vermeidung von schulterbelastenden Bewegungsmustern. Wenn hierdurch keine Besserung erzielt wird, kann ein Shaving und arthroskopische transossäre Refixation versucht werden, was bis heute kein Standardverfahren darstellt. Eine arthroskopische Akromioplastik ergibt nur mit gleichzeitiger Änderung des Bewegungsmusters des Patienten ein gutes Ergebnis.

Instabilitätsbedingte Partialrupturen.
Bei partiellen Rupturen bei eindeutiger vorderer bzw. hinterer Instabilität erbringt eine einfache operative Beseitigung der Instabilität gute Resultate. Die Partialruptur muß nicht zusätzlich behandelt werden.

Der junge Patient unter 40 Jahren, posttraumatisch.
In diesen Fällen erbringt eine intensive konservative Therapie fast immer bessere Ergebnisse als eine operative Therapie.

Patienten mit einem Alter über 40 Jahren.
In dieser Gruppe scheint das Resultat der konservativen Therapie in fast 70% der Fälle gut zu sein. (Die Patienten geben eine deutliche Besserung der Beschwerden an.) Aus diesem Grund empfehlen wir eine konservative Behandlung über einen Zeitraum von 1 Jahr.
Bei Mißerfolg erbringt eine arthroskopische Dekompression in 80% der Fälle gute Resultate. Nur bei großen, tieferen Defekten, bis ins Zentrum der Sehne reichend, empfehlen wir eine Naht der partiellen Ruptur.

Die partielle oberflächliche Ruptur der Rotatorenmanschette

Ihre Entdeckung verlangt z. Z. noch mindestens eine Arthroskopie, um eine sichere Diagnose zu bekommen. Wenn es sich eindeutig nur um eine oberflächliche Abrasion handelt, reicht eine arthroskopische subakromiale Dekompression aus. Findet man jedoch einen Riß mit eventueller tieferer Kraterbildung, muß auf jeden Fall sowohl eine subakromiale Dekompression als auch eine Naht durchgeführt werden.

Intratendinöse Ruptur

Bei dieser Art der Ruptur fehlt uns leider eine größere Erfahrung, da sie sehr selten vorkommt. Um hier eine genauere Diagnostik durchzuführen, wird z. Z. immer eine operative Therapie durchgeführt; hier erscheint uns eine transossäre Refixation logisch und wünschenswert.

Die isolierte, komplette Ruptur der Supraspinatussehne

Diese Art der Ruptur stellt eindeutig die Mehrheit der kompletten Rupturen dar. Die Indikation zur offenen operativen Versorgung scheint uns, wenn möglich, wünschenswert, da hier sehr gute Resultate erzielt werden können. Eine Kontraindikation stellt nicht so sehr die Größe der Ruptur dar, sondern eher das Alter des Patienten und v. a. die Motivation des Patienten.

Wem sollte man eine operative Therapie empfehlen?
Patienten mit einem Alter unter 50 Jahren. Die Erfahrung hat uns gezeigt, daß die Patienten sehr viele Probleme haben, sich in ihrem alltäglichen Leben bei bestehender Ruptur anzupassen. Es ist sehr schwierig für die Patienten zu akzeptieren, daß sie hauptsächlich mit an den Körper angelegtem Ellenbogen arbeiten müssen und daß längerdauernde und

wiederholende Anstrengungen v. a. bei Arbeiten über Kopf praktisch nicht mehr durchzuführen sind.

Aus diesem Grund ist für uns die Supraspinatussehnenruptur bei einem Patienten unter 50 Jahren eine exzellente Indikation zur Naht der Sehne.

Auch hier muß gesagt werden, daß bei Arbeitsunfällen die subjektiven Ergebnisse weniger gut erscheinen. Eine Eingliederung und Wiederaufnahme der Arbeit wird jedoch in jedem Falle wieder möglich sein. Postoperativ sollte jedoch eine schulterbelastende Tätigkeit v. a. mit schwerem Heben für mindestens 6 Monate vermieden werden.

Allerdings sollte auch hier unbedingt berücksichtigt werden, daß eine vollständige Aufnahme der Arbeit für den Patienten auch aus sozialen Gründen unbedingt erstrebenswert sein sollte.

Bei einem Alter über 50 Jahren. Hier sollte nicht immer automatisch eine Operation empfohlen werden. Bei schlechter Compliance des Patienten kann hier eine medikamentöse Therapie, eine maximal 2- bis 3malige Infiltration, eine intensive Krankengymnastik und elektrophysikalische Maßnahmen mit der Möglichkeit einer Eingliederung und Anpassung an das normale Arbeitsleben versucht werden. Sollte die Anpassung an das Arbeitsleben nicht möglich sein, empfehlen wir auch hier den Versuch einer operativen Therapie.

Eine Umschulung eines Patienten in einem Alter über 50 Jahren wird in den meisten Fällen nicht gelingen. Dem Patienten eine operative Therapie zu verwehren, ihm damit die Eingliederung in das normale Arbeitsleben nicht zu ermöglichen und ihn so in den Status eines Frührentners bzw. in den Invalidenstatus zu versetzen, halten wir für nicht gerechtfertigt.

Auch bei einem weitaus älteren Patienten, der noch sehr aktiv ist und uns aus diesen Gründen um den Versuch einer Rekonstruktion bittet, sollte diese in keinem Falle abgeschlagen werden, da auch hier die Motivation eine entscheidende Rolle spielt.

Allerdings warnen wir davor, bei einem Patienten, welcher nicht motiviert ist und im Prinzip eine operative Therapie ablehnt, den Versuch einer sicherlich noch möglichen Naht der Manschette durchzuführen, da hierbei die postoperativen Ergebnisse nur unzureichend sind.

Umgekehrt aber halten wir die Einstellung, über 50 Jahre prinzipiell nicht mehr zu operieren, für falsch, handelt es sich doch bei einer isolierten Ruptur der Supraspinatussehne für eine immer rekonstruierbare Läsion.

Wann ist die beste Zeit einer operativen Therapie?

Es ist sicherlich richtig, daß die Ruptur der Rotatorenmanschette nie eine sofortige operative Therapie benötigt. Dennoch ist es immer einfacher, eine frische Ruptur zu nähen als eine ältere mit eventueller Retraktion der Sehne. Wenn wir das Glück haben, einen Patienten mit einer frischen Ruptur zu sehen, z. B. nach einer pseudoparalytischen posttraumatischen Episode, dann ist dies sicherlich ein gutes Argument, eine operative Therapie zu empfehlen, wenn der Patient zur Mitarbeit motiviert ist, selbst wenn er das theoretische Alter für eine Operation überschritten hat.

Wie sollte das operative Vorgehen aussehen?

Offene oder arthroskopische Operation, Naht oder Dekompression?

Die Dauer des Eingriffs, die postoperative Krankengymnastik sowie die Aufnahme der Arbeit sind etwa die gleichen nach arthroskopischer Akromioplastik und offener Naht bei der Supraspinatussehnenruptur. Aus diesen Gründen ist es immer besser, die Sehne zu nähen, da die Resultate unzweifelhaft besser sind. Wir halten eine alleinige subakromiale Dekompression bei Ruptur der Supraspinatussehne für unzureichend.

Bei kleiner Ruptur der Supraspinatussehne bei jungen Patienten haben unsere eigenen Ergebnisse der arthroskopischen Naht bisher sehr gute Resultate erbracht, auch wenn Langzeitergebnisse fehlen.

Eine elegante Lösung stellt die sog. „Miniarthrotomie" dar: Arthroskopisch durchgeführte Akromioplastik und anschließende Naht der Supraspinatussehne über eine Miniinzision. Bei großer Ruptur empfehlen wir eine offene Naht mit Akromioplastik.

Rupturen der Infraspinatus- und Supraspinatussehne

Rupturen des Infra- und Supraspinatus sind kompliziert, und die Behandlung wird kontrovers diskutiert. Der wichtigste Punkt ist das subakromiale Impingement bzw. die Größe des subakromialen Raums.

Wir haben gesehen, daß es sehr schwierig ist, den subakromialen Raum auf einem a.-p.-Röntgenbild der Schulter genau zu beurteilen.

Bei der Röntgeneinstellung kann der Abstand des Patienten von der Platte und dessen Schulterhaltung den subakromialen Raum röntgenologisch um 1–2 cm vergrößern bzw. verkleinern. Ebenso erscheint es logisch, daß eine kleine Frau, z. B. 1,60 m groß, nicht die gleiche Größe des subakromialen Raums haben kann wie ein großer Mann.

Alle diese Kritiken an der Meßmethode und deren Anwendung sind zwar richtig, dennoch hat uns die operative Erfahrung gezeigt, daß die Größe des subakromialen Raums, d. h. der Abstand zwischen Humeruskopf und Akromionunterfläche, eine sehr gute Hilfe zur Beurteilung von alten, evtl. nicht mehr rekonstruierbaren Rupturen darstellt.

Natürlich hatten wir auch einige Fälle, bei denen röntgenologisch eine Rekonstruktion unter Zuhilfenahme der Messung des subakromialen Raums nicht mehr möglich erschien, wobei es dann intraoperativ in wenigen Fällen dennoch zu rekonstruieren war.

Dennoch sind wir der Meinung, daß es besser ist, hier eine schematische Beurteilung der Rekonstruktion röntgenologisch vorauszusagen, um dadurch den meistens vergeblichen Versuch einer operativen Therapie einer nicht mehr rekonstruierbaren Manschette zu vermeiden.

Unsere Erfahrung hat uns gezeigt, daß eine Rekonstruktion bei jungen und motivierten Patienten auch bei einem subakromialen Raum zwischen 5–7 mm versucht werden kann. Ebenfalls hat sich gezeigt, daß hier eine reine arthroskopische Intervention mit Débridement und Akromioplastik vor allem bei noch zentriertem Humeruskopf der Rekonstruktion der Rotatorenmanschette im Endergebnis deutlich unterlegen ist.

Alle unsere Nachuntersuchungen der Patienten haben unser Therapiekonzept bestätigt, so daß wir nun folgendes Vorgehen vorschlagen:

– Kein Versuch der Rekonstruktion bei einem subakromialen Raum unter 5 mm.
– Keine offene Operation bei ausgedehnter Atrophie von Supraspinatus und Infraspinatus sowie klinischem Außenrotationsverlust.
– Keine operative Freilegung bei passiver Einsteifung des Schultergelenks.
– Zwischen 5–7 mm kann eine Rekonstruktion in Betracht gezogen werden, wobei hier die Motivation, das Alter des Patienten, die Anzahl der Infiltrationen und die Möglichkeit einer guten ausreichenden Rehabilitation eine entscheidende Rolle spielen.
– Sollten oben genannte Voraussetzungen nicht gegeben sein, empfehlen wir unterhalb von 7 mm einen Eingriff gegen die Nachtschmerzen in Form einer Tenotomie der langen Bizepssehne, begleitet von einer arthroskopischen Akromioplastik.
– Bei schlechter Compliance des Patienten, der nur Kraftverlust der Elevation und Außenrotation, jedoch keine Schmerzen angibt, empfehlen wir keine operative Intervention.
– Mißt man den subakromialen Raum größer 7 mm und läßt der Allgemeinzustand eine operative offene Rekonstruktion zu, schlagen wir dieses Vorgehen vor. Die Indikation hängt hier ebenfalls vom Alter des Patienten und der Compliance ab. Wir stellen die Indikation gleich wie bei der isolierten Ruptur der Supraspinatussehne.

Isolierte Rupturen der Subskapularissehne

Isolierte Rupturen der Subskapularissehne stellen eine relativ seltene Ausnahme dar. Meistens zeigen sie sich in Form einer posttraumatischen schmerzhaften Innenrotationsschwäche.

Das wichtigste hierbei ist, die Läsion überhaupt erst zu diagnostizieren. Dies ist bei Verdacht jedoch gut durch eine CT-Aufnahme sowie durch eine MRI-Untersuchung möglich.

Unter Berücksichtigung des Zusammenhangs mit einem Trauma, vor allem des jungen Patienten, erscheint uns hier eine exakte operative Rekonstruktion so früh wie möglich logisch und wünschenswert. Bei einer chronisch schmerzhaften Schulter empfehlen wir das Vorgehen, das bei isolierten Rupturen der Supraspinatussehne bereits vorgeschlagen wurde.

Rupturen der Supraspinatussehne, der Infraspinatussehne und der Subskapularissehne (Massenruptur)

Die Massenruptur stellt die größte Schwierigkeit der Indikation einer operativen Therapie dar. Die Anzahl der präoperativen Faktoren, die dabei berücksichtigt werden müssen (Alter, pseudoparalytisches klinisches Bild, Schmerzangabe, subakromiales Impingement, Zustand der Bizepssehne) und besonders die Komplexität des Zusammenhangs der Läsionen gestalten eine Schematisierung sehr schwierig.

Aus einigen Arbeiten wissen wir, daß die Resultate und postoperativen Ergebnisse mehr von der Größe der Ruptur der oberen Teile der Manschette (Supra- und Infraspinatus) abhängen als von der Ruptur der Subkapularissehne.

Auch hier ist die entscheidende Größe der subakromiale Raum: Wenn sich der subakromiale Raum größer als 7 mm messen läßt und die Compliance des Patienten gut ist, sollte auch hier eine offene Rekonstruktion angestrebt werden.

Bei einem subakromialen Raum unter 7 mm und schlechter Compliance empfehlen wir eine arthroskopische Tenotomie der langen Bizepssehne, ein Débridement und eine Akromioplastik. Zwischen 5–7 mm, jungem Patienten, guter Motivation und guter Compliance empfehlen wir auch hier unbedingt den Versuch einer Rekonstruktion der Manschette.

In letzter Zeit verwenden wir den Deltaflap zur Rekonstruktion einer Massenruptur.

Wahrscheinlich wird sich die Indikation bei den Massenrupturen der Rotatorenmanschette noch weiterentwickeln, besonders wenn wir eine bessere Analyse (evtl. dynamisch) des subakromialen Raums in Zukunft präoperativ durchführen können.

Zusammenfassung

Eine genaue Diagnostik der Läsion sowie eine differenzierte Indikationsstellung zur operativen Intervention sind die Voraussetzung für ein gutes postoperatives Resultat.

Es gibt sehr viele Faktoren (Alter, Größe der Läsion, Motivation des Patienten, Lokalisation der Läsion), die eine Indikation zur operativen Therapie beeinflussen.

Zur ungefähren Voraussage, inwieweit eine Rekonstruktion der Rotatorenmanschette noch möglich ist, empfehlen wir die präoperative, röntgenologische Ausmessung des subakromialen Raums auf dem a.-p.-Röntgenbild.

Aufgrund eigener guter postoperativer Resultate sollte unserer Meinung nach, wenn immer möglich, eine Naht bzw. eine Rekonstruktion der Rotatorenmanschette durchgeführt werden.

Eine alleinige subakromiale Dekompression ist nur eine suboptimale Lösung, die aber ihre Verdienste bei der Schmerzbeseitigung hat.

Literatur

1. Apoil A, Dautry P, Moinet P, Koedlin P (1977) A propos de 70 interventions pour syndrome dit de lacoiffe des rotateurs de l'épaule. Rev Chir Orthop [Suppl] 11: 145
2. Basset RW, Cofield RH (1983) Acute tears of the rotator cuff. The timing of surgical repair. Clin Orthop 175: 18
3. Bigliani Lu, Morrison DS (1986) The morphology of the acromion and its relationship to rotator cuff tear. Meeting Am. shoulder surgeons. New Orleans, LA. Orthop Trans 10: 228
4. Cofield RH (1983) Arthroscopy of the shoulder. Mayo Clin Proc 58: 501–508
5. Debeyre J, Patte D (1961) Une technique de reparation de la coiffe musculotendineuse de l'épaule. Voie d'abord transacromiale et desinsertion du corps charun des muscle sus épineux. Presse Med 69: 2019
6. De Palma AF (1973) Surgery of the shoulder. Lippincott, Philadelphia
7. Gschwend N, Bloch HR, Bischof A (1991) Langzeitergebnisse der operativen Rotatorenmanschettenruptur. Orthopädie 20: 255–262
8. Habermeyer P, Schuller U (1990) Die Bedeutung des Labrum glenoidale für die Stabilität des Glenohumeralgelenkes. Eine exp. Studie. Unfallchirurg 93: 19–26
9. Habermeyer P (1989) Arthroscopic Bankart suture repair. Vortrag 16. Kongreß der jap. Ges. für Schulterchirurgie, Fukuoka, Japan
10. Habermeyer P (1989) Rationelle Therapie der Schulterstabilität beim Sportler. Chirurg 60: 765–773
11. Johnson LL (1980) Arthroscopy of the shoulder. Orthop Clin North Am 2: 197–204
12. Lilleby H (1983) Indications and benefits of arthroscopy of the shoulder joint. In: Batemann JE, Welsh RP (eds) Surgery of the shoulder. Decker, Philadelphia Toronto

13. Mcnab I (1981) Die pathologische Grundlage der sogenannten Rotatorenmanschetten Tendinitis. Orthopädie 10: 191–195
14. Mc Laughlin HL (1944) Lessions of the musculotendinous cuff of the shoulder. The exposure and treatment of tears with retraction. J Bone Joint Surg [Am] 26: 31
15. Uhthoff HK, Sarkar K (1976) Calcifying tendinitis: A new concept of its pathogenesis. Clin Orthop 118: 164–168
16. Uhthoff HK, Sarkar K, Hammond D (1985) Proposal for a new classification of rotator cuff tendinopathies. Orthop J 1: 32–37
17. Walch G (1993) Synthese sur les indications therapeutiques dans la Pathologie de la Coiffe. J Lyonnaises Epaule

A Comparison of Open and Arthroscopic Techniques for Shoulder Stabilization

D.S. Morrison

Memorial Orthopedic Surgical Group, 2769 Atlantic Av., Long Beach, California 90806, USA

I want to thank you very much for inviting me here to speak on the advantages of open vs. arthroscopic techniques for correcting glenohumeral instability. This morning you saw a live demonstration of an arthroscopic procedure which was performed in an attempt to salvage a failed open repair for glenohumeral instability. This repair used screws and a bone block in an attempt to keep the shoulder in place. Unfortunately, the screws had entered the glenohumeral joint and had destroyed the articular surface of the humerus. This patient's primary procedure was an open operation. Three months ago I performed a similar revision procedure with similar findings of complete destruction of the humeral head, but this was following a failed arthroscopic stapling procedure. So if you are comparing open and arthroscopic surgery it is important to note that you can do just as much damage using either method. The real question then is what makes one procedure better than the other.

In America, as I am sure is the case in Europe, there has been a recent resurgence in our interest in simple glenohumeral instability, multidirectional instability, and psychological instability. It is tempting to believe that these are new ideas. However, Hippocrates, writing in 604 BC, said, "Because of anterior dislocation, many have been debarred from gymnastics contests and have become worthless in warfare and have perished." So simple glenohumeral instability was recognized as a severe problem in active individuals all the way back to the seventh century B.C. Hippocrates went on to say that "one may see persons so humid of temperament that when they choose they can dislocate and reduce their joints without pain." To the best of my knowledge, this is the first recorded reference to voluntary dislocation. Later, in his writings, he went on to say, "many practitioners cauterize shoulders at the top and in the front, but since the dislocation is downward, these rather bring it about than prevent it." What Hippocrates is describing here is the concept of multidirectional instability, that if you do an anterior repair for a patient with an inferior component to their laxity, you will worsen their instability rather than improve it.

So what does all this mean. First of all, it means that the concepts of multidirectional instability and voluntary instability are not new. In addition, it recognizes the fact that there is a scope of capsular laxity that is responsible for instability. In a patient with an acute traumatic dislocation there is no capsular laxity but a Bankart lesion in which the ligaments have been torn from the bone. An operation to repair that ligament alone is sufficient to re-establish stability. At the opposite end of the spectrum is the patient with atraumatic instability. Typically, this would be a young girl with multidirectional instability who develops her symptoms through no apparent cause. Her problem is not ligamentous damage but generalized ligamentous laxity and a joint capsule that is simply too large.

The procedure for her should decrease the volume of the joint capsule on all sides, and, therefore, control all components of her instability.

In the middle, we have those patients who present with recurrent instability due to microtraumatic causes. An example of this would be a swimmer who is performing a stressful repetitive exercise hundreds and thousands of times. This repeated microtrauma slowly stretches out their joint capsule and ligaments to the point where they no longer provide adequate stability. These patients may also have a Bankart lesion, but a major component of their problem is capsular laxity. Surgery in these patients must not only address the torn ligaments but must also address the capsular and ligamentous laxity. In addition to repairing the ligaments to bone, the capsular volume must also be decreased through a capsulorrhaphy.

So what does all this have to do with a comparison between open and arthroscopic surgery for glenohumeral stabilization? An arthroscopic procedure can repair the Bankart lesion, that is, it can repair the damaged ligaments back to bone. It is, therefore, very good in traumatic unidirectional instability. However, the arthroscopic procedure cannot decrease the joint volume satisfactorily, and, therefore, it is not useful in cases such as chronic recurrent instability in which there is capsular stretching, or in subtle cases of subluxation.

So to be fair, when discussing arthroscopic versus open stabilization, we must first eliminate all those patients who have a significant capsular laxity problem. Thus arthroscopic stabilization is not usually considered in patients with multidirectional instabilities, in patients with subluxation without a Bankart lesion, or in patients with bidirectional instability, that is, a patient with anterior instability but with a significant inferior component. What this leaves us with is a group of patients with simple anterior instability with or without a Bankart lesion. Our typical patient would be a young athlete, perhaps 19 years of age, with a Bankart lesion and no significant stretching of his ligaments. If we compare the open and arthroscopic operations in this patient, this is what we see: The open operation that I do has a 7-cm scar, the patient stays in the hospital overnight and goes home the next morning, and it is a very painful operation. I keep the patient in a sling for 2–4 weeks and begin rehabilitation immediately after surgery. I rehabilitate them for 6 months before I allow them to return to contact athletics such as soccer, football, or basketball, and I have a 1,5% failure rate in athletes. In nonathletes, the failure rate is less than 0,5%.

In the arthroscopic procedure, you have three 1-cm scars instead of one 7-cm scar. The patient goes home the same day, and is not in very much pain. The usual recommendation is to keep the patient in the sling for 3–6 weeks, depending upon the strength of the repair. The patient begins physical therapy 2–6 weeks postoperatively and requires 6 months of rehabilitation prior to returning to contact athletics. The failure rate in competitive athletes in various series verges on 20%. Some authors claim a recurrence rate of only 2% with the arthroscopic technique. It is probable, therefore, that the true failure rate lies someplace between 2% and 20%. But there is no doubt that there is a significantly higher failure rate with arthroscopic than with open stabilization procedures. So what do I tell my patients? I tell them that for a few less days of pain and no stay in the hospital, you have an 18% greater risk of having to have another surgery if we do your surgery arthroscopically. Now we have some pretty stupid people in America, but there aren't many people that are that stupid. In California, we have a place called Hollywood, and patients in Hollywood like to have a Hollywood-type operation, that is, the arthroscopic procedure. So believe it or not, we perform a lot of arthroscopic stabilizations.

Each time a shoulder dislocates, damage is done. We all know about the Hills-Sachs lesion on the humeral head. That is obvious. But what about the anterior glenoid labrum and the anterior glenoid rim. Today, in the case which you saw in the operating room, there was no anterior glenoid. It had been worn away so that the normal curve of the articular surface of the glenoid was absent. With my patients, I use an analogy of a golf ball sitting on top of a golf tee. Every time you dislocate your shoulder, it is like taking a rasp and rasping a little bit off the edge of the golf tee, until eventually when you put the ball on the tee, it simply falls off. That is similar to what happens in the shoulder. If you have a patient with chronic recurrent instability, I believe that the damage which they do to their glenoid through multiple dislocations is significant enough that it cannot be corrected without doing a reconstruction of the labrum. in various studies, the labrum has been shown to increase the volume of the glenohumeral joint by almost 48% over the bony architecture of the glenoid itself. This extra ring of labrum around the joint increases the bearing surface tremendously and if we lose that due to damage from recurrent dislocations, you lose a significant portion of joint stability.

With open surgery, you can use a portion of the capsule to reconstruct this damaged labrum. This method is being popularized by people such as Jobe and Neer, and is called a capsulolabral reconstruction. Unfortunately, you cannot perform this reconstruction arthroscopically. This is probably another reason for the high failure rate of the arthroscopic technique.

Another problem of the present arthroscopic techniques is that it is very difficult if not impossible to approach the area of a Bankart lesion using the present technology. All of the popular suture and staple techniques approach the inferior glenohumeral ligament from a rotator interval portal which lies above the subscapularis. What these techniques rely upon is the ability of the fixation device, whether it be sutures, staples, or screws, to pull up on the superior labrum in an effort to coapt the inferior labrum and glenohumeral ligament against the bleeding bone of the glenoid. In other words, the fixaton does not take place at the site of the Bankart lesion, but rather it takes place high up on the anterior glenoid with the hope being that simply tightening this structure against bleeding bone will cause it to heal. It does not take a biomechanical study to see that direct fixation of the inferior glenohumeral ligament to the bone of the glenoid at the site of its disruption, which is possible with the open techniques, is far superior to this suspender type operation performed arthroscopically. In all fairness, most of the researchers in this field understand this limitations of the arthroscopic procedure and they are working at approaching the unstable shoulder through lower anterior portals in an effort to get direct repair of the inferior glenohumeral ligament to the glenoid using various fixation devices.

In our clinic, we have addressed this problem using what we call a mini-open procedure in which a 2-cm incision is made in the deltopectoral interval approximately 5-cm below the tip of the coracoid. The deltopectoral interval is spread, and a deep narrow self-retaining retractor is placed in the interval and through the subscapularis and used to spread the substance of the subscapularis right to expose the joint capsule at the glenoid rim. This allows an anterior portal to safely approach the area of the anterior inferior glenoid rim and to directly attach the torn labrum to bleeding bone.

In conclusion, there is no doubt that, in general, an open stabilization procedure is significantly better than an arthroscopic procedure. Now that I have told you how much I dislike arthroscopic stabilization, I will tell you that I believe in 4–8 years we will be repairing primary dislocations acutely and we will be doing so arthroscopically. That is, the first time an athlete dislocates his shoulder on the playing field, we take him to the operating room in 1 or 2 days, and we will repair that shoulder immediately. We will not wait for five or six or ten dislocations; we will repair these patients primarily, and we will do it arthroscopically. Unfortunately, however, I believe that the technique that we will be using in 4 to 8 years has yet to be developed. I guarantee that we will not be using the current techniques.

We will not be using any of the current techniques. We will use a technique that has yet to be discovered, in which we will directly repair the inferior glenohumeral ligament to bone and at the same time reconstruct the damaged labrum. We may even be able to therapeutically alter scapular volume.

Arthroskopische Operationstechniken bei Schultergelenkinstabilitäten

H. Resch

Universitätsklinik für Unfallchirurgie, Anichstr. 35, A-6020 Innsbruck

Die Erfolgsrate nach offener Operation einer unidirektionalen Schulterinstabilität ist hoch, und die Rezidivrate liegt je nach Technik zwischen 2 und 10% [1, 2, 7, 9, 12, 19]. Rowe publizierte 1987 seine Statistik über die offene Operation nach Bankart mit einer Rezidivrate von 3,5% [18]. Diese Rezidivrate gilt seitdem als „Goldener Standard". Der Grund für den Erfolg der Bankart-Operation ist in 2 wichtigen Schritten gelegen:

1. Diese Operationsmethode strebt eine stabile Refixation des abgelösten Labrum-Kapsel-Komplexes (Bankart-Läsion) direkt im Zentrum der Läsion an.
2. Gleichzeitig wird auch die nach einer vollständigen Luxation überdehnte Kapsel auf die ursprüngliche Länge gekürzt.

Durch die hohe Erfolgsrate dieses Verfahrens, sowohl hinsichtlich der Stabilität als auch der Funktion, stellt sich die Frage nach der Notwendigkeit einer arthroskopischen Stabilisierung. Argumente wie geringeres Operationstrauma und kürzerer Spitalaufenthalt dürfen erst dann zum Tragen kommen, wenn die Rezidivrate und die Funktion an jene nach der offenen Operation zumindest annähernd herangekommen sind. Der Wunsch, die Eröffnung des dicken Weichteilmantels durch Einführung einer Kanüle zu umgehen, ist verlockend und stellt eine chirurgische Herausforderung dar. Will man an die Erfolgsrate der offenen Operation nach Bankart auf arthroskopischem Wege herankommen, so sind die oben angeführten wesentlichen Schritte dieser Operationsmethode zu imitieren. Die Refixation des Labrum-Kapsel-Komplexes im Zentrum der Läsion ist durch die anatomischen Gegebenheiten im ventralen Bereich der Schulter problematisch. Sowohl die unterhalb des Processus coracoideus gelegenen neurovaskulären Strukturen als auch die Sehne des subscapularis lassen ein direktes Zugehen auf den vorderen unteren Pfannenbereich (Bereich der Bankart-Läsion) nicht ohne weiteres zu. Alle bisher beschriebenen arthroskopischen Stabilisierungsoperationen benutzen den üblichen ventralen Zugangsweg, der in Höhe des Processus coracoideus die Haut perforiert und oberhalb der Subkapularissehne in das Gelenk führt [3–6, 8, 10]. Da dieser Zugang in Höhe des oberen Pfannendrittels liegt, ist die Refixation der Bankart-Läsion, welche im vorderen unteren Drittel gelegen ist, nicht auf direktem Wege möglich. Im Bewußtsein dieses Nachteils haben alle Autoren versucht, auf indirektem Wege den Labrum-Kapsel-Komplex am knöchernen Pfannenrand zu fixieren.

Grundsätzlich können die arthroskopischen Stabilisierungstechniken eingeteilt werden in solche, die selbsthaftende Implantate verwenden, und in solche, die über transglenoidale Nähte fixieren. Bei den Nahttechniken ist zu unterscheiden zwischen Nähten, die dorsalseitig über Muskelgewebe geknüpft werden, und solchen, bei denen der Knoten

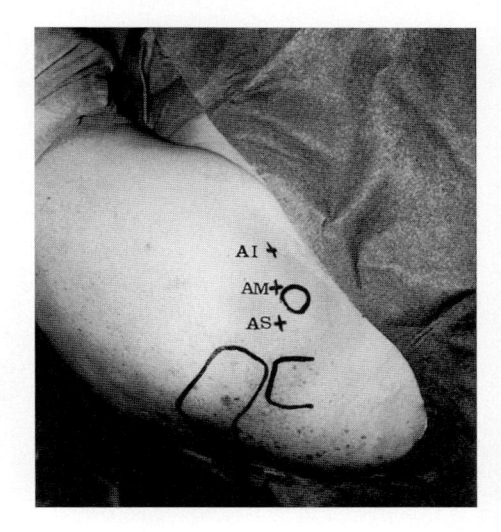

Arthroskopische Operationstechniken bei Schultergelenkinstabilitäten 81

Abb. 1. Zugänge für arthroskopische Stabilisierungsoperationen (von kranial und ventral gesehen). (*AM* vorderer mittlerer Zugang in Höhe des Processus coracoideus für „intraartikuläre" Stabilisierung. *AJ* vorderer unterer Zugang für „extraartikuläre" Stabilisierung, *AS* vorderer oberer Zugang; dient als zusätzlicher Instrumentenzugang bei extraartikulärer Refixationstechnik)

auf dem Knochen zu liegen kommt. Im folgenden werden einzelne typische Beispiele besprochen.

Techniken mit selbsthaftenden Implantaten

Dazu gehören alle Techniken, die metallische [6] oder resorbierbare Staple [17], Schrauben [16] oder auch Ankernähte verwenden. Da das Plazieren der Implantate im Zentrum der Läsion zugangsbedingt nicht möglich ist, wird der Labrum-Kapsel-Komplex nach kranial angespannt. Dies erfolgt entweder mit dem Implantat selbst (metallische Staple), mit dem Führungsdraht (resorbierbare Staple) oder mit speziellen Faßzangen (Ankernähte). Das Implantat wird an der tiefstmöglichen Stelle, die die Sehne des M. subscapularis zuläßt, eingebracht. Eine Kürzung der Kapsel wird durch teilweises Mitfixieren des Lig. glenohumerale inferius erreicht. Die Stabilität der Refixation ist bei all diesen Techniken gut. Die Refixation erfolgt jedoch nicht im Zentrum der Läsion. Bei den Techniken, die metallische Implantate verwenden (Staple, Schrauben), kommt die Gefahr von Komplikationen, wie sie grundsätzlich durch Metall im Gelenk auftreten können, hinzu (Metallbruch, Metallockerung, metallisches Impingement am Humeruskopf, usw.). Dies erfordert häufig einen Zweiteingriff zur Metallentfernung.

Nahttechniken

Nahttechniken mit epifaszialer Knüpftechnik

Das bekannteste Beispiel dieser Gruppe ist die Technik nach Caspari [3]. Mit Hilfe einer speziellen Zange wird der Labrum-Kapsel-Komplex unter gleichzeitiger Mitnahme des Lig. glenohumerale inferius mit mehreren Nähten gefaßt und nach kranial angespannt. Alle Fäden werden bei etwa 2 Uhr (rechte Schulter) transglenoidal nach hinten ausgelei-

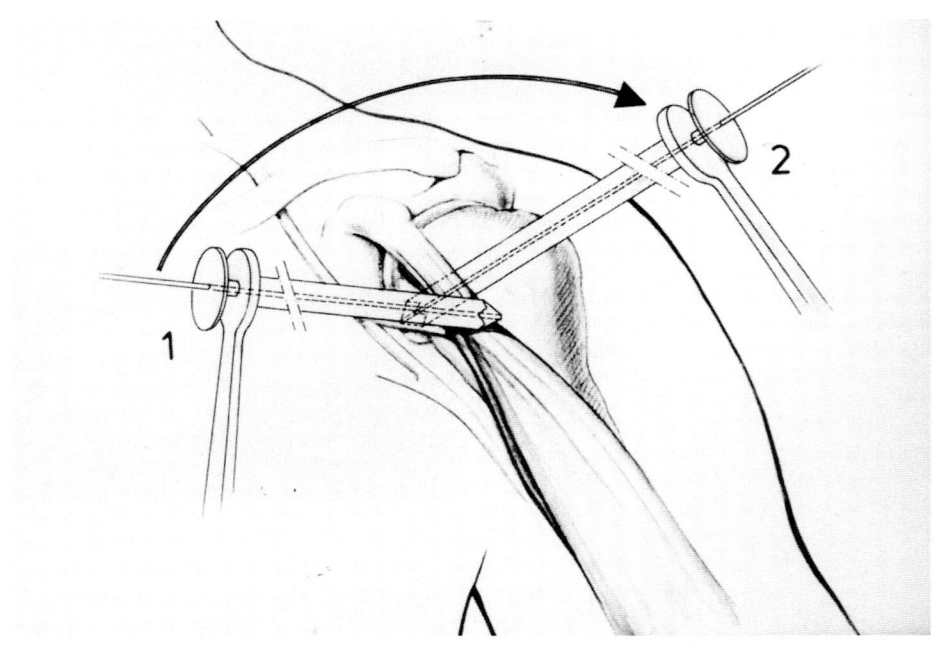

Abb. 2. Vorderer unterer Zugang (Slalomzugang). Eingehen zuerst in dorsolateraler Richtung (*1*) und nach Auftreffen auf Humeruskopf Richtungsänderung in dorsomedialer Richtung (*2*), schließlich Ausrichtung annähernd in der Sagittalebene [16]

tet. Die Fäden werden über einer Muskelbrücke auf der Faszie des M. deltoideus geknüpft. Durch das Anspannen nach kranial kommt es im Läsionsbereich durch die Wölbung des vorderen unteren Pfannenrands zu einem guten Kontakt mit dem Knochen. Eine direkte Fixation im Läsionsbereich selbst erfolgt jedoch auch bei dieser Technik nicht. Durch die Knotenlage über einer Muskelbrücke ist, verglichen mit den selbsthaftenden Implantaten, eine gewisse Instabilität gegeben, die besonders nach längerdauernder Operation mit Weichteilschwellung zum Tragen kommen kann. Die Gefahr der dorsalseitigen Schädigung des N. suprascapularis wird zwar immer wieder angeführt, ist aber entsprechend eigener Erfahrung eher gering. Selbst wenn sie auftritt, ist sie üblicherweise nur temporär.

Die Techniken nach Landsiedl [8] sowie Glötzer [4] sind im Prinzip ähnlich und gehören daher auch in diese Gruppe.

Nahttechniken mit epiglenoidaler Knüpftechnik

Das bekannteste Verfahren ist die Technik nach Morgan u. Habermeyer [5]. Mittels Ankerknoten werden die Nähte am dorsalen Pfannenrand verankert und ventral über dem Labrum mit einem Knotenschieber geknüpft. Auch bei dieser Technik wird mit einer speziellen Faßzange der Labrum-Kapsel-Komplex nach kranial angespannt. Gegenüber der Technik von Caspari besteht der Vorteil der stabileren Naht, da die Naht nicht über eine Muskelbrücke läuft. Ansonsten ist sie der obigen Technik ähnlich.

Die Rezidivrate bei den einzelnen Verfahren schwankt in der Literatur außerordentlich und liegt zwischen 8 und 20% [3–6, 10]. Die Unterschiede sind nicht so sehr zwischen den einzelnen Verfahren gegeben, sondern vielmehr zwischen dem Beschreiber einer Methode und jenen, die die Technik nachvollziehen. Wie bei allen arthroskopisch-chirurgischen Operationen sind es technische Details, die über Erfolg oder Mißerfolg entscheiden. Diese Details sind nur dem Entwickler einer Technik von Anfang an bekannt. Wird die Technik nachvollzogen, muß sie erst über eine mehr oder weniger lange Lernkurve erarbeitet werden.

Arthroskopische extraartikuläre Refixation

Auf der Suche nach einem ventralen Zugang, der eine Refixation des Labrum-Kapsel-Komplexes im Zentrum der Läsion erlaubt, wurde mit Hilfe einer anatomischen Studie ein vorderer unterer Zugangsweg gefunden, der etwa 2 cm unterhalb der Korakoidspitze liegt. Das Eingehen mit dem stumpfen Trokar erfolgt nicht auf geradem Weg in Richtung Pfannenrand, sondern ist durch Richtungsänderungen gekennzeichnet. Zuerst wird eine dorsolaterale Richtung eingeschlagen, bis ein harter Widerstand (Humeruskopf) verspürt wird. Anschließend wird die Richtung geändert und der stumpfe Trokar auf der Sehne des M. subscapularis gleitend nach dorsomedial vorgeschoben. Nach Überschreiten der Sehnen-Muskel-Grenze tritt der stumpfe Trokar durch den Muskel hindurch und wölbt mit seinem stumpfen Ende die Gelenkkapsel in das Gelenk vor. Jetzt wird der stumpfe Trokar annähernd in der Sagittalebene ausgerichtet. Aufgrund dieser wiederholten Richtungsänderungen wird der Zugang auch als „Slalomzugang" bezeichnet. Während der Operation ist der Arm im Ellbogen 90° gebeugt. Dadurch entspannt sich die gemeinsame Sehne des M. coracobrachialis und des kurzen Bizepskopfes zumindest teilweise (durch kurzen Bizepskopf), so daß diese nach medial abgedrängt werden kann. Gleichzeitig ist der Oberarm 30° außenrotiert. Dies hat nicht nur den Vorteil der richtigen Kapsellänge für die Refixation, sondern verlagert auch die Sehnen-Muskel-Grenze des M. subscapularis lateral des vorderen Pfannenrands, wodurch das Durchgehen durch das Muskelgewebe ermöglicht wird. Durch die Richtungsänderung wird die gemeinsame Sehne lateral umgangen und der N. musculocutaneus sicher geschont (dieser tritt niemals in geringerem Abstand als 2 cm von der Korakoidspitze entfernt in den Muskel ein). Nach Durchtritt durch den M. subscapularis mit dem stumpfen Trokar wird der Labrum-Kapsel-Komplex mit der Spitze des Führungsdrahts, welcher gemeinsam mit dem Bohrer durch die Trokarhülse eingeführt wird, aufgefädelt, nach kranial und medial angespannt und am knöchernen Pfannenrand eingebohrt. Das Anspannen der Kapsel bei 30° außenrotiertem Oberarm entspricht exakt der Kapselkürzung, wie wir sie früher bei offener Operation nach Bankart durchgeführt haben [15]. Die Refixation des Labrum-Kapsel-Komplexes erfolgt von außen, d.h. von extrakapsulär mit metallischen oder resorbierbaren Implantaten. Wegen der extrakapsulären (extraartikulären) Implantatlage wird diese Technik im Unterschied zu allen anderen Techniken, bei denen die Refixation der Kapsel von intraartikulär erfolgt, extraartikuläre Refixationstechnik genannt. Als Implantate wurden früher ausschließlich kleine Titanschrauben (16 mm lang und 2,7 mm dick) verwendet. Bei 4 Patienten mußten die Schrauben wegen zu gelenknaher Lage zu einem späteren Zeitpunkt wieder entfernt werden. Wegen dieser Komplikationen wurden in den letzten 1 ½ Jahren in zunehmendem Maße resorbierbare Staple (Suretac, Acufex)

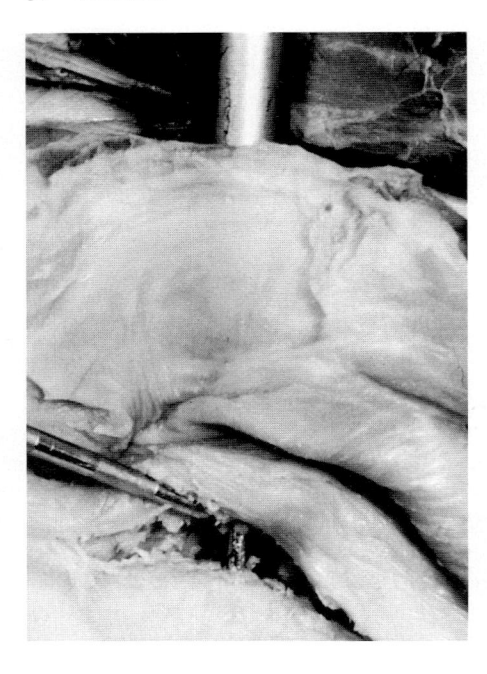

Abb. 3. Extraartikuläre Refixation (anatomisches Präparat) Labrum-Kapsel-Komplex wird von extrakapsulär am Pfannenrand fixiert; Führungsstift wird mit kanüliertem Bohrer überbohrt; Labrum durch Tasthäkchen (über vorderen oberen Zugang eingeführt) hochgehoben

verwendet. Die Einbringung beider Implantate ist im Prinzip gleich und erfolgt über einen Führungsdraht.

Diese Technik wurde bisher in 104 Fällen angewendet. Die durchschnittliche Nachuntersuchungszeit beträgt 20 Monate (maximal 39 Monate). Die Rezidivrate zum jetzigen Zeitpunkt beträgt 4,8% (5 Patienten). Da die meisten Rezidive erfahrungsgemäß aber zwischen dem 1. und dem 2. postoperativen Jahr auftreten, sind diese Ergebnisse zwar als ermutigend, aber noch nicht als definitiv anzusehen.

Kontraindikationen und Indikationen zur arthroskopischen Stabilisierung

Unabhängig von der angewendeten Technik ist die arthroskopische Stabilisierung zum jetzigen Zeitpunkt in folgenden Fällen kontraindiziert:

– Bei unidirektionaler Schulterinstabilität mit ausgeprägter Rutschdelle am vorderen unteren Pfannenrand (offene Operation nach Bankart oder bei stärkerer Ausprägung J-Spanplastik).
– Bei Vorliegen eines großen ossären Bankart-Fragments (direkte Verschraubung im frischen Zustand, Spanplastik im chronischen Zustand [13]).
– Bei undirektionaler Instabilität mit hyperlaxer Kapsel (capsular-shift) [11].
– Bei atraumatischer (multidirektionaler, willkürlicher) Schulterinstabilität (inferior-capsular-shift) [11].

Die arthroskopische Stabilisierung kann zum jetzigen Zeitpunkt in folgenden Fällen indiziert werden:

– Schultererstluxation: Zu diesem Zeitpunkt ist eine spontane Verkürzung der überdehnten Kapsel durch Vernarbung gegeben. Zudem bestehen noch keine chronischen Schäden, wie z.B. eine Rutschdelle im Knorpel.
– Rezidivierende Subluxation: In diesen Fällen liegt keine Kapselüberdehnung vor, da der Kopf niemals vollständig aus der Pfanne ausgetreten ist. Meist ist auch der Weichteilschaden im Bereich der Bankart-Läsion geringer als bei rezidivierender Luxation (meist keine Rutschdelle).

Bei allen übrigen Patienten mit rezidivierender vorderer Schulterluxation besteht somit zum jetzigen Zeitpunkt nur eine relative Indikation zur arthroskopischen Stabilisierung. In diesen Fällen sollte von Fall zu Fall entschieden und die Indikation vom Ausmaß des Weichteilschadens im Bereich der Bankart-Läsion abhängig gemacht werden. Ob durch die extraartikuläre Refixationstechnik eine Änderung in der Indikationsstellung wird erfolgen können, kann erst nach Erhalt von Langzeitergebnissen mit Sicherheit gesagt werden, wenngleich im Moment viel dafür spricht.

Literatur

1. Bankart ASB (1923) Recurrent or habitual dislocation of the shoulder joint. Br Med J 2: 1123–1133
2. Beck E (1969) Die habituelle Schulterverrenkung. Enke, Stuttgart
3. Caspari RB (1988) Arthroscopic reconstruction for anterior shoulder instability. Tech Orthop 3/1: 59–66
4. Glötzer W, Benedetto KP, Künzel KH, Gaber O (1987) Technik der arthroskopischen Limbusrefixation. In: Gächter A (Hrsg) Arthroskopie der Schulter. Enke, Stuttgart, S 63–66
5. Habermeyer P, Wiedemann E (1992) Die arthroskopische Dreipunkt-Limbusnaht. In: Resch H, Beck E (Hrsg) Arthroskopie der Schulter, Springer, Wien, New York
6. Johnson LL (1988) Arthroscopic staple capsulorrhaphy – A preliminary report. Presented at the American Shoulder and Elbow Surgeons Meeting, February 7, 1988, Atlanta, Georgia
7. Lange M (1962) Orthopädisch-chirurgische Operationslehre. Bergmann, München
8. Landsiedl F (1992) Arthroscopic therapy of recurrent anterior luxation of the shoulder by capsular repair. Arthroscopy 8: 296–304
9. Magnuson PB, Stack JK (1943) Recurrent dislocation of the shoulder. JAMA 123: 889
10. Matthews LS, Vetter WL, Oweida SJ (1988) Arthroscopic staple capsulorrhaphy for recurrent anterior shoulder instability. J Arthrosc 4/2: 106–8
11. Neer CS II, Foster CR (1980) Inferior capsular shift for involuntary inferior and multidirectional instability of the shoulder. A preliminary report. J Bone Joint Surg [Am] 62: 897–908
12. Protzmann RR (1980) Anterior instability of the shoulder. J Bone Joint Surg [Am] 62: 909–918
13. Resch H (1988) The J-shaped bone-graft method: a new procedure for the treatment of recurrent shoulder dislocation. Kongreßband 2nd Congress of the European Society for Surgery of the Shoulder and the Elbow, Berne
14. Resch H (1989) Die vordere Instabilität des Schultergelenkes. Hefte Unfallheilkd 202: 115–166
15. 12. Resch H, Wanitschek P, Sperner G (1989) Die Technik der Bankartschen Operation – eine modifizierte Reinsertinstechnik. Unfallchirurg 92: 407–413
16. Resch H, Golser K, Kathrein A (1992) Arthroscopic screw fixation techniques. In: Resch H, Beck E (eds) Arthroscopy of the Shoulder – diagnosis and therapy. Springer, Wien, New York
17. Resch H, Sperner G, Golser K (1992) Die arthroskopische Limbusrefixation mit resorbierbaren Staples. In: Resch H, Beck E (Hrsg) Arthroskopie der Schulter. Springer, Wien, New York
18. 13. Rowe CR (1987) The Bankart procedure. J Bone Joint Surg [Am] 60: 1–15
19. Weber BG (1969) Operative treatment of recurrent dislocation of the shoulder. Injury 1: 107–109

Diskussion

Habermeyer: Wie soll man bei einer Erstluxation vorgehen? Würden Sie diesen Patienten zur konservativen Behandlung raten oder würden Sie eine offene oder arthroskopische Revision empfehlen?

Morrison: Bisher war in Amerika und wohl auch weltweit bei der Erstdislokation die konservative Behandlung mit physikalischer Therapie die Behandlung der Wahl. Man wartet ab, und wenn es zu einer Reluxation kommt, so wird man dann operativ vorgehen. Wenn ich jede Erstluxation arthroskopisch oder offen revidieren würde, so würde ich erhebliche Probleme sowohl mit den Fachgesellschaften als auch mit den Gerichten haben. Ich hoffe, daß unsere Kollegen in Schweden und Dänemark, die wohl ein etwas besseres Verhältnis zu ihren Patienten und auch zu den Anwälten haben, bald etwas über die Indikation zur operativen Revision und Erstluxation berichten werden. Denn wenn in der Literatur bereits an einem größeren Patientenkollektiv nachgewiesen wurde, daß hier eine Änderung in der Indikationsstellung erfolgen sollte, so habe ich auch in Amerika freie Hand, nach Erstluxationen zu arthroskopieren. Es gibt auch in den USA z.Z. eine erste Serienuntersuchung diesbezüglich an der West Point Academy der US-Army. Ich würde nach Erstluxationen mit Bankart-Läsion immer arthroskopieren, wenn ich dazu die Möglichkeit hätte. Wenn ich aber technisch nicht in der Lage wäre, diesen Eingriff arthroskopisch durchzuführen, so würde ich einen konservativen Behandlungsversuch unternehmen. Die offene Revision stellt nämlich in jedem Fall einen sehr großen und traumatisierenden Eingriff dar, den ich den 25%, die ihn eigentlich nicht benötigen, nicht zumuten möchte.

Glinz: Herr Morrison hat schon den Weg aufgezeigt, den wir gehen müssen. Kennen Sie eine orthopädisch traumatologische Behandlung mit einer so großen Versagerquote, wie diejenige, mit der wir heute die Schulterluxationen beim jungen Patienten behandeln? Unsere Grenze ist der 30jährige. Wir operieren alle frischen Schulterluxationen unter 30 Jahren, weil wir wissen, daß 80% reluxieren. Der Grund, warum wir das tun, ist nicht nur das schlechte Ergebnis der primär konservativen Behandlung. Es sind 2 weitere Punkte: 1. Jedes Mal, wenn die Schulter luxiert, geht mehr kaputt, und 2. operieren wir ja auch arthroskopisch chronische Schulterinstabilitäten, was um vieles schwieriger ist. Da haben wir kein Gewebe mehr, wir haben eine laxe Kapsel, und der Limbus ist meistens zerstört. Dagegen ist die primäre Operation relativ einfach, und die Morbidität nach der arthroskopischen Operation ist nicht viel größer, als wenn der Patient ohnehin ruhiggestellt ist. Es ist doch ein gesundes unfallchirurgisches Denken, daß wir das, was zerrissen ist, wieder zusammenfügen. Insbesondere dann, wenn wir wissen, daß die Alternative – also die konservative Ruhigstellung – ein so schlechtes Ergebnis ergibt.

Eriksson: Herr Morrison hat uns Skandinavier gebeten, ihm Beweise zu geben, daß es sich lohnt, diese akuten Schulterluxationen zu operieren. Wir haben in Schweden heute 3 verschiedene prospektive Studien. Wir müssen natürlich einige Jahre warten, bevor wir wissen, ob die Ergebnisse gut sind oder nicht.

Jungbluth: Aber es ist nicht nur die Bankart-Läsion, die zu solchen Rezidiven führen kann, sondern es gibt auch die Kopfimpressionen. Wie klären Sie bei einer frischen Verletzung ab, daß diese nicht vorhanden sind?

Habermeyer: Ich glaube, der Hill-Sachs-Defekt ist die sekundäre Folge, und wenn vorne unten stabilisiert ist – wir sprechen hier nur von der vorderen Luxation –, dann ist der Hill-Sachs-Defekt praktisch gleichzeitig mitbehandelt. Es ist wie bei der anteromedialen frischen Instabilität des Kniegelenks. Das Seitenband wird heute nicht mehr versorgt, sondern das vordere Kreuzband.

Resch: Ich möchte die Indikation doch ein wenig eingrenzen und würde daher einen Kompromiß anbieten. Bei der Indikation zur Operation einer Erstluxation spielt nicht nur das Alter eine Rolle, sondern auch die Aktivität des Patienten. Wir sind in Innsbruck der Auffassung, daß vor allem die Patienten rezidivieren, die über Kopf arbeiten oder einen schulterbelastenden Sport ausüben. Diese Patienten, die die Bewegung des Arms nach oben brauchen, sollten wir operieren. Die anderen Patienten sollte man aufklären über die Möglichkeiten und Chancen, und sie selbst entscheiden lassen. Die meisten entscheiden sich gegen eine operative Revision oder auch Arthroskopie. Auf diese Weise kommen wir dann schon sicherlich unter die 50% aller Erstluxationen, die wir primär arthroskopieren oder operieren sollten. Was die übrigen Patienten betrifft, haben wir schließlich nach der Zweit- und Drittluxation um nicht so viel schlechtere Aussichten. Morrison berichtete dabei auch über eine nur 3%ige Rezidivrate, das entspricht auch unseren Erfahrungen. Da können wir es uns schon leisten, ein bißchen zuzuwarten.

Habermeyer: Wie ist das Vorgehen bei der konservativen Behandlung?

Resch: Wenn wir uns für das konservative Vorgehen entscheiden, bekommt der Patient für 3 Wochen eine Klettverschlußbandage, die ihm zwar die Körperpflege erlaubt, aber doch eine recht konsequente Ruhigstellung gewährleistet. Nachher darf der Patient für weitere 3 Monate in der Flexionsebene üben, aber er darf nicht abduzieren und außenrotieren. Ich denke, daß dann die Ruhigstellung doch etwas bringt.

Habermeyer: Man sollt aber doch ergänzen, daß wir den knöchernen Bankart-Defekt primär versorgen sollten.

Jungbluth: Nicht jede Luxation, die zu einer Hill-Sachs-Impression führt, macht auch gleichzeitig eine Bankart-Läsion. Hier liegt der wesentliche Unterschied: Eine große Hill-Sachs-Impression wird eben doch ihre Reluxation machen, und zwar unabhängig von der vorderen Kapselläsion. Daher meine ich, daß man hierbei operieren müßte. Aber das hat Zeit und kann später ausgeführt werden, während die Kapsel- und Bankart-Läsionen m.E. so früh wie nur irgend möglich versorgt werden sollte.

Tiling: Die Drehosteotomie ging so ein bißchen verloren bei den Hill-Sachs-Defekten. Die Reluxationsraten danach liegen aber auch nur bei 4%, d.h., man kann gleich gute Ergebnisse damit bekommen. Wie paßt das zusammen?

Morrison: Meine Philosophie ist es, daß die Operation den anatomischen Fehler beheben sollte. Hinter vielen der alten Methoden, wie z.B. der Bristol-Procedure und auch der Methode nach Putti-Platt, steht das Prinzip, die Anatomie zu verändern, um die Pathomechanik zu kompensieren. Ich denke, daß wir alle keine bessere Anatomie kennen als diejenige, mit der wir geboren sind. Und daher sollte jede Operation das Ziel haben, die Anatomie soweit wie möglich wiederherzustellen. Dies ist auch der Grund meiner Ablehnung von Rotationsosteotomien, außer in den Fällen, bei denen eine anlagebedingte Fehlrotation des Humerus vorliegt. Und die Bristol-Methode widerstrebt mir, weil die am Korakoid ansetzende Muskulatur eben dort und nicht am Glenoid ansetzen sollte. Vielmehr sollte eine Bankart-Läsion durch Reinsertion behandelt werden, eine Kapselzerreißung durch Naht und eine Kapseldehnung durch Raffung behoben werden. Lassen Sie uns nicht die Anatomie verändern, sondern sie durch unsere Operationsverfahren wiederherstellen.

Tiling: Ich stimme Ihnen voll und ganz zu. Aber was tun Sie mit dem Hill-Sachs-Defekt? Ventralseitig können Sie Bankart-Läsionen und Kapselschäden sicherlich annähernd anatomiegerecht wiederherstellen, aber wie sollte eine Rekonstruktion des Hill-Sachs-Defekts aussehen?

Morrison: Das hängt davon ab, wie groß der Hill-Sachs-Defekt ist. Eine Breite von 1,0 cm der Gelenkfläche entspricht etwa 35 Winkelgraden. Wenn der Hill-Sachs-Defekt mehr als 1 cm die Gelenkfläche überschreitet, so müßten Sie um mehr als 35° rotieren, und das führt wiederum zu Luxationen. Sie haben daher 2 Möglichkeiten: Überschreitet der Hill-Sachs-Defekt um mehr als 1 cm die Gelenkfläche, so sollte er angehoben und mit einem Knochentransplantat unterfüttert werden. Wenn der Hill-Sachs-Defekt aber nur 0,5 cm der Gelenkfläche betrifft, so kann die Außenrotation um etwa 15° eingeschränkt werden. Haben Sie aber beispielsweise einen Sportler, der auf eine volle Bewegungsfreiheit des Schultergelenks nicht verzichten kann, so ist sicher die anatomische Wiederherstellung durch Spongiosaunterfütterung der bessere Weg als die Umstellungsosteotomie.

Habermeyer: Als ehemaligen Mitarbeiter von Charles Neer möchte ich Sie noch etwas zur Bankart-Operation fragen: Sie selbst haben vorhin darauf hingewiesen, wie wichtig die Refixation des Labrums im vorderen unteren Anteil zur Beseitigung der Instabilität ist. Aber nach genauem Studium des Buches von Charles Neer und seiner Publikationen scheint er diesen Eingriff doch sehr selten durchgeführt zu haben und die Indikation hierfür einzugrenzen.

Morrison: Das ist sicherlich nicht richtig. Es ist vielmehr eine Frage der Terminologie. Wenn ich von einer Bankart-Operation spreche, so meine ich damit die Beseitigung bzw. Wiederherstellung einer Bankart-Läsion durch transossäre Refixation über Bohrlöcher durch das Glenoid. Damit ist nicht die Bankart-Operation gemeint, wie sie beispielsweise Rose beschreibt. Und Charles Neer hat ganz grundsätzlich und immer jede Bankart-Läsion durch transossäre Refixation des Labrums und anschließend Wiederherstellung der Gelenkkapsel versorgt. Er hat dieses Vorgehen auch in seinem Buch beschrieben, jedoch nicht unter dem Namen Bankart-Operation.

Teilnehmer: Wir haben gehört, daß es nach Schulterluxationen mit einer Bankart-Läsion sinnvoll ist, diese gleich zu beheben. Wenn jetzt gleichzeitig ein Hill-Sachs-Defekt vorliegt, sollte dieser dann auch gleich in der hier beschriebenen Weise anatomisch rekonstruiert werden? Besteht diesbezüglich auch ein Konsens?

Habermeyer: Dies ist wohl die Meinung einiger. Ich kann nur aus unserer Erfahrung sagen, daß wir sehr gute Ergebnisse mit der Weber-Rotation haben. Die Ergebnisse von Weber sind hervorragend. Wir überblicken jetzt etwa 40 Reoperationen bei auswärts operierten Patienten. Der große Teil dieser Patienten war nach Weber operiert worden. Es reicht aber nicht aus, nur zu rotieren. Wenn wir eine Rotationsosteotomie machen, müssen wir auch vorne die Bankart-Läsion versorgen. Wir haben bei jetzt über 80 Patienten, bei denen wir eine Bankart-Repair durchführten ohne Rücksicht auf die Größe des Hill-Sachs-Defekts, eine Rezidivquote von genau 1,5% festgestellt. Und das stimmt völlig überein mit den Innsbrucker Erfahrungen. Beck hat das schon in den 70er Jahren nachgewiesen, als er die Bankart-Läsionen noch mit Stiften versorgte. Das waren sehr gute Ergebnisse.

Morrison: Zum Thema Hill-Sachs-Defekt: Wenn ich bei einer Operation die Bankart-Läsion versorgt habe, so überprüfe ich intraoperativ durch Extension, ob der Hill-Sachs-Defekt zu einer Beeinträchtigung führt. Ist das der Fall, so wird er versorgt, anderenfalls wird der Defekt unversorgt belassen.

Eriksson: Ein Wort zum historischen Verständnis: Es sollte nicht Hill-Sachs, sondern Hermodson heißen, denn der Schwede Hermodson hat 10 Jahre vor Hill-Sachs genau dieselbe Sache, aber sehr viel schöner beschrieben.

Habermeyer: Dann muß man sagen, daß Malgaigne in Frankreich das Ganze schon 1895 beschrieben hat.

Eriksson: Beschrieben schon, aber wohl nicht verstanden, denn man glaubte damals, daß das die Ursache für die Luxation war. Der erste, der erklärt hat, daß der Defekt sekundär zur Luxation kam, war Hermodson in Schweden.

Habermeyer: Kommen wir zum Thema der Rotatorenmanschettenproblematik.

Wolter: Es stellt sich nach den Vorträgen so relativ klar dar, wann man operieren sollte und wann nicht. Die Praxis sieht doch etwas anders aus. Wir haben an unserem Haus viele veraltete Rotatorenmanschettenrupturen, und wir gehen, obwohl wir der Operation keinesfalls abgeneigt sind, in der Regel den konservativen Weg eines intensiven Trainings über längere Zeit. Und soweit ich das jetzt übersehen kann, kommen wir auch da zu Ergebnissen, die zufriedenstellen. Allerdings liegen uns hier keine Langzeitergebnisse vor. Es war für mich interessant zu hören, daß eben auch später wieder Probleme auftreten können. Ich bin daher unsicher geworden, wie man sich gerade beim alten Defekt verhalten soll.

Resch: Sie sprechen damit den alten Menschen an und den chronischen Riß. Wir operieren seit Jahren die Rotatorenmanschette im Skalenusblock. Ein Débridement und eine Akromioplastik ist dabei in 20–25 min durchgeführt. Sie haben eine Inzision nicht größer als 5,0 cm und Sie werden den schmerzgeplagten Patienten ganz entscheidend helfen. Natürlich glaube ich, daß es durchaus möglich ist, mit der physikalischen Therapie über Monate hinweg eine Besserung zu erreichen. Aber Sie wissen von vornherein nicht, bei welchem Patienten eine solche Besserung eintritt. Und es verbleiben immer Patienten, die jahrelang über Beschwerden klagen und immer wieder diese Schmerzattacken haben. Ich glaube daher, daß es ein vertretbarer Weg ist, diese Operation in Regionalanästhesie zu versuchen.

Südkamp: Ich möchte in diesem Zusammenhang noch einmal auf die Ergebnisse aus verschiedenen Sektionsgruppen hinweisen, daß mit zunehmendem Alter auch die Häufigkeit des Rotatorenmanschettendefekts stark zunimmt. Es bleibt bis heute ein ungeklärtes Geheimnis, warum der eine Patient Beschwerden bekommt und der andere nicht. Meistens sind es ja Bagatelltraumen, die den Patienten mit dem Vorschaden im Bereich der Schulter zu einem Schmerzpatienten machen. Durch ein ganz differenziertes Vorgehen, auch mit einer zunächst konservativen Therapie, sollte man genau feststellen, was den Patienten am meisten beeinträchtigt. Viele haben auch schon vorher Funktionsdefizite gehabt, und es stellt sich die Frage, ob man jedes Funktionsdefizit beseitigen kann und eine vollständige Wiederherstellung anstreben muß.

Habermeyer: Das ist schon richtig. Problematisch erscheint es mir aber, daß 50jährige Patienten krankgeschrieben werden und nicht operiert werden, weil man sagt, es sei degenerativ. Natürlich ist auch Degeneration dabei, aber wenn man die Patienten dann nicht operiert, bekommen diese ihre Defektarthropathien, wie z.B. ein 52jähriger Pilot bei der Lufthansa, der seit 3 Jahren nicht operiert wird, weil der Schaden ja degenerativ ist. Er kann nicht mehr fliegen, ist berufsunfähig und bekommt eine Riesenrente ausgezahlt. Mit einer relativ kleinen Operation ist das behebbar. Das Problem ist meines Erachtens, daß in Deutschland nach wie vor der Trend zur konservativen Behandlung besteht, u.a. auch deshalb, weil in den BG-Kliniken hervorragende physikalische Rehabilitationseinrichtungen vorhanden sind. Und man sieht dort tatsächlich, daß das auch konservativ recht gut zu behandeln ist. Aber das läßt sich sicherlich nicht auf die Allgemeinheit übertragen. Hinzu kommt, daß diese Patienten häufig sehr schmerzgeplagt sind, und aus diesem Grund propagiere ich: Wir sollten etwas tun und eine differenzierte Therapie unter Einschluß der operativen Möglichkeiten wählen. Wir müssen weg von der Ideologie, daß sowieso jeder seine Ruptur habe und man einfach nichts machen könne.

Teil III. Bildgebende Verfahren versus Arthroskopie

Wertigkeit der bildgebenden Diagnostik bei der Schulterinstabilität

J. Jerosch

Orthopädische Klinik der Universität Münster, Albert-Schweitzer-Str. 33, 48149 Münster

Einleitung

Einen besonderen Problemkreis beim glenohumeralen Gelenk stellen die Gelenkinstabilitäten dar. Der Vorteil einer großen Gelenkbeweglichkeit wird durch eine relativ große Luxationsneigung erkauft. Deshalb gilt das glenohumerale Gelenk als das am häufigsten luxierende große Körpergelenk. Mehr als 95% der Luxationen geschehen nach anteroinferior. Signifikante Prädispositionsfaktoren für die Entstehung einer rezidivierenden Instabilität sind das Alter und das Aktivitätsniveau zum Zeitpunkt der ersten traumatischen Luxation. Bei einer traumatischen Schulterluxation zwischen dem 20. und 30. Lebensjahr ist die Wahrscheinlichkeit für eine Reluxation außerordentlich hoch [15, 16]. Rowe fand eine Rezidivrate von 34% bei Patienten unter 20 Jahren und von 74% bei Patienten im Alter von 20–40 Jahren bei einer Nachbeobachtungszeit von 1–10 Jahren [42]. Noch höher ist die Gefahr beim Sportler, daß nach einer traumatischen Luxation ein instabiles Gelenk verbleibt [3]. Neben der Dokumentation dieser epidemiologischen Daten hat es seit mehr als 50 Jahren immer wieder Diskussionen um die pathomorphologischen Ursachen für die Entstehung einer persistierenden Instabilität gegeben [28]. Zu den Strukturen der anterioren Gelenkkapsel zählen die synoviale Gelenkkapsel, die glenohumeralen Ligamente, das Lig. coracohumerale, das Labrum glenoidale und die Sehne des M. subscapularis [44]. Dieser anteriore Kapselmechanismus wird als der wichtigste Stabilisator des Schultergelenks angesehen. In der luxationsträchtigen Position, der Außenrotation und Abduktion, verhindern diese Strukturen die anteriore Luxation des Humeruskopfes. Pathologische Veränderungen des anterioren Kapsel-Band-Apparats sind bei allen Patienten mit anamnestischen Hinweisen auf Subluxation oder Luxation zu erwarten. Von diesen posttraumatischen Instabilitäten ist die Gruppe der willkürlichen Instabilitäten abzugrenzen. Diese Patienten können durch Muskelaktivitäten willkürlich die Schulter luxieren. Gerade in dieser Gruppe spielen Anamnese und klinische Untersuchung die entscheidende Rolle, um eine adäquate Therapieentscheidung treffen zu können.

Das Spektrum der in der Literatur veröffentlichten pathologischen Veränderungen beinhaltet die klassische, von Malgaine [33] erstmals beschriebene posterolaterale Impressionsfraktur (Hill-Sachs-Läsion) [10, 14], degenerative Veränderungen des anterioren Labrum glenoidale, sowie Rupturen der anterioren Gelenkkapsel sowie der glenohumeralen Ligamente. Als klassische Weichteilläsion gilt die Bankart-Läsion als traumatische Ablösung des anteroinferioren Labrum glenoidale [1, 2]. Die Ablösung der anteroinferioren Tasche wurde erstmals von Broca u. Hartmann 1890 beschrieben [5].

Bei der Diagnostik von Patienten mit Schulterinstabilitäten können verschiedene Probleme auftreten. Zunächst berichten nicht alle Patienten über typische Instabilitätsereignisse in der Vorgeschichte. Gelegentlich klagen sie nur über Schmerzen, Schwäche, Taubheitsgefühle oder eine eingeschränkte Beweglichkeit. Bei solchen Patienten reichen die differentialdiagnostischen Überlegungen von Veränderungen der Supraspinatussehne über AC-Pathologien, Plexusläsion, Thoracic-outlet-Syndrom bis hin zum zervikalen Bandscheibenvorfall. Zweitens gibt es eine nicht unerhebliche Anzahl von Patienten mit multidirektionalen Instabilitäten [41]. Bei diesen Patienten führt eine operative Stabilisierung nur einer Instabilitätsrichtung nicht zur Beschwerdefreiheit, sondern kann eher noch die Dysfunktion fixieren.

Zur Dokumentation von pathologischen Veränderungen beim instabilen Schultergelenk eignen sich in besonderem Maße das Röntgenbild [36], die diagnostische Sonographie, die Computertomographie [4, 8, 11–13, 31], evtl. in Kombination mit einer Arthrographie, sowie die Kernspintomographie [17, 29]. Im folgenden sollen die Stärken und Schwächen der einzelnen bildgebenden Verfahren dargestellt werden.

Röntgen

In der Regel gilt für den Haltungs- und Bewegungsapparat, daß die Standardröntgendiagnostik mindestens 2 senkrecht zueinander stehende Projektionen des fraglichen Bereichs beinhalten soll. Obwohl diese seit Jahrzehnten zum Rüstzeug des Arztes gehörende Regel fast immer Anwendung findet, scheint sie im Bereich des Schultergelenks nicht immer zu gelten. Im Bereich des Schultergürtels findet sich eine Vielzahl von schattengebenden Strukturen, die zudem noch äußerst beweglich miteinander artikulieren. Es ist unmöglich, all diese Strukturen in a.-p.-Aufnahmen in Innen- und Außenrotation, wie es häufig versucht wird, darzustellen. In keinem anderen Bereich des Haltungs- und Bewegungsapparats würde man sich mit einer uniplanaren Röntgendarstellung zufriedengegeben. So sind zumindest Röntgenaufnahmen in a.-p.- und lateralen Projektionen angezeigt. Häufig ist noch die Durchführung von schrägen Aufnahmen notwendig. Am Schultergelenk hingegen sind die Untersucher mit der a.-p.-Aufnahme in Relation zum Thorax mit innen- und außenrotiertem Arm zufrieden. Hierdurch ist zwar ein erster orientierender Eindruck möglich, subtile, für die weitere Therapie entscheidende Befunde entgehen jedoch dem Untersucher.

Da die Skapula in einem Winkel von 30–45° zur Körperachse dem Thorax anliegt, kann durch eine Standard-a.-p.-Aufnahme keine exakte Einstellung des Glenohumeralgelenks erfolgen. Aus diesem Grund muß die momentane Stellung der Skapula bei der a.-p.-Einstellung des glenohumeralen Gelenks Berücksichtigung finden.

Als Standardprojektionen haben sich eine a.-p.- und eine axiale Projektion bewährt. Bei Berücksichtigung der Skapulaeinstellung wird das glenohumerale Gelenk orthograd abgebildet. Hierdurch kommt es zur überlagerungsfreien Darstellung der glenohumeralen Artikulation. Falls es in dieser Projektion dennoch zur Überlagerung von Humeruskopf und Fossa glenoidalis kommt, muß an eine Luxation gedacht werden. Bei nicht exakt eingestellter, orthograder Projektion kann es bei der Interpretation gerade von posterioren Luxationen zu Schwierigkeiten kommen (Abb. 1).

Durch eine axiale Aufnahme kann am sichersten die Relation von Humeruskopf zur Fossa glenoidalis festgestellt werden. Besondere Bedeutung kommt der axialen Aufnahme bei Patienten mit einer dorsalen Schulterluxation zu, da diese Situation auf der a.-p.-Aufnahme, wie bereits erwähnt, nicht immer sicher zu erkennen ist.

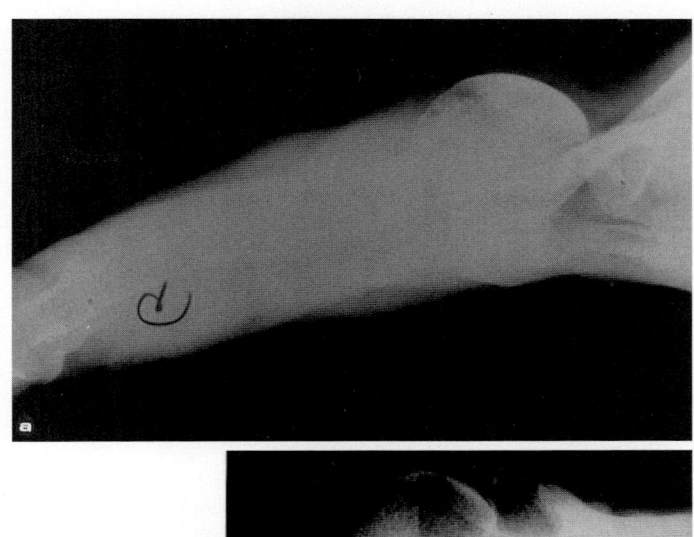

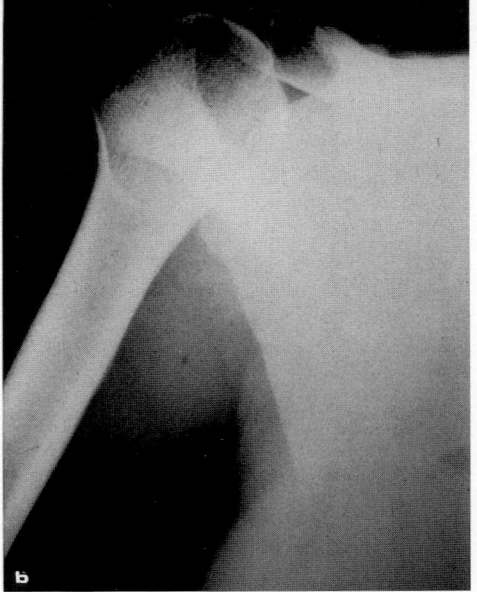

Abb. 1a, b. Die a.-p.-Aufnahme **a** zeigt bei nicht exakter Einstellung des Schultergelenks eine Überlagerung von Humeruskopf und Fossa glenoidalis. Erst die axiale Aufnahme **b** belegt sicher die posteriore Luxation.

Falls aufgrund der schmerzhaften Fixierung des Gelenks eine Abspreizung zur axialen Aufnahme nicht möglich ist, bieten sich auch andere Aufnahmen zur Darstellung der 2. Ebene an. Hierzu ist die transthorakale laterale Aufnahme, die laterale Y-Projektion, die Velpeau-Aufnahme sowie eine modifizierte axilläre Aufnahme nach Cuillo zu nennen [25].

Neben der manifesten Luxation interessieren natürlich auch Begleitverletzungen. Im Röntgenbild können die typischen knöchernen Begleitverletzungen wie ossäre Bankart-Läsion und posterolaterale Humeruskopfimpression (Hill-Sachs-Läsion) dokumentiert werden (Abb. 2). Da diese Veränderungen sich häufig auch der Darstellung auf Standardebenen entziehen, bieten sich auch hier Spezialaufnahmen an. Hierzu zählen die Westpointaufnahme, die Pfannenprofilaufnahme nach Bernageau, die apikale schräge Posi-

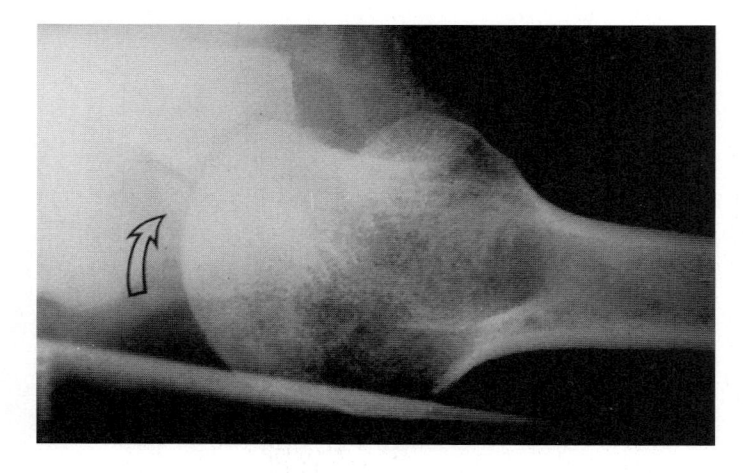

Abb. 2. In einer axialen Aufnahme zeigen sich gleichzeitig eine posterolaterale Impressionsfraktur des Humeruskopfes (Hill-Sachs) und die anteroinferiore Absprengung an der Fossa glenoidalis (Bankart).

tion, eine a.-p.-Aufnahme in 60° Innenrotation, die Stryker-Aufnahme, die Didée-Aufnahme, die Hermodson-Aufnahme sowie die dorsale Tangentialaufnahme nach Saxer u. Johner.

Mit Hilfe dieser Spezialtechniken sind viele Begleitverletzungen sowie sekundäre Hinweise auf stattgehabte Luxationen nachweisbar [22–25].

Sonographie

Die Stärke der sonographischen Diagnostik im Bereich des Schultergürtels war primär die Weichteildiagnostik, insbesondere die Darstellung der Rotatorenmanschette. Mit zunehmender Erfahrung hat sich jedoch gezeigt, daß auch beim instabilen Schultergelenk die Ultraschalluntersuchung wichtige Hinweise liefern kann. Relativ einfach, auch für den „Ultraschallanfänger" nachweisbar ist eine manifeste Schulterluxation. Hier zeigt sich in der dorsalen Horizontalebene ein Mißverhältnis der Relation zwischen Humeruskopf und Fossa glenoidalis, insbesondere im Seitenvergleich ist die Situation dann exakt dokumentierbar [18–21].

Ebenfalls zu den Blickdiagnosen zählt die Darstellung von Hill-Sachs-Läsionen im Ultraschall [20]. Im Röntgennativbild müssen häufig Spezialaufnahmen in unterschiedlichen Projektionen durchgeführt werden. Trotz dieser aufwendigen Röntgenserien ist die Hill-Sachs-Diagnostik im Nativröntgen nicht immer möglich.

Auch hier bietet die multiplanare Darstellung der diagnostischen Sonographie, insbesondere im Seitenvergleich, einen sicheren Nachweis der posterolateralen Impressionsfraktur (Abb. 3).

Deutlich schwieriger gestaltet sich der Nachweis von Bankart-Läsionen im Ultraschall (Abb. 4). Hierzu gibt es einige kasuistische Berichte sowie anatomische Studien [25]. Sichere prospektive klinische Untersuchungen liegen zu diesem Themenbereich jedoch nicht vor. Nach persönlicher Einschätzung der Autoren wird sich die Diagnostik jedoch ähnlich schwierig gestalten wie die Meniskussonographie.

Weitere Begleitverletzungen nach Schulterluxation sind Rotatorenmanschettenrupturen sowie Tuberculum-majus-Frakturen. Die Diagnostik der Rotatorenmanschettenrup-

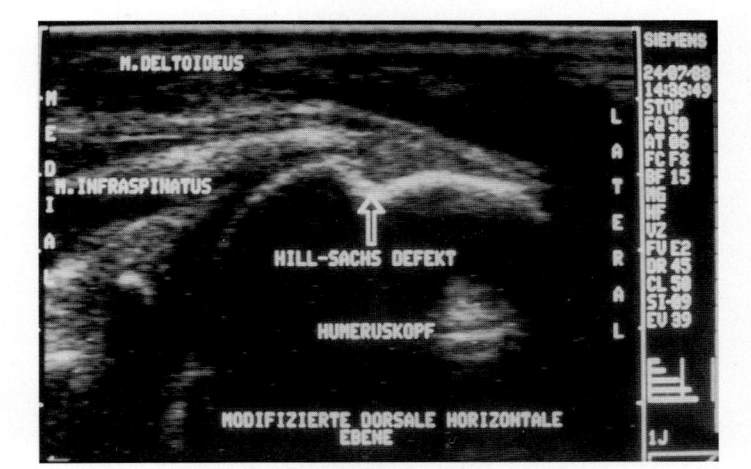

Abb. 3. Sonographische Darstellung des Humeruskopfes in einer dorsalen horizontalen Schallebene mit deutlicher Humeruskopfimpression (Hill-Sachs)

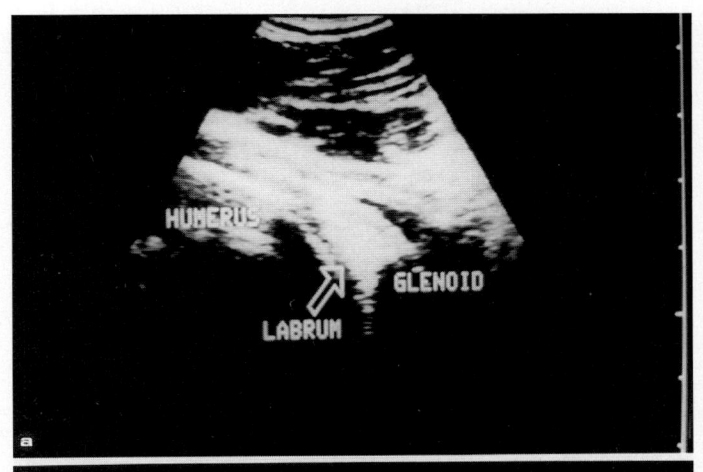

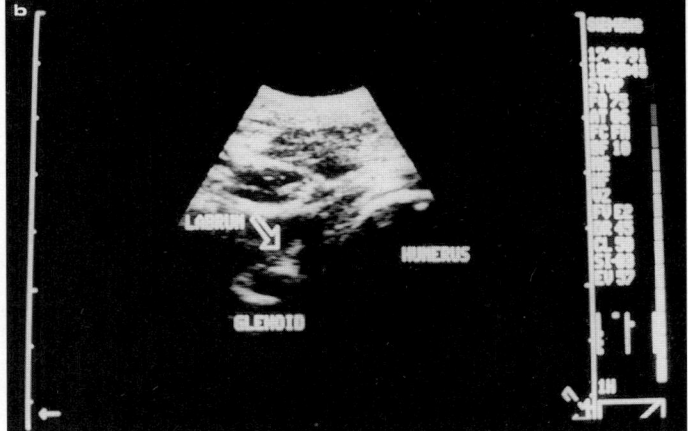

Abb. 4a, b. Sonographische Darstellung eines intakten ventralen Labrum glenoidale **a**, sowie eines abgelösten Labrums nach Schulterluxation (Bankart) **b**

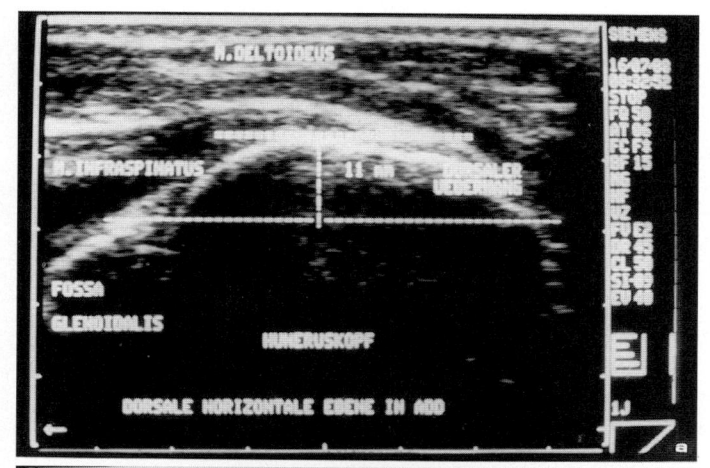

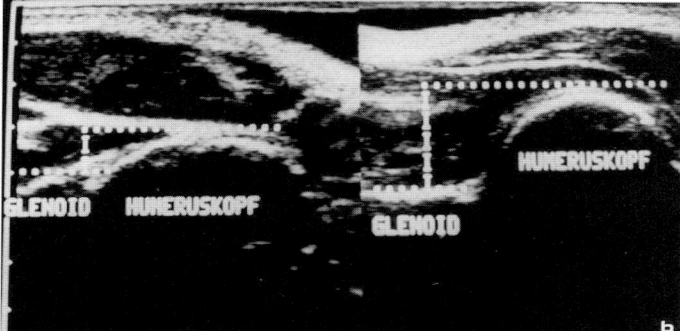

Abb. 5a. Regelrechte Artikulation des Humeruskopfes mit der Fossa glenoidalis in der dorsalen Schallebene. **b** Posteriore Luxation im luxierten (*rechts*) und reponierten Zustand (*links*)

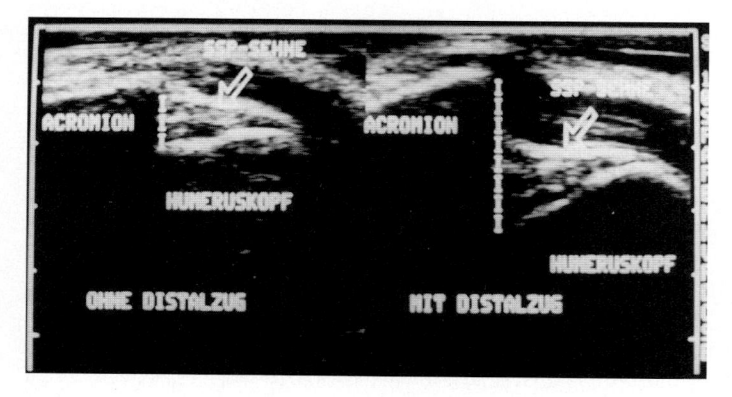

Abb. 6. Sonographische Dokumentation des Sulkuszeichen in der lateralen Schallebene in normaler Position (*links*) und bei Distalzug am Arm (*rechts*)

tur ist nach wie vor eine große Stärke der diagnostischen Sonographie. Hier ist sie insbesondere unter Berücksichtigung einer Kosten-Nutzen-Analyse anderen invasiveren oder teureren bildgebenden Verfahren überlegen.

Nach Tuberculum-majus-Frakturen ist im Ultraschall deutlich eine eventuelle Dislokation des Fragments darstellbar. Auch Frakturen, die auf der Standard-a.-p.-Aufnahme als nicht disloziert zur Darstellung kommen, weisen häufig doch Stufen auf, die erst unter Bildwandlerkontrolle oder unter der dynamischen Sonographie sichtbar gemacht werden können [22–25].

Mit Hilfe der dynamischen Untersuchungen kann im Ultraschall das Translationsverhalten des Humeruskopfes in der Fossa glenoidalis interpretiert werden. Hier gestattet eine posteriore horizontale Schallebene die Interpretation des a.-p.-Gleitverhaltens (Abb. 5) sowie eine laterale Schallebene die Interpretation des kranio-kaudalen Gleitverhaltens (Abb. 6). Hierdurch kann für die klinische Fragestellung nach multidirektionalen Instabilitäten zusätzliche Information gewonnen werden [19–25].

Computertomographie

Aufgrund physikalischer Gesetze endet die Aussagefähigkeit der Sonographie an der Grenzfläche zum Knochen. Strukturen, die hinter einem Knochen liegen, oder der Knochen selber sind somit kaum beurteilbar. Anders ist dies bei der Computertomographie (CT).

Die röntgenographischen Schnittbilder ergeben nahezu ein anatomisches Bild der knöchernen Struktur in der dargestellten Ebene. Das Schultergelenk kann von kranial nach kaudal mit einer Schichtdicke von etwa 4 mm geschichtet werden. Geht es um die Darstellung von Schäden im knöchernen Bereich des Gelenks, genügt ein Nativ-CT. Bei dem klinischen Verdacht auf rezidivierende Luxation des Schultergelenks kann eine Doppelkontrast-CT indiziert sein. Mit dieser Kontrastmitteltechnik können Ursachen für die vorliegende Instabilität im knöchernen, kapsulären und knorpeligen Bereich nachgewiesen werden. Durch die CT-Untersuchung ist es möglich, auch kleinere knöcherne Hill-Sachs-Läsionen zu erfassen, die im Röntgenbild nicht kontrastgebend werden [6–9, 30, 32, 43]. Weiterhin kann beim Vorliegen einer Hill-Sachs-Läsion das Ausmaß der Impressionsfraktur in 3 Ebenen präoperativ bestimmt werden (Abb. 7).

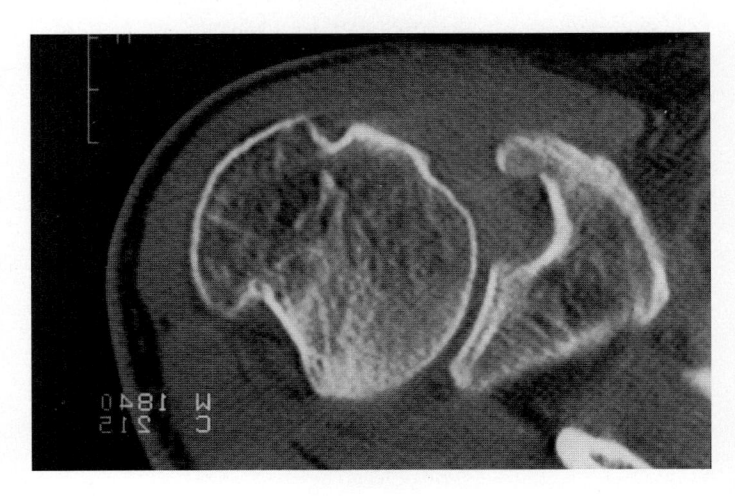

Abb. 7. Posterolaterale Impressionsfraktur im CT

Mit Hilfe von neuen rechnergestützten Bildverarbeitungssystemen ist sogar die dreidimensionale Darstellung von Hill-Sachs-Läsionen oder ossären Bankart-Läsionen möglich (Abb. 8, 9). Nach einer anfänglichen Euphorie hat sich jedoch gezeigt, daß diese Art der Darstellung für die konkrete weitere Operationsplanung nicht hilfreicher ist als die konventionelle CT-Darstellung.

Die wichtige Frage nach einer evtl. vorliegenden Labrumpathologie kann nur anhand des Arthro-CT beantwortet werden [8, 34, 35, 38, 39]. Glenoidale Bankart-Läsionen lassen sich ebenso auf diese Art darstellen wie subperiostale Kapselablösungen im Bereich des anterioren Glenoids (Abb. 10). Des weiteren können ossäre Gelenkparameter dokumentiert und vermessen werden. Hierzu zählt der transversale Glenohumeralindex, der Pfannenöffnungswinkel, der Pfannenneigungswinkel, die Humeruskopftorsion und der Pektoralispfannenwinkel [37, 40].

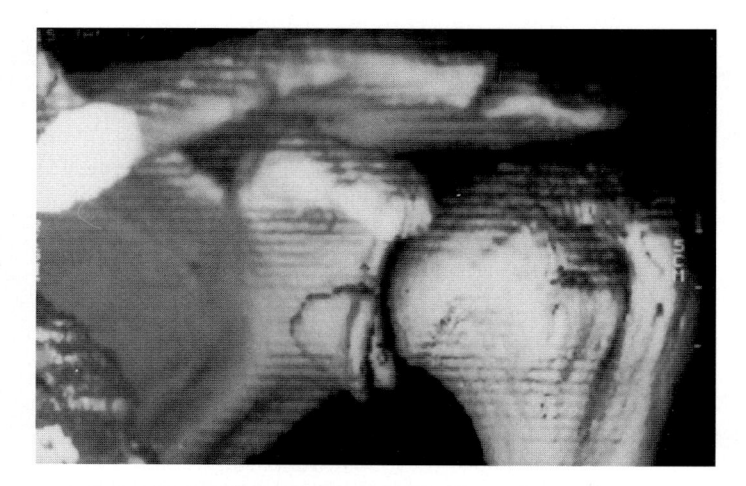

Abb. 8. Ossäre Bankart-Läsion in der dreidimensionalen Rekonstruktion

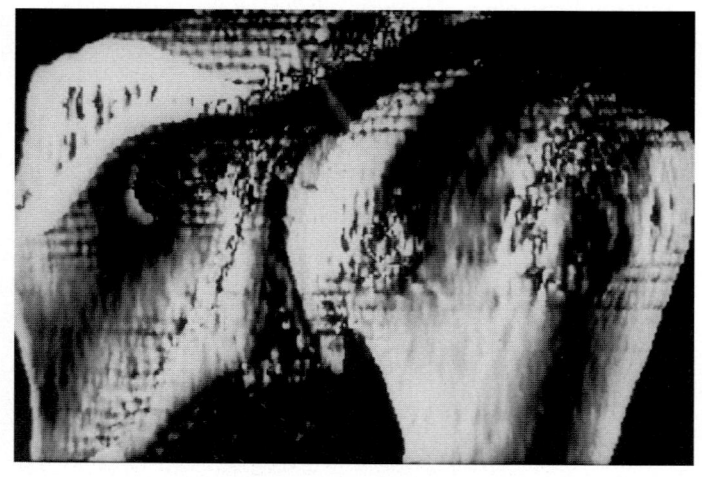

Abb. 9. Hill-Sachs-Läsion in der dreidimensionalen Rekonstruktion

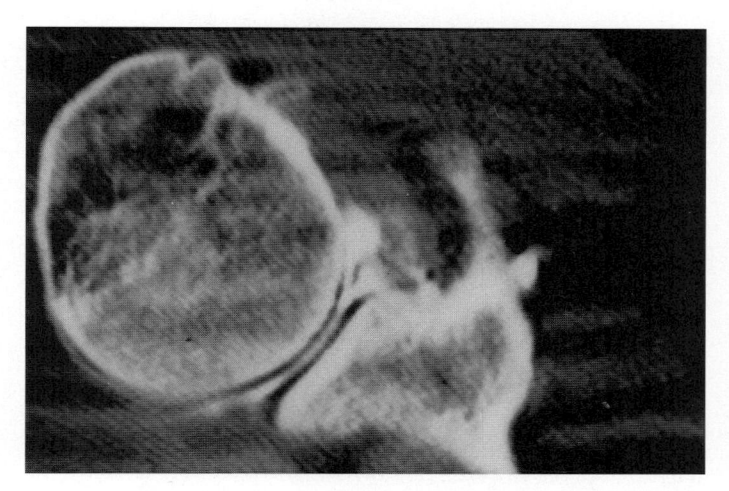

Abb. 10. Ablösung des anterioren Labrum glenoidale im Kontrast-CT

Kernspintomographie

In den letzten Jahren hat als nicht-invasives, bildgebendes Verfahren die Kernspintomographie (MRI) in verschiedenen Bereichen des Haltungs- und Bewegungsapparats Einzug gehalten. Dies gilt v.a. für die Wirbelsäule, das Kniegelenk, das Handgelenk und das Sprunggelenk. Neuere Entwicklungen auf dem Gebiet der MRI erlauben auch zunehmend den Einsatz im Bereich des Schultergelenks. Hier sind die freie Wahl des Gesichtsfelds, auch weit vom Isocenter des Magneten entfernt, unter Einsatz von Oberflächenspülen, die eine höhere Auflösung in einem kleineren Gesichtsfeld erlaubt, zu nennen. Ein besonderer Vorteil der MRI liegt in der freien Wahl der Schichtebenen.

Experimentelle Studien an Leichenschultern haben die Darstellbarkeit des anterioren Labrums und seiner Pathologie im Kernspin belegt. Weitere klinische Studien unterstreichen die Darstellbarkeit der Labrumpathologie auch am Patienten [17, 29]. Typische Ver-

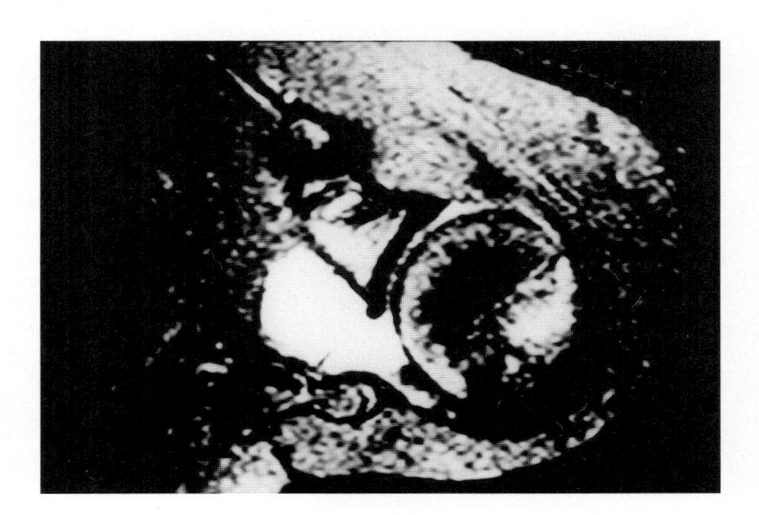

Abb. 11. Ventrale Luxationstasche im Kernspintomogramm nach einer traumatischen Schulterluxation

änderungen bei Patienten mit instabilen Schultergelenken sind signalreiche Bezirke innerhalb des Labrums bis hin zur Durchtrennung des Labrums mit Kontinuitätsunterbrechung (Abb. 11) [22–27].

Eine weitere Erhöhung der diagnostischen Sicherheit scheint durch die i.v.-Applikation von Gadolinium-DPTA möglich zu sein (Abb. 12). Neben der Labrumpathologie können natürlich auch andere Begleitverletzungen dokumentiert werden. Hierzu zählen zum einen die Hill-Sachs-Läsion (Abb. 13), daneben aber auch Veränderungen im Bereich der Rotatorenmanschette (Abb. 14) [26, 27]. Da sowohl Rotatorenmanschettenrupturen als auch Hill-Sachs-Läsionen durch andere bildgebende Verfahren kosteneffizienter diagnostiziert werden können, sollte u.E. zur Darstellung derartiger Pathologien nicht primär eine MRI-Untersuchung durchgeführt werden.

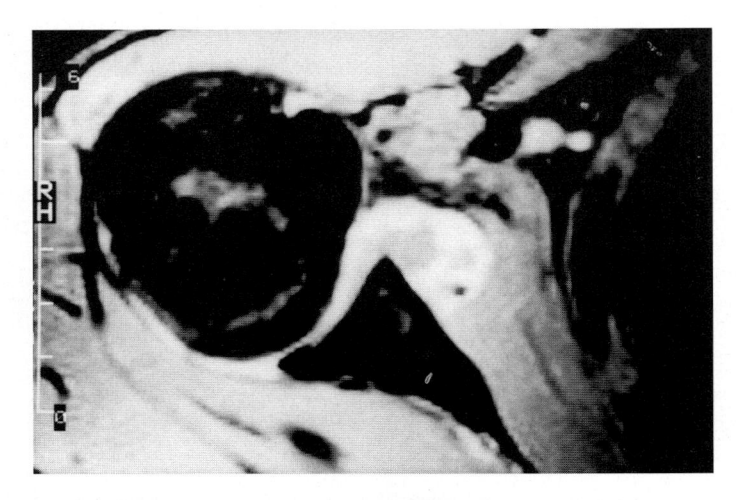

Abb. 12. Ventrale Luxationstasche im Kernspintomogramm nach i.v.-Applikation von GA-DPTA

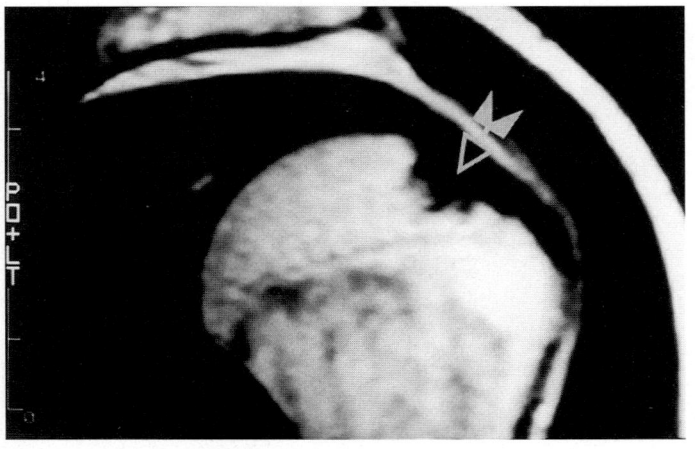

Abb. 13. Hill-Defekt im Kernspintomogramm

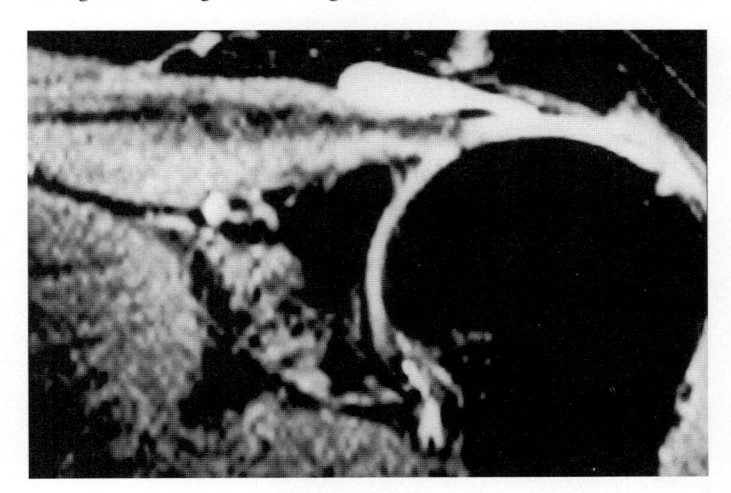

Wertigkeit der bildgebenden Diagnostik bei der Schulterinstabilität 103

Abb. 14. Rotatorenmanschettenruptur nach Schulterluxation im Kernspin

Arthroskopie

Mit Hilfe der Arthroskopie können viele der oben dargestellten Begleitverletzungen dokumentiert werden (Abb. 15–18). Sicherlich wird kaum jemand ein akut luxiertes Gelenk arthroskopieren. Nach der Reposition kann mit Hilfe der Arthroskopie jedoch frühzeitig eine Diagnose, insbesondere von Labrumverletzungen, erhoben werden. Nach

Abb. 15. Arthroskopisches Bild eines nach ventral luxierten Humeruskopfes (*rechts*) im Vergleich zum Normalbefund (*links*)

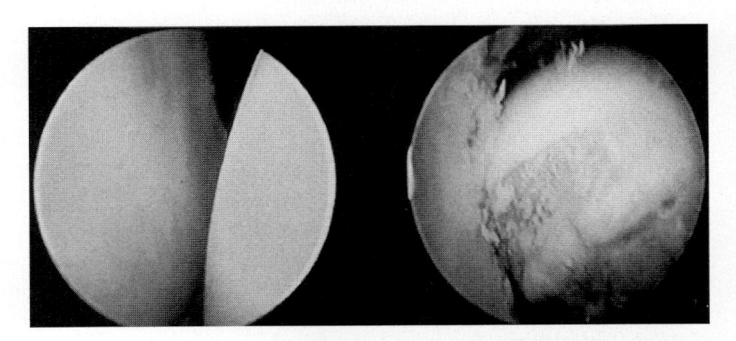

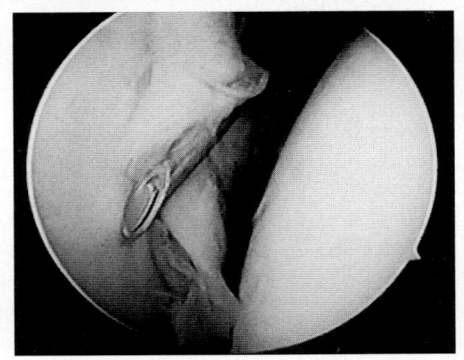

Abb. 16. Partiell abgelöstes und degenerativ verändertes Labrum glenoidale nach rezidivierenden Luxationen

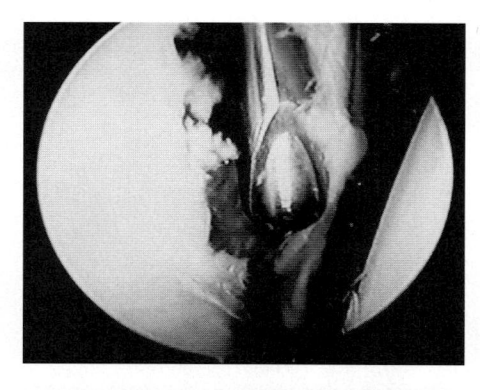

Abb. 17. Komplett abgelöstes Labrum glenoidale nach traumatischer Luxation

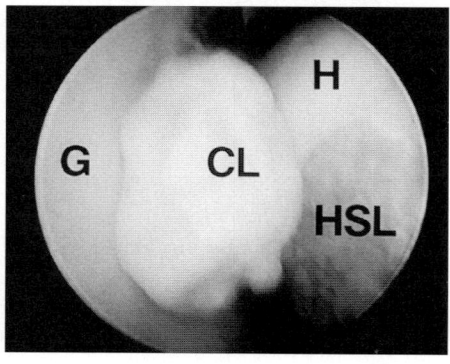

Abb. 18. Intraoperativer Befund bei rezidivierenden Luxationen mit deutlicher Hill-Sachs-Läsion (*HSL*) und Corpus liberum (*CL*)

unserer Auffassung ist der Begriff der „diagnostischen Arthroskopie" jedoch falsch gewählt. Eine rein diagnostische Arthroskopie sollte u.E. nicht mehr erfolgen. Nach der Dokumentation des intraartikulären Befunds sollte der Operateur technisch in der Lage sein, die vorhandenen Schäden transarthroskopisch oder durch offene, konventionelle Operationsverfahren zu therapieren. Dies bedeutet, daß die sog. diagnostische Arthroskopie immer nur der initiale Schritt zur definitiven therapeutischen Versorgung des Patienten darstellen sollte. Die reine Diagnostik mit Hilfe der Gelenkspiegelung mit nachfolgender Therapie in einer weiteren Sitzung mit nochmaliger Narkose und nochmaligem Narkoserisiko sollte u.E. nicht durchgeführt werden.

Zusammenfassende Wertung

Trotz der hervorragenden Bildqualität der z.Z. zur Verfügung stehenden „High-tech-Verfahren" ist und bleibt eine sorgfältige Anamnese und klinische Untersuchung das erste Glied der diagnostischen Kette. Hierdurch sind gerade beim instabilen Schultergelenk die entscheidenden Weichenstellungen möglich. Nach der klinischen Untersuchung erfolgt standardmäßig die Röntgendarstellung, zumindest in 2 Ebenen (a.-p. und axial), evtl. unter Berücksichtigung von zusätzlichen Spezialaufnahmen zur Darstellung der knöchernen Begleitpathologie (Hill-Sachs-Defekt, knöcherne Bankart-Läsion). Zur Darstellung der Weichteilpathologie, insbesondere im Bereich der Rotatorenmanschette, bietet sich anschließend eine diagnostische Sonograhie an. Hiermit können darüber hinaus dem Röntgenbild entgangene Hill-Sachs-Läsionen dokumentiert werden. Durch die diagnostische Sonographie kann weiterhin ein klinischer Verdacht auf multidirektionale Instabilität erhärtet werden. Für den Fall, daß nach Abschluß dieser Basisdiagnostik eine operative Intervention zur Stabilisierung des Schultergelenks ansteht, kann es für die Operationsplanung notwendig sein, über den Zustand des Labrum glenoidale sowie der Gelenkkapsel bereits präoperativ informiert zu sein. Um diese Frage zu beantworten, dürfte z.Z. wohl noch in den meisten Fällen ein Arthro-CT zu Hilfe gezogen werden. Falls ein Kollege mit kernspintomographischer Erfahrung am Haltungs- und Bewegungsapparat zur Verfügung steht, kann mit Hilfe der Kernspintomographie nicht-invasiv und ohne Strahlenbelastung eine vergleichbare Information erzielt werden. Eine zusammenfassende Übersicht der Wertigkeit der einzelnen Verfahren ist in Tabelle 1 dargestellt.

Tabelle 1. Wertigkeit der unterschiedlichen diagnostischen Verfahren zur Dokumentation der Luxation, der Instabilitätsrichtung, von Begleitverletzungen, zur Abklärung der Ätiologie sowie zur Festlegung der definitiven Therapieentscheidung

	Luxation	Instabilitätsrichtung	Begleitverletzungen	Ätiologie	Therapie	Gesamt
Klinische Untersuchung	+	+	–	+	+	++++
Röntgen	+	+/–	+/–	+/–	+/–	+
Sonographie	+	+	+	+/–	+/–	+++
CT	–	+/–	+	+/–	+/–	++
MRI	–	+/–	+	+/–	+/–	++
Arthroskopie	–	+	+	+/–	+/–	+++

Literatur

1. Bankart ASB (1923) Reccurent or habitual dislocation of the shoulder. Br Med J 2: 1132
2. Bankart ASB (1938) The pathologiy and treatment of recurrent dislocation of the shoulder joint. Br J Surg 26: 23–29
3. Blazina E, Satzman JS (1969) Recurrent anterior subluxation of the shoulder in athletics. J Bone Joint Surg [Am] 51: 1037–1038
4. Braunstein EM, Gray LA, Bools JC (1982) Double-contrast arthrotomography of the shoulder. J Bone Joint Surg [Am] 64: 192–195
5. Broca A, Hartman H (1890) Contribution à l'étude des luxations de l'épaule. Bull Soc Anat Paris 65: 416–423
6. Cramer B (1982) CT-Diagnostik bei habitueller Schulterluxation. Fortschr Röntgenstr 136: 359
7. Danzig LA, Resnik D, Greenway G (1982) Evaluation of unstable shoulders by computed tomography. A preliminary study. Am J Sports Med 10: 138–141
8. Deutsch AL, Resnik D, Mink JH (1984) Computed and conventional arthrotomography of the glenohumeral joint: normal anatomy and clinical experience. Radiology 153: 603–609
9. Deutsch AL, Resnik D, Mink JH (1985) Computed tomography of the glenohumeral and sternoclavicular joints. Orthop Clin North Am 16: 497–511
10. Flower WH (1861) On the pathological changes produced in the shoulder joint by traumatic dislocation, as derived from an examination of all the specimens illustrating this injury in the museum of London. Trans Pathol Soc London 12: 179–201

11. Ghelman B, Goldman AB (1975) The double contrast shoulder arthrogram: Evaluation of rotatory cuff tears. Radiology 124: 251–254
12. Goldman AB, Gehlman B (1978) The double-contrast-shoulder arthrogram. Radiology 127: 655–663
13. Habermeyer P, Krueger P, Schweiberer L (Hrsg) (1988) Verletzungen der Schulterregion. Springer, Berlin, Heidelberg, New York, Tokyo
14. Hill HA, Sachs MD (1940) The grooved defect of the humeral head. A frequently unrecognized complication of dislocations of the shoulder joint. Radiology 35: 690–700
15. Hovelius L, Eriksson K, Fredin H, Hagberg G, Hussenius A, Lind B, Thorling J, Weckström J (1983) Recurrences after initial dislocation of the shoulder. J Bone Joint Surg [Am] 65: 343–348
16. Hovelius L (1987) Anterior dislocation of the shoulder in teenagers and young adults. J Bone Joint Surg [Am] 69: 393–399
17. Huber DJ, Sauter R, Müller E, Requardt H, Weber H (1986) MR imaging of the normal shoulder. Radiology 158: 405–408 Am 16: 497–511
18. Jerosch J, Castro WHM, Jantea C, Winkelmann W (1989) Möglichkeiten der Sonographie in der Diagnostik von Instabilitäten des Schultergelenks. Ultraschall Med 10: 202–205
19. Jerosch J, Marquard M, Winkelmann W (1990) Der Stellenwert der Sonographie in der Beurteilung von Instabilitäten des glenohumeralen Gelenks. Z Orthop 128: 41–45
20. Jerosch J, Marquard M (1990) Die Wertigkeit der sonographischen Diagnostik zur Darstellung von Hill-Sachs-Läsionen. Z Orthop 128: 507–511
21. Jerosch J, Marquard M (1991) Sonographische Untersuchung zur AP-Translation des Humeruskopfes bei der aktiven Bewegung bei traumatischer anteriorer Schulterinstabilität. Z Orthop 128: 637–641
22. Jerosch J, Marquard M (1991) Die sonographische Darstellung des Labrum glenoidale am Schultergelenk. Ultraschall Klin Prax 6: 284–289
23. Jerosch J, Müller G (1991) Sonographische Befunde bei radiologisch unverschobenen proximalen Humeruskopffrakturen. Ultraschall Med 12: 36–40
24. Jerosch J, Castro WHM, Marquard M (1991) Die Translationsbeweglichkeit des glenohumeralen Gelenkes bei Überkopfsportlern im Vergleich zur Normalpopulation und Patienten mit instabilen Schultergelenken. Dtsch Z Sportmed 42: 440–450
25. Jerosch J (1991) Bildgebende Verfahren in der Diagnostik des Schultergelenks. Biermann, Zülpich
26. Jerosch J, Castro WHM, Assheuer J (1992) Kernspintomographische Diagnostik von Veränderungen des Labrum glenoidale bei Patienten mit instabilen Schultergelenken. Sportverl Sportschad 6: 106–112
27. Jerosch J, Castro WHM, Assheuer J (1992) Wertigkeit der Kernspintomographie bei der Diagnostik von Rupturen der Rotatorenmanschette. Orthop Prax 12: 830–836
28. Journal of Bone and Joint Surgery (editorial) (1948) Recurrent dislocation of the shoulder joint. J Bone Joint Surg [Br] 30: 6–8
29. Kieft GJ, Sartoris DJ, Bloem JL (1987) Magnetic resonance imaging of glenohumeral joint disease. Skeletal Radiol 16: 285–290
30. Kinngard P, Tricoire J-L, Levesque R-Y, Bergeron D (1983) Assessment of the unstable shoulder by computed tomography. A preliminary report. Am J Sports Med 11: 157–159
31. Kinnard P, Gordon D, Lévesque R-Y, Bergeron D (1984) The place of computed arthrotomography in unstable shoulder. In: Bateman JE, Welsh RP (edn) Surgery of the shoulder. Mosby, St. Louis Toronto London
32. Levinsohn EM, Bunell WP, Yuan HA (1979) Computed tomography in the diagnosis of dislocation of the sternoclavicular joint. Clin Orthop Rel Res 140: 12
33. Malgaigne DMP (1832) Les luxations scapulo-humérales. Nouveau moyen de les distinguer des fractures col de l'humérus. Nouvelle méthode de réduction. Expériences faites à l'Hôtel-Dieu Gaz Méd Paris 3: 506
34. Raffi M, Firooznia H, Bonamo JJ, Minkoff J, Golimbu T (1987) Athlete shoulder injuries: CT arthrography findings. Radiology 162: 559–564
35. Raffi M, Firooznia H, Golimbu C, Minkoff J, Bonamo J (1986) CT arthrography of the capsular structures of the shoulder. Am J Radiol 146: 361–367

36. Reeves B (1969) Acute anterior dislocation of the shoulder: clinical and experimental studies. Hunterian Lecture delivered at Royal College of Surgeons of England 18 May 1967. Ann R Coll Surg Engl 44: 255–273
37. Resch H, Benedetto KP, Kadletz R, Daniaux H (1985) Röntgenuntersuchung bei habitueller Schulterluxation – die Wertigkeit verschiedener Aufnahmetechniken. Unfallchirurgie 11: 65
38. Resch H (1989) Die vordere Instabilität des Schultergelenks. Hefte Unfallheilk 202
39. Resch H, Helweg G, zur Nedden D, Beck E (1988) Double contrast computed tomography examination techniques of habitual and recurrent shoulder dislocations. Europ J Radiol 8: 441–445
40. Resch H, Kadletz R, Beck E, Helweg G (1986) Die Pneumarthrocomputertomographie in der Diagnostik von rezidivierenden und habituellen Schulterluxationen. Unfallchirurg 89: 441–445
41. Rockwood CA, Matsen FA (1990) The shoulder. WB Saunders, Philadelphia
42. Rowe CR (1988) The shoulder. New York, Churchill Livingstone, New York
43. Tietge RA, Cuillo JV (1982) C.A.M. axillary x-ray. Exhibit to the Academy Meeting of the AAOS, Orthop Trans 6: 451
44. Tillmann B, Tichy P (1986) Funktionelle Anatomie der Schulter. Unfallchirurg 89: 389–397

Ist die Magnetresonanztomographie in der Diagnostik der osteochondralen Läsionen der Arthroskopie überlegen?

CH. KINAST

Schönfeldstr. 14, 80539 München

Einleitung

Die kernspintomographische Diagnostik unterscheidet sich so grundsätzlich von der Arthroskopie, daß beide Verfahren eigentlich nicht miteinander vergleichbar sind und deshalb weder als unterlegen noch als überlegen bezeichnet werden können. Es handelt sich um ergänzende Verfahren, wobei die Arthroskopie die oberflächlich gelegenen Strukturen darstellt und die MRT die tiefer gelegenen.

Die Kernspintomographie (KST) bzw. Magnetresonanztomographie (MRT) ist ein bildgebendes Verfahren, welches Bilder auf Folien liefert, die mit entsprechender Erklärung in gewissem Maße auch vom Laien, d.h. auch vom Patienten erkannt werden können. Bei der Aufklärung des Patienten über seine Erkrankung und der Erläuterung über die mögliche Notwendigkeit einer Operation bilden die Abbildungen der MRT u.U. ein gutes Hilfsmittel, wie es auch das Röntgenbild sein kann.

Im Gegensatz zum Röntgenbild können in der MRT Weichteile, Veränderungen im Knochen und mit Einschränkung auch Knorpel dargestellt werden. Unbestritten ist, daß die MRT Menisken des Kniegelenkes, die Kreuzbänder, den Knorpel und osteochondrale Frakturen direkt zur Abbildung bringen kann. Es stellt sich aber die Frage, mit welcher Präzision Veränderungen und Abweichungen vom Normalen erkannt werden können und welcher Informationsgewinn daraus resultiert.

Im Vergleich zur Arthroskopie hat die MRT den Vorteil der fehlenden Invasivität. Bei Einsatz eines intraartikulären MR-Kontrastmittels, wie physiologische Kochsalzlösung oder hochverdünntes Gadolinium, ist eine geringe Invasivität vorhanden, aber dennoch nicht vergleichbar hoch wie bei der Arthroskopie.

Bei der Arthroskopie handelt es sich um einen operativen Eingriff, der unter Sterilitätsbedingungen eines Operationssaales durchgeführt werden muß. Die Notwendigkeit einer Vollnarkose oder Regionalanästhesie besteht überwiegend bei therapeutischen Arthroskopien, was zur Folge hat, daß die Voraussetzungen – Narkose, Operationssaal, Personalaufwand mit Operationsschwester, Anästhesist, Operateur – so aufwendig sind, daß nur ein Vorgehen mit therapeutischer Absicht gerechtfertigt erscheint. In diesem Zusammenhang drängt sich die Frage des Preis-Leistungs-Verhältnisses für Arthroskopie und MRT auf. In der abgelaufenen Zeit der unbegrenzten Ressourcen spielte dieser Aspekt der Bewertung der Verfahren eine untergeordnete Rolle. Für den Patienten jedoch bleibt es auch heute uneinsehbar, daß sein Leiden unter Gesichtspunkten der Kosteneinsparung betrachtet werden soll. Neue Entwicklungen wie die sog. „Officearthroscopy" mit sehr dünnen Nadeloptiken werden die Grundlagen dieser Diskussion in Zukunft möglicherweise zugunsten der diagnostischen Arthroskopie verändern. Zur Zeit gilt aber, daß die MRT der Diagnostik dient und die Arthroskopie der Therapie.

Es stellt sich somit die Frage, unter welchen Bedingungen bei Verdacht auf eine osteochondrale Läsion oder Nekrose die MRT gerechtfertigt ist. Zu den Bedingungen zählen zum einen die gelenkspezifischen unterschiedlichen Pathologien und anatomischen Voraussetzungen, andererseits auch die MRT-gerätespezifischen Bedingungen, die jeder, der mit der Bewertung der MRT befaßt ist, in einem gewissen Maß kennen sollte, um die Fragestellungen richtig formulieren und die Grenzen der MRT-Diagnostik bewerten zu können. Kennt der anfordernde Arzt diese Bedingungen nicht, muß dies notwendigerweise zu einer Anordnung von überflüssigen oder unzureichenden Untersuchungen führen, die der klinischen Fragestellung nicht gerecht werden (nicht nur jeder Arzt, auch jeder Privatpatient darf sich selbst eine MRT verordnen).

Parameter der MRT-Diagnostik

Die Legende am Rand eines MRT-Bildes gibt Auskunft über verschiedene Darstellungsparameter. Die unterschiedlichen Gerätetypen, aber auch allein die unterschiedliche Software desselben Geräteherstellers geben in verschiedener Weise Auskunft über die Parameter.

Echozeit (TE) und Relaxationszeit (TR) können u.a. verändert werden, womit Grauwertstufen und Kontrastgebung beeinflußt werden. In Abhängigkeit vom Untersuchungsmodus ändert sich auch die Untersuchungszeit. Dem Patienten ist nur eine begrenzte Zeit in dem Magnetresonanztomographen zumutbar. Räumliche Enge (Klaustrophobie), Lärm und Bewegungslosigkeit während der Datenakquisition sind nicht lange (ca. 15 bis maximal 60 min) erträglich. Nicht zuletzt spielt natürlich auch die wirtschaftliche Ausnutzung des Gerätes eine Rolle.

Spinechosequenzdarstellung: T1-betontes Bild: TR 400–800 ms; TE 10–50 ms. Je höher die TR, desto besser das Signal-Rausch-Verhalten, desto schärfer die Darstellung, aber desto länger auch die Untersuchungszeit. Die Darstellung von Wasser ist grau, Ödem im Knochen dunkelgrau. Knorpel wird grau dargestellt, aber nicht zu unterscheiden von Gelenkflüssigkeit. Die gegenüberliegenden Knorpelanteile der Gelenkpartner lassen sich nicht trennen. Risse im Knorpel können durch Unterbrechung von Gelenkflüssigkeit nicht erkannt werden. Degenerative Veränderungen des Knorpels ergeben Signalunregelmäßigkeiten, d.h. dunklere Graustufen. Normaler spongiöser Knochen weist ein Fettmarksignal auf, d.h., der Knochen ist hell. Bei fehlendem Fettmark wird der Knochen dunkelgrau bis schwarz. Kortikalis, Frakturkallus, heilender Knochen und nekrotischer Knochen sind schwarz. Bei Gabe von Gadolinium kann durchbluteter Knochen von nicht durchblutetem unterschieden werden (Abb. 1). Areale mit einer Gadolinium-Anreicherung werden signalreich, also hellgrau bis weiß, dargestellt.

T2-betontes Bild: TR-Wert in Tausend (1600–5000 ms), TE 60–120 ms. Die Akquisition von T2-Bildern braucht relativ lange, weshalb diese durch sog. T*-, Turbospinecho- oder FFE-(fast-field-echo-)Sequenzen ersetzt wird (Abb. 2).

Die Kortikalis ist schwarz, die Spongiosa dunkelgrau, der Knorpel hellgrau und Ödem bzw. freie Flüssigkeit ist hell. Hyaliner Knorpel und besonders wasserreicher Knorpel können von Flüssigkeit nicht unterschieden werden.

Die verschiedenen T2-gewichteten Bilder weisen ein unterschiedliches Kontrastverhalten auf.

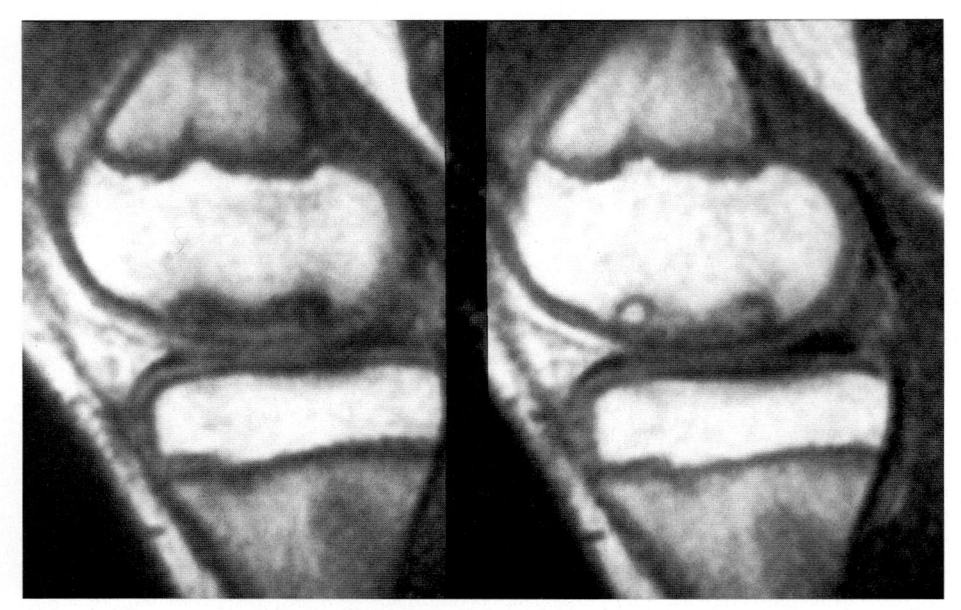

Abb. 1. *Links:* T1-gewichtete Darstellung einer Osteochondrosis dissecans bei einem 13jährigen Jungen (Philips Gyroscan 1,5 Tesla TE 20 TR 416). Signalarme Zone zwischen Knorpel und spongiösem epiphysärem Knochen. *Rechts:* T1-Darstellung mit Gadolinium i.v. und Anreicherung im zuvor signalarmen Areal. Dies gibt einen Hinweis auf die Durchblutung dieses Areals.

Inversion-Recovery (IR) (Abb. 3): STIR (short tau inversion recovery), FAST STIR (schnelles STIR), CHESS (chemical shift selective). Es kommt zu einem guten Kontrast zwischen Knorpel und Flüssigkeit. Der Knorpel ist hellgrau und die Flüssigkeit dunkelgrau bis schwarz (IR).

Gradientenechosequenzen (GE (Abb. 4): Flash (fast low angle shot) and GRASS (gradient recalled acquisition in the steady state) werden häufig zur Knorpeldarstellung benutzt. Knorpelveränderungen ergeben eine Grauwertveränderung.

3D-Datenakquisition mit Gradientenechosequenzen (Abb. 5): Hier wird ein dreidimensionaler Datensatz gewonnen, aus dem verschiedene Ebenen dargestellt werden können. Einer der Vorteile dieses Verfahrens liegt in der dünnen Schichtdicke, in der Abbildungen gewonnen werden können. So muß jedoch auch hier der Riß im Knorpel einen gewissen Durchmesser haben, damit dieser auf dem Bild erkenntlich wird. Je dicker die Schichtdicke der Abbildung, desto eher fällt die Darstellung der Knorpelunterbrechung dem Partial-Volume-Effekt (Summationseffekt) zum Opfer [5].

Fett-Wasser-Bildgebung: SENEX-(selective-non-excitation-)Sequenz [3]. Diese Sequenzen eignen sich, um zwischen Wasser und Fett besser unterscheiden zu können und bei hyperintensen (hellen) Linien auf den T2-Abbildungen zwischen freiem Wasser und Chemical-shift-Artefakten zu differenzieren.

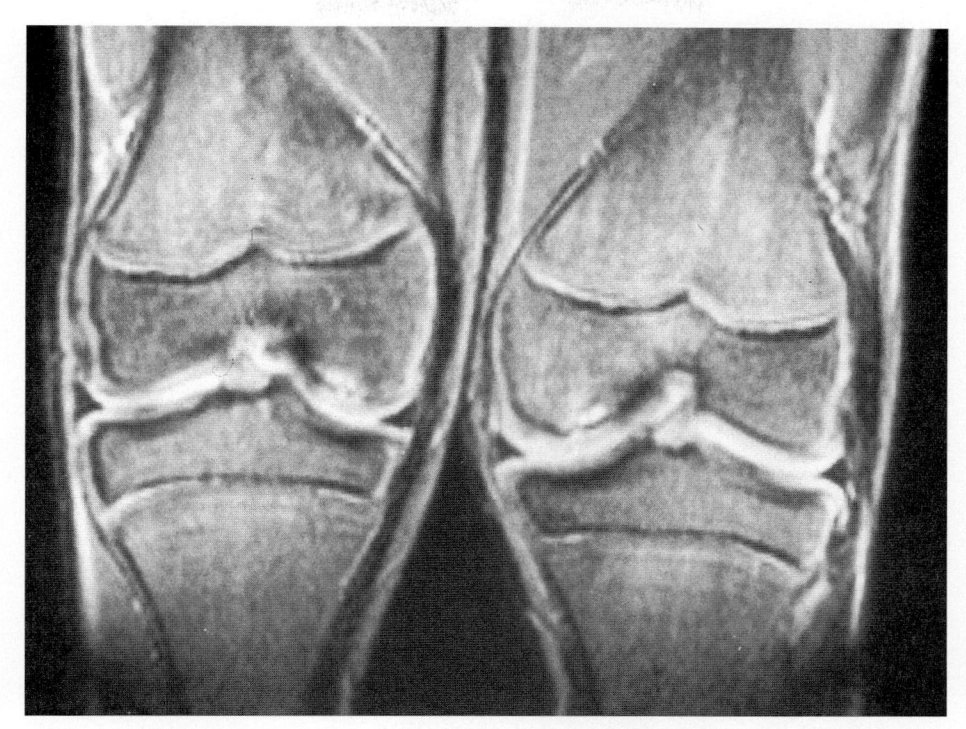

Magnetresonanztomographie in der Diagnostik der osteochondralen Läsionen 111

Abb. 2. Beidseitige Osteochondrosis dissecans bei einem 12jährigen. T2-gewichtete Darstellung (Philips 1,0 Tesla TR FFE 814, TE 28 Flip 25). Signalreiche Darstellung im Bereich des Areals des osteochondrotischen Knochens

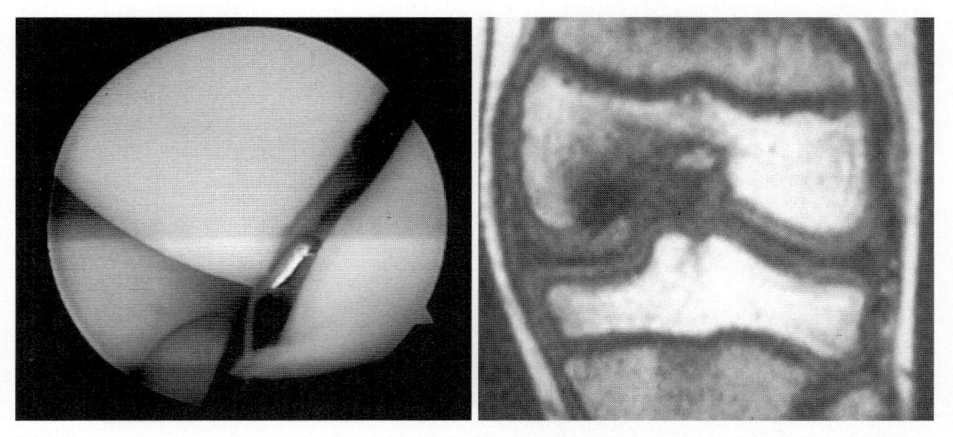

Abb. 3a. Arthroskopischer Befund mit Einriß des Knorpels und inkompletter Dissektion. **b** MRT-inversion-recovery-Sequenz (Philips TE 30 TR IR 1131, TI 400). Der graue Knorpel wird inkomplett von einer schwarzen Linie (Flüssigkeit) unterbrochen.

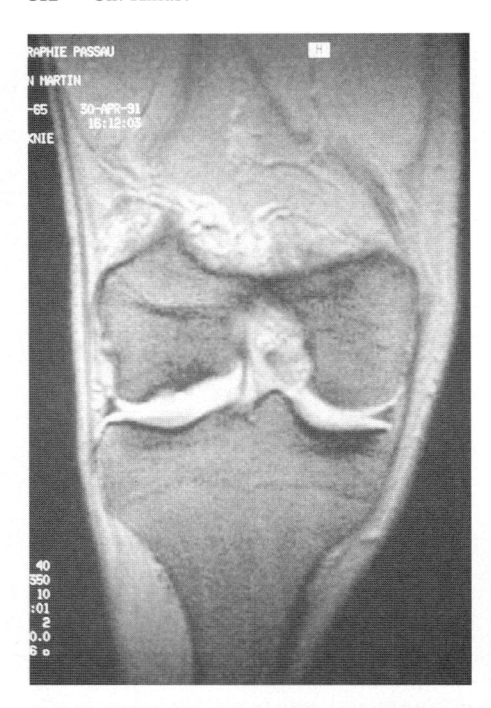

Abb. 4. 25jähriger mit lateraler Osteochondrosis dissecans. In der Flash-2D-Darstellung (Siemens 1,5 Tesla FL2D 20 TR 350, TE 10) zeigt sich ein verdickter Knorpel mit angrenzender Schwärzung des subchondralen Knochens.

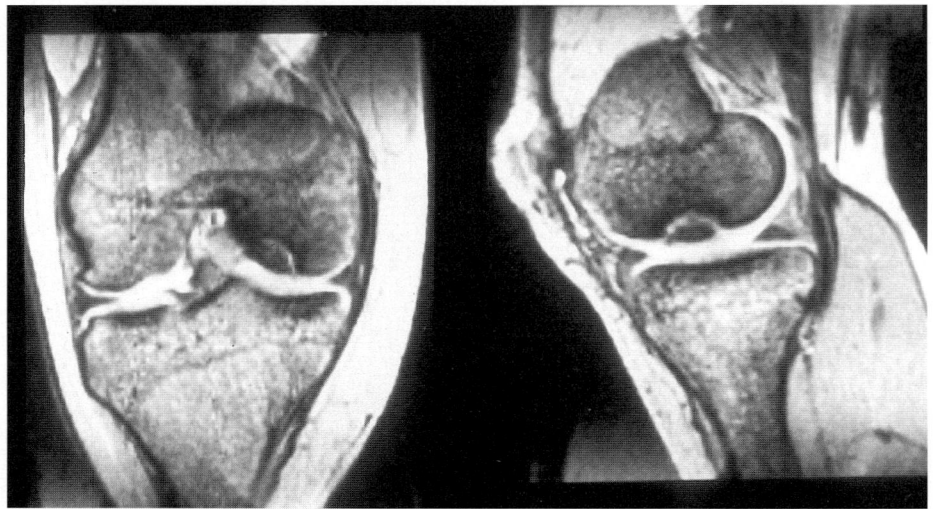

Abb. 5. 18jähriger mit medialer Osteochondrosis dissecans. Die Darstellung mit der Gradientenechosequenz Fisp 30° (Siemens 1,5 Tesla TE 10, TR 40) zeigt ein T2-ähnliches Bild. Heller Signalsaum um das Dissekat. Der intraoperative Befund zeigte einen völlig intakten glänzenden Knorpel ohne makroskopisch sichtbare Zeichen der Degeneration.

Prinzipien der Arthroskopie

Die bildliche Auflösung des arthroskopischen Bildes ist für die MRT unerreichbar. Der Vergrößerungseffekt durch Optik und die Übertragung auf den Bildschirm lassen Auffaserungen des Knorpels von weniger als 1 mm erkennen. Stufen der Oberfläche, wie sie bei osteochondralen Frakturen vorkommen, sind sicher darzustellen, wenn sie arthroskopisch einsehbar sind. Aber hier liegt die Einschränkung: Es ist bei weitem nicht die gesamte Gelenkoberfläche zu sehen. Bei der Routine der Kniearthroskopie werden nur kleine Areale des Femurkondylus betrachtet. Nach Stufen und Einrissen unter den Menisken kann nur bei Verdacht auf das Vorhandensein einer Fraktur gesucht werden. Abschnitte im Bereich des Meniskushinterhorns sind häufig nicht darstellbar. Die Verwendung einer 70-Grad-Optik oder eines dorsalen Zugangs verbessert den Überblick, gehört aber nicht zur Routine.

Veränderungen, wie sie bei Beginn der Knorpelveränderungen auftreten, können nur palpatorisch mit einem Tastinstrument aufgefunden werden. Es gibt aber hier bisher keine arthroskopisch anwendbare Technik, die die Druckfestigkeit des Knorpels messen kann.

Veränderungen in der Tiefe des Knorpels und in dem darunter liegenden Knochen können bei der Arthroskopie ebenfalls nicht festgestellt werden. So sind z.B. Knochenprellungen, wie sie in der MRT gezeigt werden können, arthroskopisch nicht sichtbar [7].

Im folgenden sollen die speziellen Probleme der Diagnostik im Rahmen der Darstellung der verschiedenen Gelenke und Krankheitsbilder aufgezeigt werden.

Schulter

Osteokartilaginäre Läsionen finden sich im Bereich der Schulter v.a. nach Luxationen im Sinne der Hill-Sachs-Läsion und nach osteokartilaginären Frakturen im Rahmen der Bankart-Läsion. Der Hill-Sachs-Defekt kann im T1, T2 oder GE dargestellt werden. Bei frischen Läsionen wird aber eine falsch übergroße Läsion dargestellt. Ein Ödem im Knochen läßt auf den T2-Bildern die Tiefe der Impression größer vermuten, als sie sich dann im arthroskopischen Bild darstellt. In unseren Händen hat sich auf der Suche nach einer Bankart-Läsion die axiale FISP mit Flipwinkel 10° bewährt [8, 9]. Im akuten Stadium lassen sich aufgrund des Ergusses die Ligg. glenohumeralia, das Labrum und knorpelüberdecktes Glenoid gut voneinander abgrenzen. Ist der traumatische Erguß bereits absorbiert, ist zur differenzierten Betrachtung des Knochen-Knorpel-Labrum-Band- und Gelenkkapselkomplexes die Instillation eines Kontrastmittels notwendig (Abb. 6). Da

Abb. 6. MRT-Arthrographie mit physiologischer NaCl-Lösung (Fisp 10° Siemens Tesla 1,0 TR TE) bei einer rezidivierenden posttraumatischen Schulterluxation mit Ablösung des Labrum glenoidale und ossärer Bankart-Läsion im Sinne einer randständigen Impression. Die umgebende helle Signalgebung wird durch die intrakapsulär gelegene NaCl-Lösung verursacht.

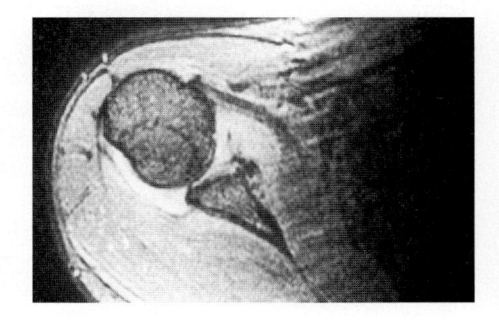

Gadolinium für die intraartikuläre Gabe in Deutschland außerhalb von Studien nicht zugelassen ist, verwenden wir physiologische Kochsalzlösung, niedrigprozentiges Lokalanästhetikum oder Zuckerlösung. Es kommt danach die GE-FISP-10°–3-D-Datensatzakquisition mit T2-Charakteristika zum Einsatz. Es hat sich gezeigt, daß sich hiermit sowohl der Knochen als auch das Labrum hinreichend von der Flüssigkeit und dem Knorpel abheben, so daß Labrumläsionen von ossären Läsionen unterscheidbar sind. Das MRT ist der CT vorzuziehen, da hier in einem Untersuchungsgang die Rotatorenmanschettenpathologie zusammen mit der Knochen- und Labrumkapselpathologie abgeklärt werden kann. Geht es nach einer Luxation nur um die Abklärung der Frage, ob ossäre Bankart-Läsion bzw. Glenoidfraktur oder Rotatorenmanschettenläsion, ist die Untersuchung mittels Sonographie und mit einem guten Röntgenbild in der klinischen Routine adäquat. Bei unklarem ossärem Befund kann zur Klärung das CT herangezogen werden.

Osteokartilaginäre freie Gelenkkörper kann man darstellen, sind aber im CT aufgrund des besseren Kontrastverhaltens besser darstellbar. Sehr selten ist eine Osteochondrosis dissecans (OCD).

Humeruskopfnekrosen sind nach einem gewissen Intervall nach Humeruskopffraktur im MRT früher als im Röntgenbild darstellbar, es gibt aber auch Interpretationsprobleme gegenüber posttraumatischen Frakturheilungsvorgängen. Die degenerativen Veränderungen sind wie bei den anderen Gelenken im fortgeschrittenen Stadium darstellbar.

Die Schulterarthroskopie kann detailliert die Pathologie des Schultergelenkes darstellen. Sie kommt aber erst dann in Betracht, wenn die Indikation zum therapeutischen Vorgehen vorliegt. Die diagnostische Sicherheit wird aber erhöht, wenn vor der operativen Intervention eine Sonographie und evtl. auch MRT durchgeführt wurde, denn auch bei der Schulterarthroskopie können v.a. Rotatorenmanschettenläsionen in ihrem Ausmaß deutlich unterschätzt und auch übersehen werden.

Ellbogen

Eindrucksvoll lassen sich die osteokartilaginären Veränderungen beim Morbus Panner und der Osteochondrosis dissecans darstellen (Abb. 7). Bei entsprechender Symptomatik ist zu diskutieren, ob nach vorliegendem positiven Röntgenbefund nicht die Arthroskopie ohne vorhergehendes MRT indiziert ist. In Analogie zu den Befunden bei der Osteochondrosis dissecans am Knie können Knorpeleinrisse nicht sicher diagnostiziert werden. Dadurch kann der Zeitpunkt der drohenden Dissektion verpaßt werden, so daß das erhöhte Risiko gegeben ist, daß zu einem späteren Zeitpunkt eine ungünstigere operative Ausgangssituation besteht.

Hand und Handgelenk

Die operative Intervention inclusive der Arthroskopie am sehr sensiblen Handgelenk ist, wenn immer möglich, zu vermeiden. Deshalb bietet sich hier die MRT an. Aufgrund der differenzierten Pathologie auf kleinstem Raum und deren Interpretation ist die auf das Handgelenk spezialisierte Befundung der MRT erforderlich. Ossäre bzw. osteochondrale Läsionen sind im Bereich des Handgelenkes zahlreich. Die Läsion des triangulären fibrokartilaginären Komplexes allein oder deren Kombination mit einer Fraktur lassen sich in der MRT mit hoher Genauigkeit darstellen [13]. Die Beurteilung, ob es sich um eine alte oder um eine frische Fraktur des Skaphoids handelt, läßt sich ebenfalls im MRT besser

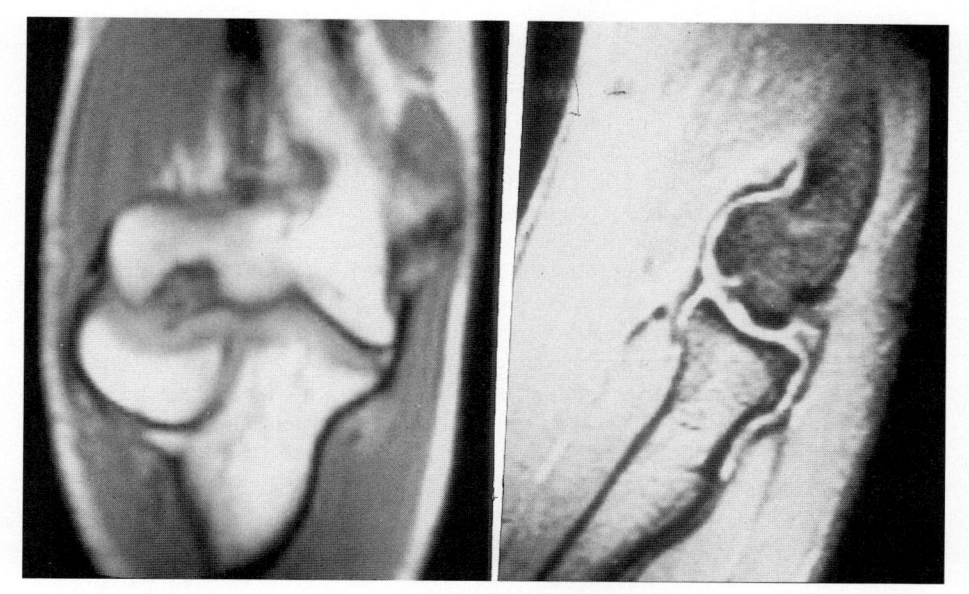

Abb. 7. Osteochondrosis dissecans des Capitulum humeri. *Links:* T1-Darstellung, *rechts:* die T2-Darstellung mit Abhebung der Kapsel vom Knochen durch den intraartikulären Erguß und signalintensive Unterbrechung der Gelenkkontur

darstellen als mit konventionellen Methoden. Auch läßt sich der Heilungsverlauf und die Entwicklung hin zur avaskulären Nekrose gut verfolgen.

Bei Verdacht auf M. Kienböck steht die MRT nach dem Röntgenbild an 2. Stelle der diagnostischen Kaskade. Die detaillierte Analyse des Knochens ist möglich, und v.a. können andere Ursachen für den Handgelenksschmerz wie Zysten, Ganglien, posttraumatische Läsionen und rheumatische Veränderungen festgestellt werden.

Hüfte

Die Arthroskopie der Hüfte ist ein aufgrund der Notwendigkeit der Distraktion bei spezieller Lagerung so aufwendiges und komplikationsträchtiges Verfahren, daß sie als diagnostisches Verfahren nicht in Betracht kommt.

Die MRT hat hier eine diagnostische Domäne, da sie bei der Hüftkopfnekrose und dem M. Perthes bei Anwendung aktueller Technik konkurrenzlos zu den anderen bildgebenden Verfahren ist. Osteochondrale Abschlagfragmente im Rahmen von traumatischen Hüftluxationen lassen sich zur Zeit noch besser im CT darstellen.

Knie

Patellofemoralgelenk: Das peripatelläre Syndrom oder die Chondropathia patellae ist ein Beschwerdekomplex, welcher weiterhin in vielen Fällen ungeklärte Ursachen aufweist. Trotzdem ist es von gewisser therapeutischer Relevanz, ob ein Knorpelschaden vorliegt, obgleich kaum etwas in der Orthopädie gleich kontrovers diskutiert wird wie die Behandlung des Knorpelschadens, insbesondere des retropatellären. Für die Nichtorthopäden soll kurz erwähnt sein, daß das Spektrum des therapeutischen Nihilismus (die rein krankengymnastische, osteopathische Therapie zählt hierzu, da am Knorpel selbst sicher nichts verändert wird) über Spritzenkuren mit starker Placebowirkung bis zur operativen Therapie reicht. Das Spektrum der operativen Therapie erstreckt sich von grob mechanischer Glättung mit dem Shaver über die „Oberflächenversiegelung mit dem Laser", die Beseitigung des u.U. minimal veränderten Knorpels, die subchondral intrakortikale Abrasionschondroplastik, die spongiöse Abrasionschondroplastik, die Pridie-Bohrung, die Periost- oder Perichondriumtransplantation bis zur Knorpeltransplantation. Hinzu kommen die Verfahren, die indirekt auf das Krankheitsgeschehen Einfluß nehmen, wie „lateral release", mit und ohne mediale peripatelläre Raffung, die Tuberositas tibiae versetzenden Eingriffe bis hin zur Patellektomie, zum prothetischen Patellaersatz oder Nichtersatz bei der Knietotalprothese bei vorliegender Arthrose des Retropatellargelenkes. Diese therapeutische Unsicherheit kann nicht außer acht gelassen werden, wenn für die Diagnostik der Chondropathia patellae die MRT propagiert wird [1]. Für wissenschaftliche Fragestellungen und in besonderen klinischen Situationen kann die MRT gerechtfertigt sein.

Die Verläßlichkeit der Darstellung chondraler Läsionen im MRT wird unterschiedlich bewertet. Das liegt an der unterschiedlichen Darstellungstechnik zum einen, aber auch an dem Heranziehen des Arthroskopiebefundes als goldener Standard. Intrakartilaginäre Veränderungen sind arthroskopisch nur begrenzt durch Palpation erfaßbar.

Bei Darstellung mit FISP 3 D TR 30 ms, TE 12 ms flip angle 40° konnten Glückert et al. [5] eine geringe Genauigkeit für 1- bis 3gradige Knorpelveränderungen feststellen (5–57%). Southwood stellte eine Nachweisbarkeitsgrenze für chondrale Defekt von 5 mm und für chondromalazische Defekte von 10 mm fest (FISP 3 D flip 40°). Engel [4] konnte mit Hilfe der Gadolinium-MR-Arthrographie eine limitierte Aussage für Grad 1 und 2 nach Outerbridge und eine gute Aussagefähigkeit für Grad 3 und 4 feststellen. Die aufgrund von Kadaveruntersuchungen erhoffte hohe Aussagefähigkeit für geringgradige Knorpelläsionen [7] bestätigte sich in der klinischen Anwendung nicht. Basierend auf der Erkenntnis, daß degenerativ veränderter Knorpel mehr Wasser aufnimmt und eine verminderte Kompressibilität besitzt [10], wird versucht, eine Chondromalazie Grad 1 und 2 durch die Abnahme der Knorpeldicke unter Kompression zu diagnostizieren [1]. Damit bleibt aber wenig von der ursprünglichen Absicht, Knorpelveränderungen direkt im MRT darstellen zu können, v.a. geringgradige Läsionen, die klinisch wenig präzise und auch arthroskopisch schwer darstellbar sind.

Diese Untersuchungen beziehen sich bemerkenswerterweise auf das Areal des Körpers mit der dicksten Knorpelschicht, so daß andere Gelenke mit dünnerer Knorpeldecke noch schlechter abschneiden. Arthroskopisch sind Knorpelveränderungen, die eine Veränderung der Oberflächenstruktur zeigen, heute konkurrenzlos gut auch im Vergleich zur offenen Arthrotomie darstellbar. Es gibt eine Vielzahl von Klassifikationsversuchen, wobei die Klassifikation von Noyes u. Stabler [12] auch die Knorpelerweichung ohne Oberflächenfibrillation aufführt.

Femorotibialgelenk (bone-bruise): Bei der Darstellung von frisch traumatisierten Kniegelenken, v.a. bei gleichzeitiger vorderer Kreuzbandruptur, werden Veränderungen des Knochenmarksignals im subchondralen spongiösen Knochen gefunden. Als Ursachen für

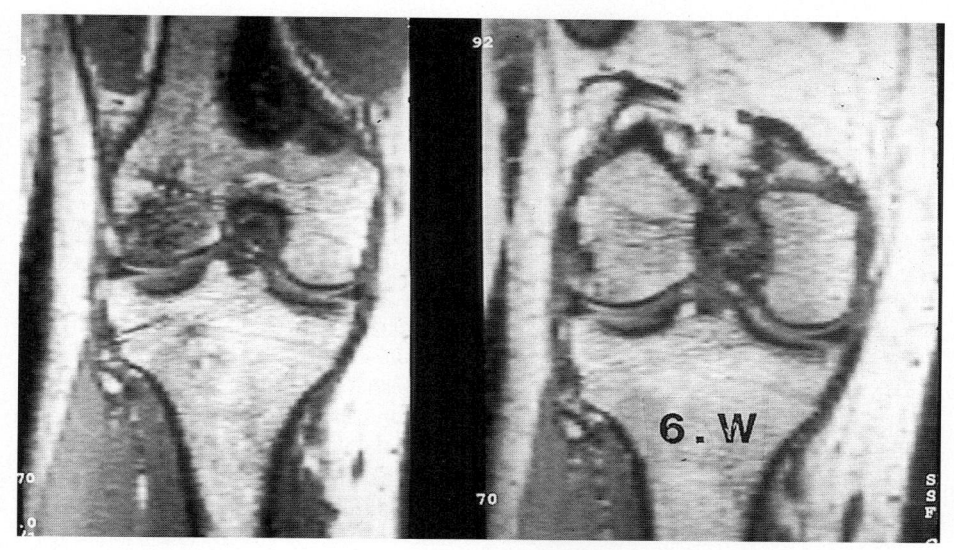

Magnetresonanztomographie in der Diagnostik der osteochondralen Läsionen 117

Abb. 8. 14jähriger mit spontaner Ausheilung einer sog. Osteochondrosis dissecans. *Links:* T1-Verdikkung des Knorpels mit angrenzender Schwärzung des Knochens. *Mitte* Schwärzung des 7 Monate zuvor mit Knorpelsignal imponierenden Areals. *Rechts:* Das zuvor schwarze Areal hat 6 Monate später fast komplett das Signal des umgebenden spongiösen Knochens angenommen. Die Frage ist, ob die Osteochondrosis dissecans eine Ossifikationsstörung ist, die teils spontan ossifiziert, teils sich in Richtung Nekrose und Dissektion entwickelt.

diese Signalveränderungen werden Mikrofrakturen, Knochenödem, posttraumatisches Granulationsgewebe und Blutung ohne Fraktur angenommen [11].

Diese Läsionen gehen möglicherweise mit einer Knorpelläsion einher, die aber z.Z. nicht darstellbar ist. Interessant ist die Frage, ob Knorpelareale über den betroffenen knöchernen Veränderungen im Langzeitintervall degenerative Veränderungen aufweisen. Das Knochenödem bildet sich innerhalb von 6–12 Wochen zurück (Abb. 8)).

Ein arthroskopisches Korrelat läßt sich häufig nicht feststellen, es sei denn, man findet eine rein chondrale Abscherfraktur in der betroffenen Region.

Osteochondrale Kompressionsfrakturen und nichtdislozierte Frakturen, die auf Röntgenbildern nicht diagnostiziert wurden, lassen sich im MRT ebenfalls durch Veränderungen des Knochenmarksignales feststellen [11].

Osteochondrosis dissecans

Die MRT hat ein differenzierteres Bild der Osteochondrosis dissecans geliefert, als es zuvor den Röntgen, Röntgenschichtaufnahmen, Szintigraphie incl. Spect (Single photon emission computech tomography) und Arthroskopie bekannt war.

Eine eigene Studie, die in der Orthopädischen Klinik (Klinikum rechts der Isar) durchgeführt wurde, hatte das Ziel, die unterschiedlichen Darstellungsformen der OCD festzustellen und die Signaländerungen im Laufe der Behandlung zu beobachten. Zudem stellte sich die Frage, inwieweit die Knorpelläsion durch die MRT präoperativ vor einer Arthroskopie sicher erkannt werden konnte.

Material: In einer retrospektiven Studie wurden 30 Patienten 2–10 Jahre nach Operation bei OCD im MRT untersucht. 15 Patienten hatten zum Zeitpunkt der Operation offene Epiphysenfugen, 15 geschlossene. Aufgrund des stark unterschiedlichen Therapieergebnisses dieser beiden Gruppen wurde bei der Auswertung zwischen juveniler und adulter Form der OCD unterschieden. Aufgrund dieser Untersuchung wurde dann ein differenziertes Vorgehen bei der prospektiven Studie gewählt. Bei jungen Patienten mit offenen Epiphysenfugen wurde bei Reduktion der körperlich sportlichen Belastung der Spontanverlauf in 3monatigen Abständen kernspintomographisch kontrolliert. Patienten mit starken Beschwerden, Erguß und Einklemmungserscheinungen wurden arthroskopiert. Die adulte OCD-Gruppe wurde nach Anfertigung der MRT arthroskopiert oder arthrotomiert. Bei einer konsekutiven Gruppe von 10 Patienten wurde der Voraussagewert der MRT bezüglich des Einrisses des Knorpels überprüft.

Die zwischen 1989 und 1993 vorgenommene prospektive Studie umfaßte insgesamt 30 Kniegelenke mit 17 juvenilen Osteochondrosen und 13 adulten Osteochondrosen des Kniegelenkes. Bei allen Patienten wurden bei Studienaufnahmen nach 3, 6, 12, 18, 24 Monaten MRT mit T1-, T2- und 3D-GE- oder IR-Sequenzen gefahren. Bei der Interpretation der Befunde wurde nur die direkte Darstellung der Konturunterbrechung des Knorpels durch ein Flüssigkeitssignal als Knorpelunterbrechung gewertet. Vorausgegangene Erfahrungen hatten gezeigt, daß der signalintense Saum um einen OCD-Herd keinesfalls als sog. Arthrographieeffekt mit sicherer Unterbrechung des Knorpels zu werten ist.

Resultate: In der retrospektiven Studie zeigten Patienten mit juveniler Osteochondrose des Femurs im MRT-Befund eine glatt berandete Gelenkkontur und ein normales Signalbild. Nur ein Patient hatte Signalveränderungen im Knochen und ein Patient ein unregelmäßiges Bild in der Darstellung des Knorpels. Anders verhielt es sich bei den Patienten mit geschlossener Epiphysenfuge: Keiner der 15 Patienten wies die Kombination eines normalen Knorpel- und Knochensignals auf, nur 10 zeigten ein weitgehend homogenes Fettmarksignal im spongiösen Knochen.

Die arthroskopisch kontrollierte Serie zeigt, daß bei einer Schichtdicke von 4 und 5 mm keine genaue Aussage über die Intaktheit des Knorpels gemacht werden kann (Tabelle 1).

Tabelle 1. Präoperativer MRT-Befund mittels T1, T2, und IR im Vergleich zum Arthroskopiebefund

	Präoperative MRT	Arthroskopiebefund
Richtig-negativ	4 kein Riß	4 kein Riß
Richtig-positiv	3 pos. Riß	3 pos. Riß
Falsch-negativ	3 kein Riß	3 pos. Riß

Das Vorhandensein eines intraossären Flüssigkeitssignals hat nicht notwendigerweise zu heißen, daß der Knorpel unterbrochen ist und Gelenkflüssigkeit zwischen Dissekat und Knochenbett tritt. Es gibt Patienten mit fleckigen Flüssigkeitssignalen im signalreduzierten Areal mit spontaner Ausheilung und völliger Normalisierung des Signals im Knochen.

Aufgrund der Beobachtungen dieser Studie wurde ein Versuch unternommen, verschiedene Stadien der Osteochondrose der Femurkondylen festzulegen (Tabelle 2).

Tabelle 2. Stadieneinteilung juveniler Ossifikationsstörungen, Osteochondrosis, Osteochondrosis dissecans

Stadium	
1	Knorpelverdickung ohne ossäre Beteiligung
2	Knorpelverdickung mit Verdickung der subchondralen Schwärzung des Knochens
3	Knochenbezirk mit Signalminderung mit normal dickem oder verdicktem signalverändertem Knorpel
4	Signalgeminderter Knochenbezirk (im T1) mit intraossärem Flüssigkeitssignal evtl. mit Unterbrechung des Knorpels
5	Osteochondraler Defekt, freier Gelenkkörper

Bei der adulten Form der Osteochondrosis gibt es auch nach unseren Erfahrungen keinen spontanen Heilungsverlauf [6]. Es gibt hier Dissekate, die mit intaktem Knorpel überdeckt, und andere, die teils gelockert mit eingerissenem Knorpel am Ort liegen oder inkomplett oder komplett abgelöst sind. Andere sog. Dissekate sitzen fest im Knochen, weisen ein normales Fettmarksignal im Zentrum auf, werden aber von einem dunklen Saum in T1 umgeben, ohne Flüssigkeitssaum in T2. Hier handelt es sich wohl um alte, weitgehend wieder eingebaute Dissekate, so wie diese sich auch im Verlauf nach operativer Refixation darstellen. Bei der adulten Form der OCD dient die MRT zu ihrer Größenbestimmung und zur Beurteilung potentiell lockerer Dissekatanteile, die anläßlich der Arthroskopie bei großen Teilen zu refixieren oder bei kleinen multifragmentierten Dissekaten zu entfernen sind.

Arthroskopie: Die Arthroskopie stellt die oberflächlichen Veränderungen des Knorpels dar. Auch ist es kaum möglich, die Ausdehnung der OCD, die ohne Demarkation im Knorpel vorliegt, einzuschätzen. Hier verläßt man sich besser auf die intraoperative Darstellung im Bildwandler. Bei der Darstellung von Einrissen des Knorpels ist die Arthroskopie der Nativ-MRT eindeutig überlegen. Die Arthroskopie kann nur einen Teilaspekt der OCD darstellen. Deshalb sind Klassifikationen, die sich nur auf den Arthroskopiebefund stützen, zur Beurteilung des Krankheitsbildes unzureichend. Verlaufskontrollen bei konservativer, d.h. beobachtender Therapie, wie sie bei den kindlichen und jugendlichen Formen angezeigt sind, sind ohne Strahlenbelastung im MRT möglich (Abb. 9). Es muß aber auch festgestellt werden, daß die psychischen Vorgänge (Lärm, Technikphobie, Assoziation MRT mit Karzinomdiagnostik) bei Mutter und Kind anläßlich einer MRT-Untersuchung so dramatisch sein können, daß wiederholte Untersuchungen kaum möglich sind.

Sprunggelenk

Im Bereich des oberen Sprunggelenkes wird eine Vielzahl von radiologisch pathologischen Veränderungen mit einer OCD erklärt. Diese osteochondralen Läsionen haben im Röntgenbild ein ähnliches Aussehen, sind aber in bezug auf Entstehung, Prädilektionsalter und Prognose unterschiedlich. Möglicherweise kann die MRT hier Aufschluß über die verschiedenen Arten der osteochondralen Läsionen geben. Die häufig zitierte Klassifikation von Berndt u. Harty [2] der OCD des Talus bezieht sich allein auf den Grad der Ablösung des Dissekates; sie wurde abgeleitet von traumatischen osteochondralen Läsionen.

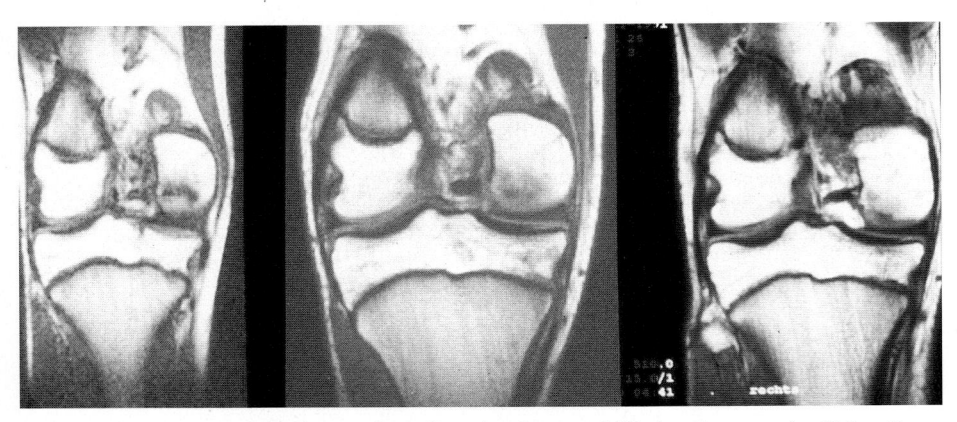

Abb. 9. Bone bruise bei frischer vorderer Kreuzbandruptur. 6 Wochen konservative Behandlung, danach arthroskopische Kreuzbandplastik. 6 Wochen nach Unfall hat sich die ossäre Läsion im MRT-Bild erholt, arthroskopisch läßt sich kein Knorpelschaden feststellen.

Tabelle 3. Klassifikation der Osteochondrosis dissecans und von ähnlichen osteochondralen Läsionen des Talus

1.	Akute osteochondrale Fraktur
2.	Alte osteochondrale Fraktur
3.	Juvenile Osteochondrose
4.	Persistierende Osteochondrose im Sinne der Osteochondrosis dissecans
5.	Partielle Talusnekrose
6.	Arthrotische Zyste

Aufgrund der eigenen Erfahrung von 18 prospektiv beobachteten Patienten und 35 retrospektiv kontrollierten Patienten sind die osteochondralen Läsionen des Talus, wie in Tabelle 3 dargestellt, zu differenzieren.

Diese Differenzierung setzt sich zusammen aus Anamnese, radiologischem Verlauf, Alter des Patienten und zuletzt auch dem MRT-Befund. Die juvenile Osteochondrose ist nicht randständig zentriert (Abb. 10); mit teils intermediärem intraossärem Signal in T1, weist sie häufig im T2-Bild signalreiche Flecken auf. Die spontane Rückbildung, evtl. induziert durch Entlastung, ist im Alter vor Epiphysenfugenschluß möglich. Eine runde

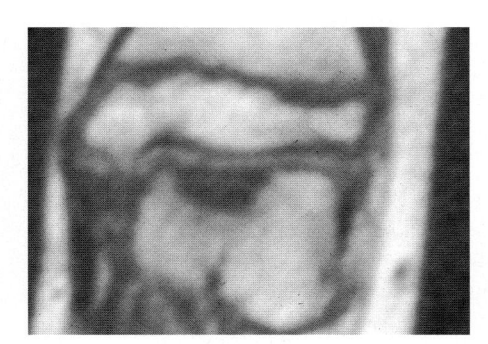

Abb. 10. 8jähriger mit sog. Osteochondrisis dissecans des Talus. Der signalarme Bezirk (T1) liegt nicht randständig. Spontane Rückbildung der Signalveränderung innerhalb eines Jahres

oder auch wabige Zyste im T2-Bild spricht dafür, daß diese evtl. auf einem degenerativen Geschehen beruht.

Die Arthroskopie dient, wie schon gesagt, der Therapie. Unter Distraktion läßt sich ein Überblick auch in den hinteren Anteilen des oberen Sprunggelenkes gewinnen, und es kommt durch Instrumente nicht zu zusätzlichen Knorpelschäden. Kleine Fragmente sollten entfernt werden. Das Refixation und Spongiosaplastik ergibt auch bei teils röntgenologisch befriedigendem Ergebnis klinisch selten ein gutes Resultat und sollte deshalb in der Regel nicht angewandt werden. Während es bei den juvenilen Osteochondrosen spontan oder nach Anbohrung zu einer Normalisierung des MRT-Befundes kommt, bleiben beim Erwachsenen Signalveränderungen in erheblichem Ausmaß bestehen.

Im Bereich des Fußes findet man auch osteochondroseartige Veränderungen in der distalen Tibia und in den Köpfchen der Metatarsalia [13]. Bei frühzeitiger Entdeckung mittels MRT ist auch hier an eine operativ rekonstruierende Maßnahme zu denken.

Diskussion

Die Arthroskopie kann die oberflächlichen Veränderungen des Knorpels unzweifelhaft besser darstellen, als es mit Hilfe des MRT möglich ist. Nötig hierfür ist jedoch ein operativer Eingriff mit allen Risiken und dem entsprechenden Aufwand. Nicht immer jedoch ist die klinische Situation so eindeutig, daß man sich für die arthroskopische Therapie entscheiden kann. Hier kann die MRT Hilfestellung bei der Wahl des entsprechenden weiteren Vorgehens liefern. Der die MRT anfordernde Arzt sollte gewisse Grundkenntnisse darüber besitzen, um wenig aussagekräftige Untersuchungen zu vermeiden. Die Anfertigung des MRT und die Befundung sollte von einem MRT-Spezialisten für das muskuloskelettale System vorgenommen werden. Das MRT stellt die intra- und subkartilaginären Schichten dar. Auch der Knochen, der an den Knorpel angrenzt, kann analysiert werden. Die Interpretation der Befunde ist jedoch heute noch vielfach nur ungenügend durch histologische Untersuchungen abgesichert. Die Anreicherung von Gadolinium in vermeintlich nekrotischen Arealen einer juvenilen OCD spricht dafür, daß fälschlicherweise hier eine Nekrose angenommen wird.

Will man mit hinreichender Sicherheit Einrisse des Knorpels im MRT diagnostizieren, muß die MRT-Arthrographie [49] mit 2 mmol Gadolinium DTPA durchgeführt werden. Die drohende Dissektion bei Vorliegen eines eingerissenen Knorpels läßt sich nur zu einem gewissen Prozentsatz mit dem Nativ-MRT voraussagen bei Anwendung der bisher bekannten Sequenzen FISP, Inversion Recovery u.a. Benötigt werden Sequenzen, die eine Dünnschnittanalyse von etwa 1–2 mm Schichtdicke erlauben und einen guten Kontrast zwischen freiem Wasser (Synovia) und hyalinem Knorpel liefern.

Randläsionen des Talus können im Röntgenbild wie osteochondrale Frakturen aussehen. Die T2-gewichteten MRT-Bilder zeigen u.U. eine rundliche subchondrale Zyste, gefüllt mit Flüssigkeit, so daß der Verdacht naheliegt, es handele sich um eine subchondrale Zyste wie bei der Arthrose.

Die MRT gibt Anregungen zum Überdenken bekannter Krankheitsbilder. Die diagnostische Arthroskopie wird nicht ersetzt durch die MRT, sie ist aber ohne therapeutische Absicht nur selten gerechtfertigt. Die MRT osteochondraler Läsionen muß zukünftig den Beweis liefern, daß therapierelevante Erkenntnisse gewonnen werden.

Zusammenfassung

Die MRT ist eine diagnostische Methode, die bevorzugt die Binnenstrukturen bei osteochondralen Läsionen darstellt. Die Arthroskopie liefert ein im Vergleich zur MRT genaueres Bild der Oberflächenstrukturen, ist aber in erster Linie eine Methode der Therapie.

Die Knorpeldiagnostik hat nur bei Anwendung von speziellen Sequenzen (z.B. FISP, IR) und dünnen Schichtdicken eine ausreichend hohe Genauigkeit bei Grad-3- und -4-Läsionen und die volle Knorpeldicke umfassenden Defekten. Die Notwendigkeit der Knorpeldiagnostik bei der Chondropathia patellae ist von der therapeutischen Relevanz abhängig zu machen. Bei der juvenilen Osteochondrosis dissecans kann die MRT zur Überwachung der konservativen Therapie eingesetzt werden. Einrisse des Knorpels, die auf eine drohende Dissektion hinweisen, können in der Nativ-MRT nicht ausreichend sicher dargestellt werden. Die MRT-Arthrographie mit Gadolinium oder NaCl verbessert die Diagnostik von Einrissen des Knorpels erheblich, allerdings unter Verlust der Nichtinvasivität. Die Arthroskopie stellt Oberflächenveränderungen des Knorpels sicher dar. Anfangsstadien der Knorpelschädigung mit Knorpelerweichung, Knorpelläsionen außerhalb der routinemäßigen Darstellungspfade der Arthroskopie und intraossäre Läsionen werden nicht gesehen. Die MRT kann im Vergleich zu den anderen bildgebenden Verfahren die detaillierteste Darstellung der Osteonekrosen erbringen, vorausgesetzt, die MRT entspricht dem publizierten Standard, was im klinischen Alltag zu selten der Fall ist.

Literatur

1. Andresen R, Radmer S, König H, Wulf KJ (1993) MRT-spezifische Einteilung der Chondromalacia patellae unter Zuhilfenahme eines speziellen Kniekompressors: Gegenüberstellung mit dem arthroskopischen Befund Fortschr Röntgenstr 159: 541–547
2. Berndt AL, Harty M (1951) Transchondral fractures (osteochondritis dissecans) of the talus. J Bone Joint Surg [Am] 41: 988–1020
3. Duda SH, Laniado M, Schick F (1993) Neue Aspekte in der MR-Diagnostik der Osteonekrose: Selektive Fett/Wasser-Bildgebung. Radiol Diag 34: 5–10
4. Engel A (1990) Magnetic resonance knee arthrography. Enhanced contrast by gadolinium complex in the rabit and in humans. Acta Orthop Scand [Suppl] 240: 1–57
5. Glückert K, Kladny B, Blank-Schäl A, Hofman G (1992) MRI of the kneejoint with a 3-D gradient echo sequence. Equivalent to diagnostic arthroscopy? Arch Orthop Trauma Surg 112: 5–14
6. Guhl JF, Johnson RP, Stone JW (1991) The impact of arthroscopy on osteochondritis dissecans. In: McGinty JB (ed) Operative Arthroscopy. Raven, New York, pp 297–318
7. Handelberg F, Shahabpur M, Casteleyn P-P (1990) Chondral lesions of the patella evaluated with computed tomography, magnetic resonance imaging and arthroscopy. Arthroscopy 6: 24–29
8. Kinast C, Luttke G (1993) 3-D-MR Arthrographie der Schulter mit physiologischer NaCl-Lösung. Orthop Mitt 23: 113
9. Kinast C, Gradinger R, Hipp E (1993) MRT: Klassifikation und Therapiekontrolle der Osteochondrosis dissecans des Kniegelenkes. Orthop Mitt 23: 113
10. Lehner KB, Rechl HP, Gmeinwieser JK, Heuk AF, Lukas AP, Kohl HP (1989) Structure, function and degeneration of bovine hyaline cartilage: Assessment with MR imaging in vitro. Radiology 170: 495–499
11. Mink JH, Deutch AL (1989) Occult cartilages and bone injuries of the knee: detection, classification and assessment with MR imaging. Radiology 170: 823–829
12. Noyes FR, Stabler CI (1989) A system for grading articular cartilage lesions at arthroscopy. Am J Sports Med 17: 505–513
13. Stoller D (1993) Magnetic resonance imaging in orthopedics and sports medicine. Lippincott, Philadelphia

Die Kernspintomographie in der Diagnose von Meniskusläsionen

J. Raunest[1], H. Hötzinger[2], K.-F. Bürrig[3] und J. Löhnert[4]

In der Diagnose von Meniskusläsionen erreicht die klinische Untersuchung in Abhängigkeit von der Erfahrung des Untersuchers eine durchschnittliche Treffsicherheit von über 75% [6]. Verläßliche Aussagen über Schweregrad, Morphologie und Ausdehnung einer Meniskusläsion bzw. -degeneration sind naturgemäß auf dem Wege der physikalischen Untersuchung nicht möglich. Die in früheren Jahren als diagnostisches Verfahren der Wahl angesehene Doppelkontrastarthrographie besitzt ebenfalls eine limitierte Aussagekraft. Während die an Arthrotomiebefunden validierten Studien zunächst eine hohe diagnostische Zuverlässigkeit erwarten ließen [14], konnte eine von uns durchgeführte prospektive und kontrollierte Studie in einem Vergleich von Arthrographie und Arthroskopie nur eine radiologische Treffsicherheit von 57% belegen [6]. Zu ähnlichen Resultaten kommen auch andere, unter vergleichbaren Bedingungen geführte Studien [3, 11]. Die Arthroskopie schließlich erreicht in der Hand des erfahrenen Operateurs eine diagnostische Treffsicherheit von über 90% [14]. Als invasives endoskopisches Verfahren beinhaltet sie jedoch potentielle Risiken und Gefahren. Die Reihe der Komplikationen reicht dabei von iatrogenen Knorpelschäden („arthroskopische Arthropathie" [5]) über die septische Arthritis bis hin zu letalen Thrombembolien [8].

Die Kernspintomographie (MRI) hat in jüngster Zeit als nicht-invasives Verfahren zunehmend Anwendung in der Diagnostik von Weichteil- und Knochenprozessen gefunden. Die multiplanare Untersuchungstechnik, eine hervorragende Weichteilkontrastauflösung und die Unempfindlichkeit gegenüber Artefakten durch kalzifizierte Strukturen lassen eine hohe Aussagekraft in bezug auf Gelenkstrukturen erwarten. Die Detaildarstellung konnte schließlich durch hochauflösende Geräte mit sog. „surface-coils" beträchtlich verbessert werden.

Unter Voraussetzung dieser physikalisch-technischen Möglichkeiten ergibt sich die Frage, inwiefern die MRI als nicht-invasives Verfahren die Arthroskopie in der Diagnose von Meniskusläsionen bzw. -degenerationen ergänzen oder ersetzen kann.

---

[1] Abteilung für Allgemein- und Unfallchirurgie, Heinrich-Heine-Universität, Moorenstraße 5, 40225 Düsseldorf
[2] Marien-Hospital Herne, Hölkerskampring 40, 44625 Herne
[3] Pathologisches Institut, Städtische Krankenanstalten Hildesheim, Weinberg 1, 31134 Hildesheim
[4] Chirurgische Abteilung, St.-Marien-Hospital Gelsenkirchen-Buer, Mühlenstr. 5–9, 45894 Gelsenkirchen

Klinische Studie

Fragestellung

Ziel dieser Studie ist eine Untersuchung der diagnostischen Zuverlässigkeit der MRI bei Patienten mit einer klinisch vermuteten Meniskusläsion. Hierzu wurden die MRI-Befunde von 50 Patienten anhand der arthroskopischen Diagnose im Rahmen einer prospektiven und kontrollierten klinischen Blindstudie überprüft.

Material und Methodik

50 konsekutive Patienten mit einer klinisch vermuteten Meniskusläsion wurden einer MRI und anschließend einer arthroskopischen Untersuchung unterzogen. Patienten mit einem posttraumatischen Hämarthros sowie einer klinisch evidenten Ligamentinstabilität waren von der Studie ausgeschlossen. Das Untersuchungskollektiv umfaßte 36 männliche und 14 weibliche Patienten mit einem Durchschnittsalter von 40,9 (16–69) Jahren.

Die MRI erfolgte in koronaren und sagittalen Schnittebenen mit einem 1,5 Tesla superkonduktiven Magneten. In der koronaren Ebene wurde eine Repetitionszeit (TR) von 500 ms bei einer Echozeit (TE) von 20 ms angewandt. Der Abstand der Tomographieebenen betrug 5 mm. Untersuchung in der sagittalen Ebene wurden im T2-gewichteten Bild bei einer TR von 2000 ms und einer TE von 20–80 ms durchgeführt.

Die arthroskopische Untersuchung erfolgte in Allgemein- oder Regionalanästhesie. Die Gelenkhöhle wurde mit einer elektrolytfreien Sorbit-Mannit-Lösung distendiert; anteromediale bzw. -laterale Gelenkzugänge dienten zur Einführung einer 30°-Stablinsenoptik bzw. einer Tastsonde.

Als Diagnosekriterien einer Meniskusdegeneration bzw. Ruptur waren für die MRI definiert (Abb. 1a–d):

- irreguläres Struktursignal von hoher Intensität,
- lineare Struktur erhöhter Signalintensität,
- Unterbrechung der typischen Dreieckstruktur,
- unscharfe Konturbegrenzung des Meniskus.

Die arthroskopische Diagnose war auf folgende Beurteilungskriterien gestützt (Abb. 1e–h):

- veränderte Farbe des Meniskus,
- zerfaserte Gelenkkante,
- pathologische Konsistenz bei Sondenpalpation.

Abb. 1a–h. Kriterien der Meniskusläsion im MRI- und arthroskopischen Befund. **a** Irreguläres Struktursignal von hoher Intensität, **b** lineare Struktur erhöhter Signalintensität, **c** Unterbrechung der typischen Dreieckstrukur, **d** unscharfe Konturbegrenzung der typischen Dreieckstruktur, **d** unscharfe Konturbegrenzung des Meniskus, **e** endoskopisch sichtbare und mit der Tastsonde nachweisbare Kontinuitätstrennung, **f** veränderte Farbe des Meniskus, **g** zerfaserte Gelenkkante, **h** pathologische Konsistenz bei Sondenpalpation

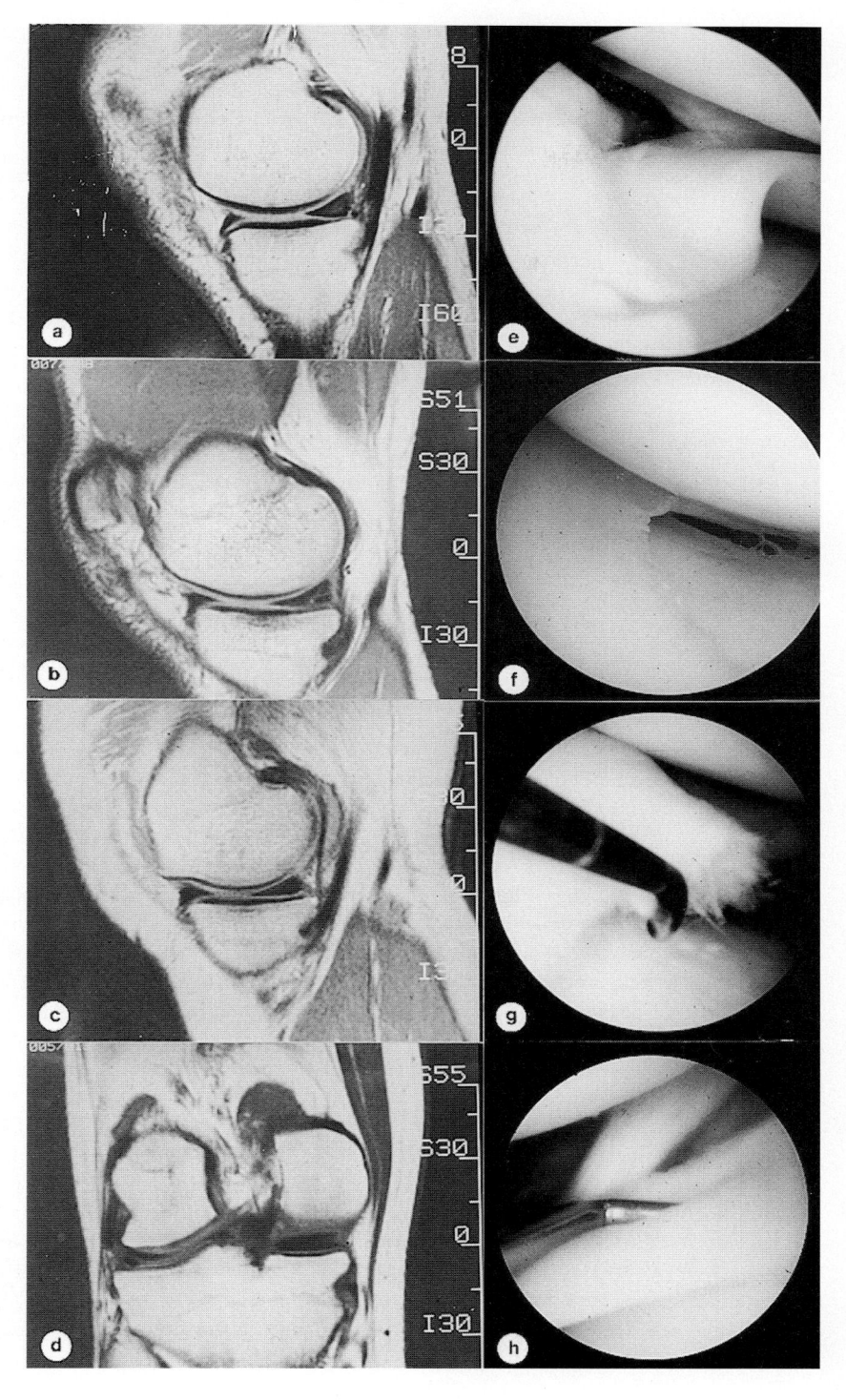

Die Kernspintomographie in der Diagnose von Meniskusläsionen   125

Die MRI wurde prospektiv von einem Radiologen ohne Kenntnis des klinischen Befunds ausgewertet. Um den Anforderungen eines prospektiven Doppelblindprotokolls zu genügen und eine methodische Unabhängigkeit zwischen dem Testverfahren und der Validierungsmethode zu gewährleisten, wurde der MRI-Befund weder dem Patienten noch dem Operateur vor Durchführung der Arthroskopie mitgeteilt.

Zur statistischen Analyse wurden der $\varkappa^2$-Test und der exakte Test nach Fischer herangezogen.

Ergebnisse

Die MRI weist sowohl am Innen- als auch am Außenmeniskus eine Gesamttreffsicherheit von 72% auf (Tabelle 1). In Anbetracht der zugrundeliegenden Kollektivgröße beträgt das 95%-Konfidenzintervall 64–79%.

Tabelle 1. Diagnostische Aussagekraft der MRI. Validierung anhand der arthroskopischen Diagnose

	Treffsicherheit	Sensitivität	Spezifität	Positiver Vorhersagewert	Negativer Vorhersagewert
Gesamt	72	88	57	66	83
Innenmeniskus	72	94	37	71	78
Außenmeniskus	72	78	69	58	85
Ruptur	78	64	83	60	86
Degeneration	67	47	72	28	85

Die hohe Sensitivität von 95% am Innenmeniskus belegt die gute Fähigkeit, vorhandene Meniskusläsionen zu erkennen. Demgegenüber ist die Spezifität mit 37% außerordentlich gering, womit ein Indiz für die Häufigkeit falsch-positiver Befunde gegeben ist. Am Außenmeniskus werden eine mäßige Sensitivität von 78% und eine Spezifität von 69% gefunden, was für einen etwa gleich hohen Anteil falsch-positiver und falsch-negativer Befunde spricht.

Bezogen auf die tomographische Diagnose einer Meniskusruptur ist mit 78% eine überdurchschnittliche Treffsicherheit festzustellen. Hierbei unterliegt die Sensitivität von 64% der Spezifität von 83%, womit die Wahrscheinlichkeit einer falsch-positiven Diagnose gering ist. Entsprechend ergeben sich ein positiver Vorhersagewert von 60 und ein negativer Vorhersagewert von 86%.

In bezug auf eine Diagnose von Meniskusdegenerationen besteht bei arthroskopisch kontrollierter Diagnose eine Gesamttreffsicherheit von 67% mit einer Sensitivität von 42% und einer Spezifität von 72%.

Die topographische Beziehung der verschiedenen Meniskussegmente zur MRI-Ebene gibt Anlaß zur Entstehung sog. Partialvolumeneffekte, die zu Fehlinterpretationen führen können. Eine separate Betrachtung der diagnostischen Fähigkeiten in der Pars anterior, intermedia und posterior führt zu erheblich differierenden Resultaten (Abb. 2). In der Pars intermedia von Innen- und Außenmeniskus findet sich eine bemerkenswert hohe Rate falsch-negativer Befunde. Die entsprechende Sensitivität von 23 bzw. 37% weicht signifikant von den Ergebnissen der übrigen Segmente mit durchschnittlich 74% ab ($p<0,01$). Dieses Ergebnis korreliert mit einer hohen Rate an tomographisch übersehenen Läsionen in der Pars intermedia.

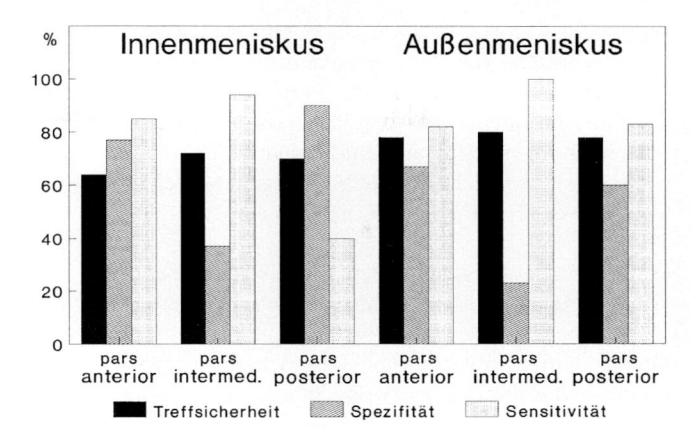

Abb. 2. Diagnostische Treffsicherheit der MRI in den verschiedenen Segmenten des Innen- und Außenmeniskus

Experimentelle Untersuchungen

Fragestellung

Endoskopische Verfahren sind naturgemäß nicht geeignet, radiologische Aussagen über interstitielle Meniskusdegenerationen zu validieren, sofern sich diese Alterationen nicht bis auf die Oberfläche des Meniskus erstrecken. Die vorliegende experimentelle Studie wurde unternommen, um die Bedeutung erhöhter interstitieller Signalintensitäten in der Diagnose von Meniskusdegenerationen zu untersuchen. Durch Korrelation eines Klassifikationsschemas zur Meniskusdegeneration auf MRI- und histologischer Ebene wird der Frage nachgegangen, in welchem Maße die MRI in Ergänzung zum endoskopischen Befund zuverlässige Aussagen über interstitielle Meniskusdegenerationen liefern kann.

Material und Methodik

30 Kniegelenke, die in Form von Sektionspräparaten zur Verfügung standen, wurden im Nativzustand kernspintomographisch in bezug auf Meniskusdegenerationen untersucht. Die Tomographie erfolgte hierzu in der axialen Ebene mit einer Echozeit (TE) von 11 ms und einer Repetitionszeit (TR) von 21 ms, in der sagittalen Ebene mit einer TE von 25–80 ms und einer TR von 800–2000 ms sowie in der koronaren Ebene mit einer TE von 25 ms und einer TR von 8000 ms.

Der Schweregrad einer Degeneration wurde in den MRI in Anlehnung an die von Stoller et al. [11] angegebenen Kriterien beurteilt (Abb. 3a–d):

Grad 0: unauffälliger Tomographiebefund,
Grad 1: punktförmige interstitielle Areale erhöhter Signalintensität,
Grad 2: flächenhafte Areale erhöhter Signalintensität,
Grad 3: lineare Struktur erhöhter Signalintensität mit Nachweis interstitieller Gefügestörungen.

Im Anschluß an die tomographische Untersuchung wurden die Gelenke eröffnet und der makroskopische Befund nach einem definierten Protokoll erfaßt. Nach Exzision der Menisken wurden in radiärer Schnittführung jeweils 2 Segmente aus der Pars anterior, der Pars intermedia und der Pars posterior gewonnen und zur lichtmikroskopischen Untersuchung mit Hämatoxilin-Eosin gefärbt.

Die mikroskopische Beurteilung degenerativer Veränderungen stütze sich auf die bei Copenhaver [2] definierten Kriterien (Abb. 3e–h):

Grad 0: mikroskopisch intaktes Meniskusgewebe,
Grad 1: Reduktion des schnittflächenbezogenen Anteils an Chondrozyten; umschriebene Herde muzinöser Degeneration,
Grad 2: bandförmige, ausgedehnte Areale muzinöser Degeneration,
Grad 3: Unterbrechung bzw. Zerstörung des faserknorpeligen Gefüges.

Anschließend wurden histologische und MRI-Einschätzungen der Degenerationsgrade von insgesamt 360 Einzeluntersuchungen gegenübergestellt.

Ergebnisse

Tabelle 2 gibt eine Übersicht über die Korrelation von tomographischem und histologischem Befund. Insgesamt bestand in 82,2% eine Übereinstimmung in der Beurteilung des Schweregrads degenerativer Veränderungen. In 12 Fällen entging eine histologische verifizierte Degeneration dem tomographischen Nachweis; 15mal wurde ein gesunder Meniskus in der Tomographie falsch-positiv beurteilt.

Tabelle 2. Korrelation der MRI-Beurteilung einer Meniskusdegeneration mit dem histologischen Befund

Histo/MRI	Grad 0	Grad 1	Grad 2	Grad 3
Grad 0	55	7	4	4
Grad 1	6	89	12	5
Grad 2	2	5	102	7
Grad 3	4	3	5	50

Abb. 3a–h. Kriterien der Meniskusdegeneration im MRI- und histologischen Befund. **a** Unauffälliger Tomographiebefund, **b** punktförmige interstitielle Areale erhöhter Signalintensität, **c** flächenhafte Areale erhöhter Signalintensität, **d** lineare Struktur erhöhter Signalintensität mit Nachweis interstitieller Gefügestörungen, **e** mikroskopisch intaktes Meniskusgewebe, **f** Reduktion des schnittflächenbezogenen Anteils an Chondrozyten und umschriebene Herde muzinöser Degeneration, **g** bandförmige, ausgedehnte Herde muzinöser Degeneration, **h** Unterbrechung bzw. Zerstörung des faserknorpeligen Strukturgefüges

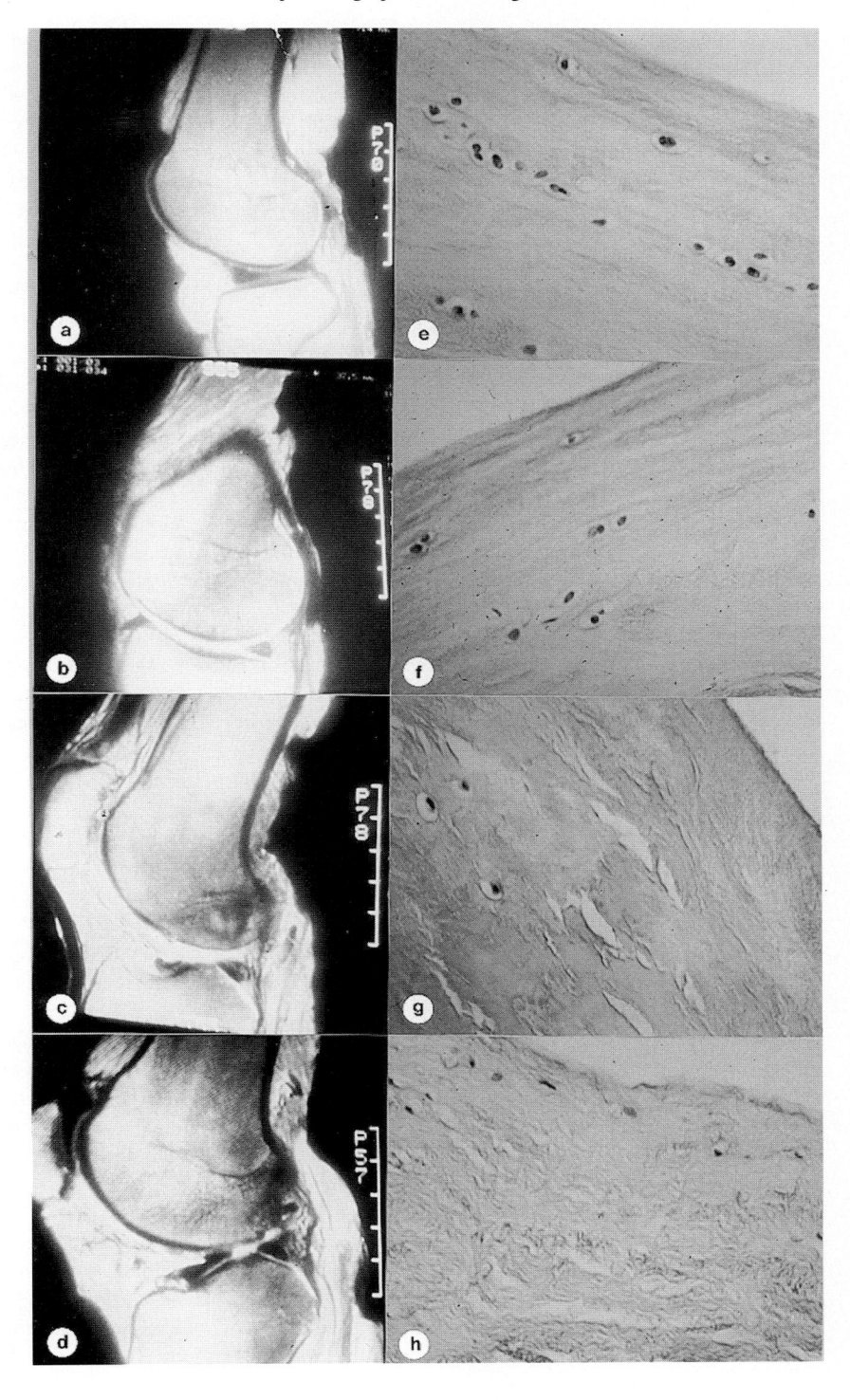

Die Kernspintomographie in der Diagnose von Meniskusläsionen 129

Das Ausmaß degenerativer Veränderungen wurde in der Tomographie in 39 Fällen überschätzt und in 25 Untersuchungen zu gering eingestuft.

Bezogen auf die Diagnose interstitieller Degenerationen resultiert hiermit eine diagnostische Treffsicherheit von 82,2% mit einer Spezifität von 78,6 und einer Sensitivität von 95,9%. Hierbei besteht ein positiver Vorhersagewert von 94,9 und ein negativer Vorhersagewert von 82,1%. Verglichen mit der Diagnose einer Meniskusruptur kann eine signifikant bessere Aussagekraft der MRI für degenerative Strukturveränderungen belegt werden ($p < 0{,}01$).

Diskussion

Die aus der vorliegenden klinischen Studie resultierende Treffsicherheit der MRI in bezug auf Meniskusläsionen von 72% liegt geringgradig unter den von Reicher et al. und Manco et al. berichteten Ergebnissen [7, 9]. Wesentliche Unterschiede in der diagnostischen Validität an Innen- und Außenmeniskus ergaben sich dabei nicht. Während aus Studien von Reicher et al. ein negativer Vorhersagewert von 100% resultiert, geht aus Untersuchungen von Manco et al. ein Wert von 80,5% hervor, der weitgehend mit unserem Resultat von 83% übereinstimmt [7]. Eine vergleichende Interpretation dieser Daten ist nur unter Vorbehalt möglich, da nicht alle Tomographiebefunde durch eine arthroskopische Diagnose validiert wurden.

Die erheblich variierende Sensitivität in den einzelnen Meniskussegmenten ist in wesentlichem Maße technischen Mängeln in der exakten Einstellung der sagittalen und koronaren Schnittebene zuzuschreiben. Zur Verbesserung der diagnostischen Qualität ist eine exakte Lagerung des Gelenks in verschiedenen Positionen bei dreidimensionalen Tomographieebenen ohne Interslice-Gaps aussichtsreich [13].

Die Diskrepanz in der geringen Zuverlässigkeit der MRI in bezug auf Meniskusdegenerationen in der klinischen Studie zur signifikant höheren Aussagekraft in der experimentellen Analyse spiegelt das Problem der Validierung interstitieller Strukturveränderungen durch die arthroskopische Untersuchung wider. Burk et al. beschrieben 1986 fokale Areale erhöhter Signalintensität innerhalb des Meniskus und interpretierten diese Befunde als myxomatöse Degenerationen [1]. Stoller et al. entwickelten auf dieser Grundlage ein Gradingsystem für die MRI-Einschätzung von Meniskusdegenerationen und beschrieben nach Untersuchungen an 12 Menisken eine gute Korrelation zum histomorphologischen Befund [11].

Aus den vorliegenden experimentellen Untersuchungen, die auf der Grundlage definierter Kriterien und einer zur statistischen Validierung ausreichenden Anzahl von Einzeluntersuchungen basieren, geht übereinstimmend mit den ersten Ergebnissen von Stoller eine gute Korrelation hervor. Hiermit ist anzunehmen, daß die MRI mit der für klinische Anwendungen gebotenen Genauigkeit in der Lage ist, zuverlässige Aussagen über strukturelle Degenerationen der Meniskussubstanz zu machen.

Darüber hinaus erfordert eine klinische Anwendung dieser diagnostischen Fähigkeit eine kritische Abwägung pathologisch relevanter Degenerationen von altersbedingten Strukturveränderungen. Mit der 3. Lebensdekade stellen sich regelhaft Degenerationsvorgänge am Meniskus ein, die durch Reduktion der Elastizität zur Ruptur disponieren. Smillie, Ferrer-Roca und Vialta konnten in Autopsiepräparaten neben einer alterungsbedingten Rigiditätszunahme Ansammlungen myxoiden Materials im Zentrum des Meniskus (im Bereich der sog. „middle perforating bundles") feststellen [3, 10]. Die Prädilektion degenerativer Veränderungen im Zentrum des Meniskus konnte auch in unseren MRI-Untersuchungen bestätigt werden und ist möglicherweise durch die dort im höchsten Maße wirksam werdenden Scherkräfte zu interpretieren. Eine klinische Bedeutung dieses Befunds könnte nach Untersuchungen von Tasker in der Rolle muzinöser Veränderungen als obligate Voraussetzung degenerativer Horizontalrupturen begründet sein [14].

Schlußfolgerungen

Die MRI kann gegenüber der Arthroskopie keinen klinisch relevanten Beitrag zur Diagnose von Meniskusrupturen leisten. Interstitielle Degenerationen, die naturgemäß arthroskopisch nicht zu erfassen sind, werden mit einer hohen Zuverlässigkeit diagnostiziert, so daß die MRI in speziell selektierten Fällen, wie z.B. in der Verlaufskontrolle nach Meniskusnaht, in Ergänzung zur Arthroskopie wichtige Aufschlüsse über die interstitielle Konsistenz des Meniskus liefern könnte. In der praktischen Anwendung bedarf dieser Befund als Grundlage des therapeutischen Entscheidungsprozesses jedoch einer kritischen Wertung, die neben der Allgemeindisposition des Patienten den klinischen und arthroskopischen Befund einzubeziehen hat.

Literatur

1. Burk DL, Kanal E, Brunberg JA, Johnstone GF, Swensen HI, Wolf GL (1986) 1.5-T surface coil MRI of the knee. AJR 147: 293
2. Copenhaven WM, Kelly D, Wood RL (1978) Bailey's textbook of histology, 17th edn. Williams & Wilkins, Baltimore, pp 170–178
3. Ferrer-Roca O, Vialta C, (1980) Lesions of the mensicus, part I: Macroscopic and histologic findings. Clin Orthop 146: 289
4. Gillquist J, Hagberg G (1978) Findings at arthroscopy and arthrography in knee injuries. Acta Orthop Scand 49: 398
5. Klein W, Kurze V (1986) Arthroscopic arthropathy: Iatrogenic arthroscopic joint lesions in animals. Arthroscopy 2: 163
6. Löhnert J, Raunest J (1986) Die Arthroskopie des Kniegelenks: Eine Analyse aus 3500 Arthroskopien. Orthop Prax 23: 8
7. Manco LG, Lozman J, Coleman ND, Cavanaugh JH, Bilfield BS, Dougherty G (1987) Noninvasive evaluation of knee meniscal tears: Preliminary comparison of MR imaging and CT. Radiology 163: 727
8. Raunest J, Löhnert J (1990) Intra- und postoperative Komplikationen der arthroskopischen Operation am Kniegelenk. Orthopäde 19: 117
9. Reicher MA, Hartzmann S, Duckwiler GR, Bassett GR, Anderson LW, Gold RH (1986) Menical injuries: Detection using MR imaging. Radiology 159: 753
10. Smillie IS (1974) Diseases of the knee joint. Churchill Livingstone, New York
11. Stoller DW, Martin C, Crues JV, Kaplan L, Mink JH (1987) Meniscal tears: Pathologic correlation with MR imaging. Radiology 163: 731
12. Tamm J (1978) Ergebnisse und Aussagewert der Arthroskopie am Kniegelenk. Unfallchirurg 4: 153
13. Tyrrell RL, Gluckert K, Pathria M, Modic MT (1988) Fast three-dimensional MR imaging of the knee: Comparison with arthroscopy. Radiology 166: 865
14. Watt I, Tasker T (1980) Pitfalls in double contrast knee arthrography. BR J Radiol 53: 257

Vergleich von Kernspintomographie und Arthroskopie nach Kreuzbandersatzplastiken

Ch. Jürgens[1], R. Maas[2], H.-R. Kortmann[1], J.H. Schultz[1] und D. Wolter[1]

Einleitung

Die diagnostische Wertigkeit der Kernspintomographie (MRI) für die Beurteilung von Kreuzbandverletzungen hat in den letzten Jahren wesentlich an Bedeutung gewonnen [1, 6, 7]. Das Verfahren erlaubt eine differenzierte Darstellung der Kniebinnenstrukturen ohne Strahlenbelastung; die Risiken einer invasiven Diagnostik entfallen. Die Aussagekraft der MRI hinsichtlich der Beurteilung von Kreuzbandläsionen und Kreuzbandrekonstruktionen wird in mehreren Untersuchungen übereinstimmend als hoch eingeschätzt [1–4, 8, 10]. Dabei wurden die Befunde jeweils nur vereinzelt arthroskopisch kontrolliert.

Von besonderem Interesse nach plastischem Ersatz des vorderen Kreuzbands (VKB) ist für Patient und Operateur der Nachweis einer Kontinuität des Transplantats, v.a. aber dessen qualitative und funktionelle Beschaffenheit. Es werden daher im folgenden die klinischen Nachuntersuchungsergebnisse von Patienten nach Patellarsehnenplastik des VKB den MRI- und arthroskopischen Befunden gegenübergestellt.

Patienten

Von 1988 bis 1992 wurden 35 Patienten nach Kreuzbandoperationen klinisch und kernspintomographisch kontrolliert (Tabelle 1). Etwa die Hälfte dieser Patienten war in anderen Krankenhäusern versorgt worden, wodurch sich die Vielfalt der Operationsverfahren erklärt. Die Ergebnisse der klinischen und der MRI-Befunde bei den 12 Probanden nach Patellarsehnenplastik (bone-tendon-bone) konnten durch eine „Second-look-Arthro-

Tabelle 1. MRI-Nachuntersuchungen nach Kreuzbandoperationen 1988–1992

	n
Kreuzbandnaht	5
Kreuzbandreinsertion	14
Patellarsehnenplastik	12
Semitendinosusplastik	2
Grazilisplastik	2

---

[1] BG-Unfallklinik Hamburg, Bergedorfer Str. 10, 21033 Hamburg
[2] Radiologische Klinik des Universitätskrankenhauses Hamburg-Eppendorf, Martinistr. 50, 20251 Hamburg

skopie" überprüft werden. Es handelte sich um 8 Männer und 4 Frauen, deren durchschnittliches Alter 27,6 Jahre (14–59 Jahre) betrug. Zwischen operativer Versorgung und der Nachuntersuchung lagen im Mittel 21 Monate (12–70 Monate).

Methodik

Die Nachuntersuchung der Patienten umfaßte eine prä- und intraoperative klinische Untersuchung, die „Second-look-Arthroskopie" und die MRI. Als klinische Parameter wurden die Stabilität, die Gelenkbeweglichkeit und die Umfangmaße im Seitenvergleich erfaßt. Die Überprüfung der Stabilität erfolgte mit dem Lachmann- und dem vorderen Schubladentest [3, 5, 9]. Ein harter Anschlag bei diesen Untersuchungen wurde als Zeichen für ein intaktes Transplantat gewertet. Die vordere Schublade gab darüber hinaus einen Anhalt für den Schweregrad der Instabilität, unabhängig von der Art des Anschlags. Eine vordere Schublade bis 0,5 cm wurde als Instabilitätsgrad I, bis 1 cm als Grad II und über 1 cm als Grad III beschrieben. Bewegungseinschränkungen wurden als Beuge- oder Streckdefizit gegenüber der unverletzten Seite dokumentiert. Als indirektes Kriterium für eine Muskelminderung wurden Differenzen der Umfangmaße der Oberschenkel 10 und 20 cm über dem inneren Gelenkspalt festgehalten. Darüber hinaus wurden subjektive Angaben über Instabilitätsgefühl und Bewegungsschmerz erfaßt.

Die Arthroskopie wurde in Intubationsnarkose oder Regionalanästhesie mit Blutsperre, Beinhalter und flüssigem Medium durchgeführt. Verwendet wurden Chipkameras und für die Videodokumentation U-Matic-Systeme. Das Transplantat wurde unter arthroskopischer Sicht mit dem vorderen Schubladentest und der Häkchensondierung hinsichtlich seiner Kontinuität und Stabilität beurteilt.

In einem zeitlichen Abstand von 1–3 Wochen nach der Arthroskopie erfolgte die MRI mit einem 1,5-Tesla-Gyrosan S 15 (Philips). Dabei wurde eine Oberflächenspule mit einer Resonanzfrequenz von 65 MHz verwendet. Die Meßmatrix betrug 256 x 256 Pixel, der Pixelabstand und damit die theoretische Ortsauflösung je nach Zoomfaktor bis zu 0,8 mm. Zur Darstellung kamen Schichten mit einer Dicke von 2–3 mm bei einem Schichtabstand (gap) von 0,3 mm (~10%). Untersucht wurde im Spin-Echo-Mode T1-gewichtet mit einer Repetitionszeit (TR) von 450–650 ms und einer Echodelayzeit (TE) von 20–30 ms und im Spin-Echo-Mode T2-gewichtet (TR = 2000 ms, TE = 100 ms). In einigen Fällen wurde die Untersuchung durch Gradientenecho FFE-T2 (15 Grad, TR 300 ms, TE 30 ms) ergänzt.

Das Knie wurde in der Spule in leichter Außenrotation (10°) und Beugung (5–15°) gelagert. Es wurden sagittale, transversale und bei einigen Patienten auch koronare Schichten angefertigt. Zusätzlich wurden bei allen Untersuchungen nicht-orthogonale Schichten in gewinkelten, dem Transplantatverlauf entsprechenden Ebenen erstellt [12]. Die Untersuchungsdauer betrug 1–2 h. Die Befundung wurde zunächst ohne Kenntnis des Arthroskopieergebnisses vorgenommen und später anhand der Videoaufzeichnung durch eine gemeinsame kritische Auswertung durch den Radiologen und den Operator überprüft.

Ergebnisse

Klinische Befunde

6 Patienten gaben keine Beschwerden an, 2 klagten über Bewegungsschmerzen bei endgradiger Streckung, und in 4 Fällen bestand ein Instabilitätsgefühl. Die klinischen Befunde (Tabelle 2) zeigten bei 5 Patienten eine Bewegungseinschränkung, dabei 2mal ein endgradiges Streckdefezit von 5°. Eine vordere Schublade Grad I und Grad II wurde jeweils bei 3 Probanden gefunden, in 2 Fällen zeigte sich eine Instabilität Grad III. Der Lachmann-Test ließ in einen Fall einen festen Anschlag vermissen. Umfangdifferenzen am Oberschenkel bestanden ebenfalls bei mehr als der Hälfte der Untersuchten; 4 Patienten hatten keine Bewegungseinschränkung, keine vermehrte Schublade und keine meßbare Muskelminderung.

Tabelle 2. Klinische Befunde und Arthroskopieergebnisse

Klinisch		Arthroskopisch		
Bewegungseinschränkung		Stabil	Gedehnt	Defekt
Bis 10° Beugung	4	2	2	0
Bis 20° Beugung	1	1	0	0
Bis 5° Streckung	2	0	2	0
Vordere Schublade				
Bis 5 mm	3	2	1	0
Bis 10 mm	3	0	3	0
Über 10 mm	2	0	1	1
Muskelminderung				
Bis 2 cm	3	2	1	0
Über 2 cm	4	0	3	1
„Normalbefund"	4	4	0	0

Kontrollarthroskopie

Bei den Kontrollarthroskopien konnte eine intakte, allenfalls gering gedehnte, aber funktionsfähige Bandplastik (Abb. 1) in 7 Fällen nachgewiesen werden; 4mal fand sich eine deutliche Dehnung des Bandersatzes bei erhaltener Kontinuität (Abb. 2). Bei einem Patienten ließ sich ein proximal abgelöster, am hinteren Kreuzband (HKB) narbig fixierter Transplantatstumpf (Abb. 3) darstellen. Mit diesem Befund korrelierte auch das klinische Untersuchungsergebnis einer vorderen Schublade Grad III ohne festen Anschlag mit einem deutlichen muskulären Defizit.

Vergleich von Kernspintomographie und Arthroskopie nach Kreuzbandersatzplastiken   135

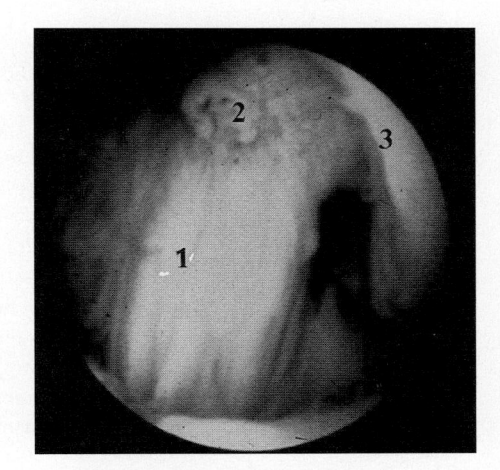

Abb. 1. Intaktes Patellarsehnentransplantat (*1*) nach Entfernung von aufliegendem Narbengewebe (*2*). Sicht auf die proximale Insertion an der lateralen Femurkondyle (*3*)

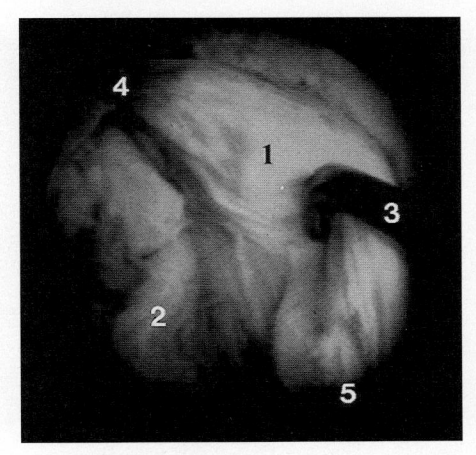

Abb. 2. Gedehnter (*1*), teilweise degenerierter (*2*) Bandersatz bei Tasthakensondierung (*3*), *4* proximale, *5* distale Insertion

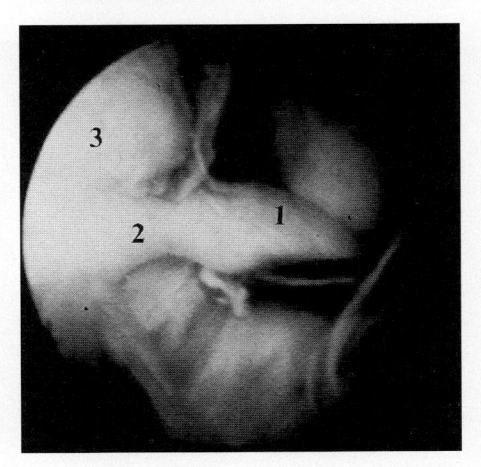

Abb. 3. Proximal desinerierter Transplantatstumpf (*1*) mit narbiger Anheftung (*2*) am HKB (*3*)

MRI

Die Darstellung der Bandstrukturen in der MRI ist entscheidend abhängig von den gewählten Untersuchungsparametern. In T1-gewichteten Aufnahmen stellen sie sich als dunkler, signalarmer, kontinuierlicher Strang dar. Flüssigkeitsansammlungen, wie beispielsweise ein seriöser Erguß oder Fettgewebe, weisen eine höhere Signalintensität auf. Das VKB ist aufgrund des umgebenden Synovialschlauchs und Fettgewebes in der Signalgebung inhomogener als das HKB, wodurch bei der Beurteilung Fehldeutungen möglich sind [2, 6, 11]. In der T2-gewichteten Darstellung oder einer gemischten T1/T2-Gewichtung lassen sich die Bandstrukturen deutlicher von Flüssigkeitsansammlungen abgrenzen. Allerdings führt diese Gewichtung insgesamt zu etwas undeutlicheren Bildern. T2-gewichtete Signalanhebungen, also Aufhellungen im Verlauf des Bands, sind Hinweis für eine Alteration und damit häufig Zeichen eines degenerativen Schadens bis hin zur Banddehnung. Läßt sich in mehreren benachbarten Schichten die Kontinuität infolge ausge-

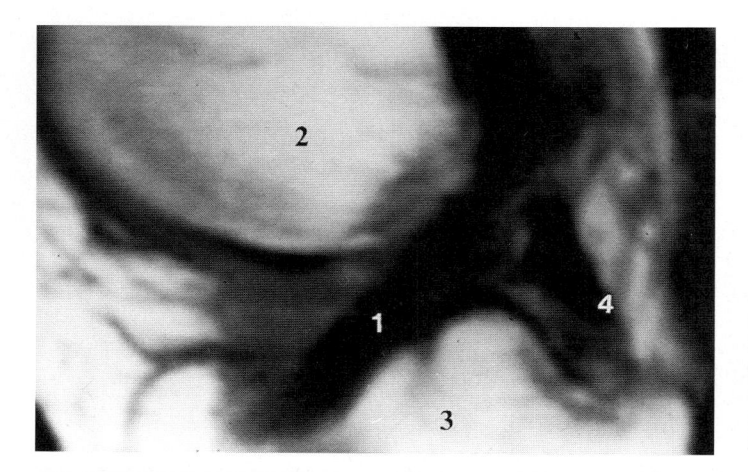

Abb. 4. Darstellung des Patellarsehnentransplantates (*1*) in der MRI als signalarmer dunkler Strang (*2* Femurkondyle, *3* Tibiakopf, *4* HKB)

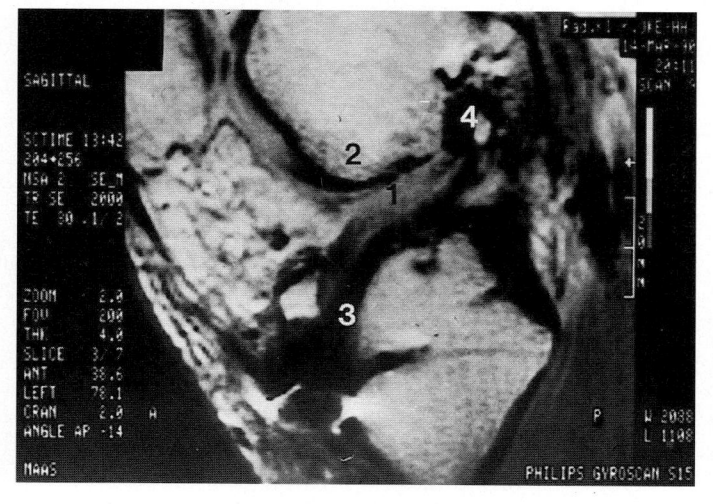

Abb. 5. Signalanhebung im Transplantatverlauf (*1*) korrespondierend zur Notch (*2*). Bohrkanal im Tibiakopf (*3*) und Eintritt in die laterale Femurkondyle (*4*)

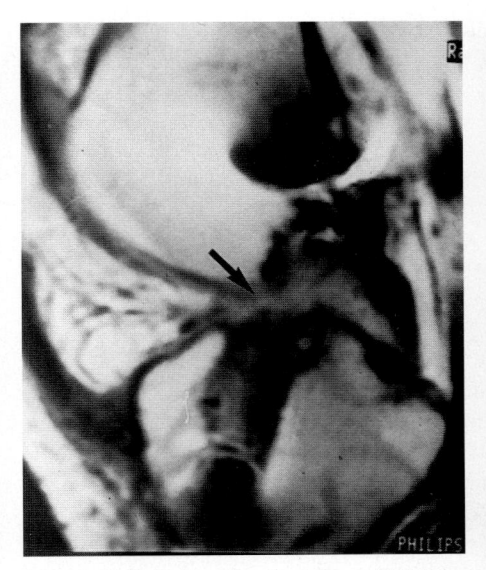

Vergleich von Kernspintomographie und Arthroskopie nach Kreuzbandersatzplastiken 137

Abb. 6. Vollständige Signalanhebung (*Pfeil*) im Transplantatverlauf

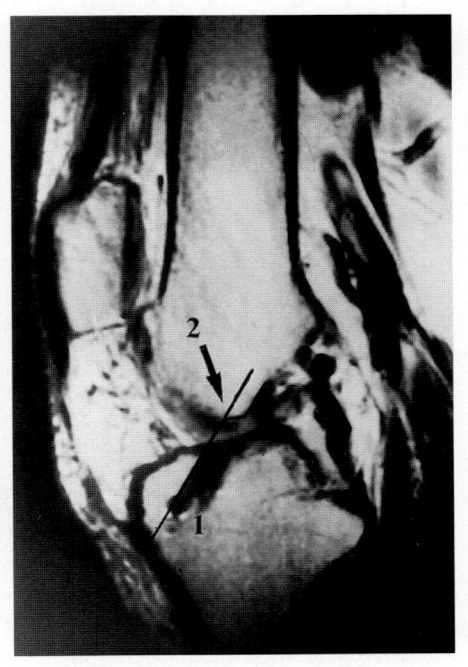

Abb. 7. Zu weit ventral gelegener tibialer Bohrkanal (*1*) und nicht ausreichende Erweiterung der Notch (*2*) bewirken ein Abscheren des Transplantats (*Pfeil*) mit Signalanhebung.

dehnter Signalanhebung nicht mehr erkennen, so spricht dies auch für die Aufhebung der Kontinuität des Bandersatzes.

Bei den MRI-Untersuchungen war die Bandplastik in 7 Fällen als kräftiger signalarmer Strang (Abb. 4) mit typischem Verlauf abgrenzbar; 3mal wurden umschriebene Signalanhebungen im vorderen unteren Anteil des Transplantats korrespondierend zur Notch gesehen (Abb. 5). Bei 2 Patienten ließ sich der Bandersatz infolge ausgedehnter Signalanhebung nicht nachweisen (Abb. 6).

Bei einem weiteren Patienten wurde der MRI-Befund fälschlicherweise als vollständige Kontinuitätsunterbrechung des Bandersatzes gedeutet. Dies entspricht einer Spezifität dieser Untersuchungsmethode von 1,0, einer Sensitivität von 0,91 und einer Konkordanzrate von 0,92.

Bei einem Versatz der vorderen Begrenzung des tibialen Bohrkanals zum Dach der Fossa intercondylaris bei Streckung des Kniegelenks wurden jeweils Signalanhebungen des Transplantats (Abb. 7) beobachtet.

Im Vergleich zu den Arthroskopieergebnissen (Tabelle 3) waren die MRI-Befunde in 11 Fällen korrekt (10mal richtig-positiv, einmal richtig-negativ). Bei diesen Patienten fand sich arthroskopisch eine Dehnung bzw. Aufhebung der Kontinuität des Bandersatzes und klinisch in 2 Fällen eine endgradige Streckhemmung.

Tabelle 3. MRI-Befunde und Arthroskopieergebnisse

NMR-Signal		Arthroskopisch	
	Stabil	Gedehnt	Defekt
Normal	7	7	0	0
Partiell angehoben	3	0	3	0
Nicht abgrenzbar	2	0	1	1

Diskussion

Die Second-look-Arthroskopie zur Beurteilung des Kniegelenks nach VKB-Ersatz ist eine invasive Diagnostik mit allen Risiken einer Operation und Narkose. Die bildgebenden Verfahren der Röntgendiagnostik sind strahlenbelastend, teilweise invasiv, und – wie auch die Sonographie – bisher in ihrer Aussagekraft unbefriedigend. Die arthroskopisch kontrollierten MRI-Untersuchungen nach Kreuzbandoperationen wurden durchgeführt, um Erfahrungen zu sammeln, inwieweit diese nicht-invasive Methode als Kontrolldiagnostik die Entscheidung über das weitere Vorgehen beeinflussen kann. Funktionell und anatomisch intakte Patellarsehnentransplantate ließen sich in mehreren Studien mit Hilfe der MRI sicher nachweisen [1, 6, 8]. Umschriebene und ausgedehnte Signalanhebungen korrelieren häufig mit einer funktionellen Insuffizienz des Bandersatzes.

Bei der noch sehr geringen Patientenzahl dieser Untersuchung ist eine zurückhaltende Bewertung der Sensitivität und Spezifität der Methode angebracht. Fehlermöglichkeiten in der Beurteilung ergeben sich durch das uneinheitliche Signalverhalten der Bandplastik. Die Signalgebung wird beeinflußt durch den synovialen Überzug, z.B. durch zur Transplantatdeckung verwendete Synovialislappen, durch umgebendes Narbengewebe oder inhomogene Ergußverteilung. Auch können diskrete Bewegungen des Patienten bei der Untersuchung zu Fehlinterpretationen führen. Weitere Einschränkungen in der Beurteilbarkeit von postoperativen MRI-Befunden ergeben sich durch kleinste Metallabriebpartikel, die zu erheblichen Auslöschphänomenen führen (Abb. 8). Liegen in unmittelbarer Nähe des Transplantats Metallimplantate, machen diese eine MRI-Befundung unmöglich.

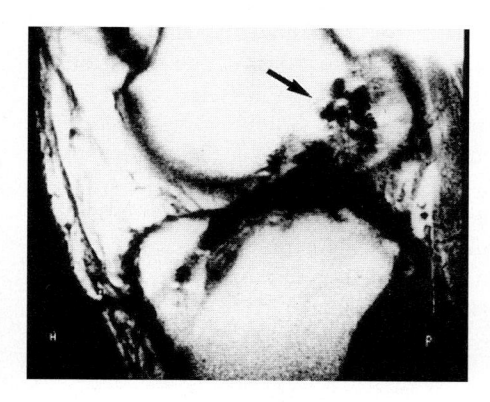

Abb. 8. Mikroskopisch kleine Metallabriebpartikel führen zu erheblichen Auslöschphänomenen (*Pfeil*) im MRI.

Howell et al. [4] sehen in einer Signalanhebung im vorderen Anteil des Transplantats korrespondierend zur Notch einen Hinweis für ein Impingement, das sich frühestens 3 Monate nach der bandplastischen Versorgung zeigt. Als klinisches Zeichen imponiert – allerdings nicht immer – eine schmerzhafte Streckhemmung. Die arthroskopische Kontrolle ist wegen der eingeschränkten Beurteilbarkeit des Transplantats in Streckstellung problematisch. Eine frühzeitige Erweiterung der Notch kann die Impingementsymptomatik und auch die Signalanhebung beseitigen [4]. Andererseits sind Signalanhebungen des Transplantats im Verlauf der ersten postoperativen Monate auch als Zeichen des „physiologischen" Umbaus des Bandersatzes zu sehen. Diese betreffen aber immer das ganze Transplantat und nicht nur einen umschriebenen Bereich. Dennoch ist eine Abgrenzung physiologischer und pathologischer Befunde ebenso wie eine Einteilung der Bandläsion nach MRI-Kriterien problematisch, da die Übergänge im Signalverhalten fließend sind. Daher ist auch die klinische Relevanz der MRI nach Kreuzbandersatzplastiken bisher noch zurückhaltend einzuschätzen. Eine Indikation kann im Einzelfall bestehen

– zur nicht-invasiven Kontrolle der postoperativen Situation in der Frühphase, auch zur gleichzeitigen Darstellung des Bandersatzes und der Topographie der Bohrkanäle,
– zur Ergänzung klinischer Befunde bei Kontraindiaktionen für eine Rearthroskopie,
– bei speziellen Fragen der Begutachtung.

Die funktionelle Belastbarkeit eines Transplantats läßt sich heute durch klinischen Befund und Arthroskopie noch eindeutig besser nachweisen. Die MRI hat aber durch die Verbesserung der Hardware und Software (dreidimensionales Volumenscanning) gegenüber anderen bildgebenden Verfahren einen wesentlich höheren Stellenwert bekommen. Eine Konkurrenz für die diagnostische Arthroskopie wird sie erst, wenn die Geräteentwicklung auch eine Funktionsdiagnostik ermöglicht.

Zusammenfassung

Die klinischen und MRI-Befunde von 12 Patienten nach Rekonstruktion des vorderen Kreuzbands durch Patellarsehnenersatz werden den arthroskopischen Befunden gegenübergestellt. Bei klinisch stabilem Bandersatz und bei Instabilitäten des Schweregrades I und II läßt sich in der MRI eine Bandstruktur ohne bzw. mit umschriebener Signalanhebung erkennen. Die Kontrollarthroskopie bestätigt diese Befunde durch Nachweis eines festen oder gedehnten Transplantats. Bei vorderer Schublade Grad III wird bei 2 Patienten eine Bandstruktur bei vollständiger Signalanhebung in der MRI nicht dargestellt, arthroskopisch wird aber einmal ein erheblich gedehntes, aufgefasertes Transplantat gesehen. Der Nachweis einer Bandkontinuität durch die MRI hat in dieser Untersuchung eine höhere Aussagekraft als die fehlende Darstellung des Bandersatzes (Spezifität 1,0, Sensitivität 0,91). Signalanhebungen sind bei funktioneller Insuffizienz immer zu sehen. Sie können auch als frühes diagnostisches Merkmal eines Impingement beobachtet werden. Zusätzliche klinische Relevanz hat die MRI durch die nicht-invasive Beurteilbarkeit von Sekundärschäden an Knorpel und Menisken. In der funktionellen Diagnostik ist sie aber der klinischen Untersuchung und der Arthroskopie noch eindeutig unterlegen.

Literatur

1. Barronian AD, Zoltan JD, Bucon KA (1989) Magnetic resonance imaging of the knee: correlation with arthroscopy. Arthroscopy 5: 187–191
2. Fezoulidis I, Neuhold A, Wicke L, Sim T, Dimopoulos I (1989) MRT bei Zustand nach Augmentationsplastiken am vorderen Kreuzband mit Kohlenstoffasern. Radiologe 29: 550–553
3. Haller W, Gradinger R, Reiser M (1986) Ergebnisse der magnetischen Resonanz (MR)-Tomographie bei der Nachuntersuchung von Kreuzbandtransplantaten. Unfallchirurg 89: 375–379
4. Howell SM, Clark JA, Farley TE (1992) Serial magnetic resonance study assessing the effects of impingement on the MR image of the patellar tendon graft. Arthroscopy 8/3: 350–358
5. Hughston JC, Andrews JR, Cross MJ, Morscher A (1976) Classification of knee ligament instabilities. J Bone Joint Surg [Am] 58: 159
6. Jerosch J, Assheuer J (1992) Kernspintomographie als konkurrierendes Verfahren zur diagnostischen Arthroskopie an Knie- und Schultergelenk. Arthroskopie 5: 102–114
7. Kelly MA, Flock TJ, Kimmel JA, Kiernan HA, Singson RS, Starron RB, Feldman F (1991) MR Imaging of the knee: clarification of its role. Arthroscopy 7/1: 78–85
8. Moeser P, Bechthold RE, Clark T, Rovere G, Karstaedt N, Wolfman N (1989) MR imaging of anterior cruciate ligament repair. J Comput Assist Tomogr 13/1: 105–109
9. Müller W (1982) Das Knie. Springer, Berlin Heidelberg New York
10. Sim E, Wicke L, Neuhold A, Fezoulidis I (1989) Vergleich der Aussagekraft von Magnetresonanztomographie und Computertomographie bei der Nachuntersuchung von Augmentationsplastiken mit Kohlefaserbändern am vorderen Kreuzband. Unfallchirurgie 15/3: 152–161
11. Soudry M, Lanir A, Angel D, Roffman M, Kaplan N, Mendes DG (1986) Anatomy of the normal knee as seen by magnetic resonance imaging. J Bone Joint Surg [Br] 68/1: 117–120
12. Vellet AD, Marks P, Fowler P, Munro T (1989) Accuracy of nonorthogonal magnetic resonance imaging in acute disruption of the anterior cruciate ligament. Arthroscopy 5/4: 287–293

Diskussion

Glinz: Herr Jerosch, Sie haben die Grenzen der einzelnen Methoden und ihre Vorteile aufgezeigt. Man muß aber doch 2 Dinge berücksichtigen: Wenn wir arthroskopisch operieren können, so können wir doch bei entsprechendem klinischen Hinweis auch die Diagnose arthroskopisch stellen. Und der zweite Punkt ist, daß es doch wohl nicht angeht, daß wir vor jeder Operation die gesamte Palette der diagnostischen Untersuchungsmethoden ausschöpfen, um jede nur verfügbare Information zu bekommen. Hier möchte ich Sie ganz konkret fragen: Sie haben einen Patienten mit rezidivierender Schulterluxation. Sie möchten ihn operieren, und die Indikation ist hier auch gegeben. Welche Untersuchungen führen Sie dann unbedingt vor der Operation durch? Nicht im Rahmen einer Studie, sondern für den täglichen Bedarf.

Jerosch: Sie haben die Frage schon eingegrenzt, wenn Sie die posttraumatische rezidivierende Luxation ansprechen. Mein Thema war die Schulterinstabilität, und dieses ist ein Sammelbegriff wie beispielsweise PHS oder Impingement. Wir müssen also feststellen, was für eine Art von Schulterinstabilität vorliegt: nach vorne oder hinten, multidirektional, posttraumatisch oder nicht posttraumatisch.

Bei einem jungen, sportlich aktiven und ambitionierten Patienten mache ich Nativröntgendiagnostik, um die knöchernen Begleitverletzungen darzustellen. Routinemäßig mache ich eine Ultraschalluntersuchung, um die Hill-Sachs-Läsion darzustellen. Dann kläre ich das operative Vorgehen ab. Ist der Patient auch mit einer offenen Operation einverstanden, so mache ich keine weitere Diagnostik. Wünscht er aber ausschließlich eine arthroskopische Operation, dann lege ich Wert auf eine Bildgebung, die das Labrum noch einmal darstellt, die zeigt, wie groß die Tasche vorne ist. Nur in diesen Fällen würde ich eine weitergehende Diagnostik verlangen. In den meisten Fällen komme ich ohne diese Untersuchungen aus.

Kinast: Wir müssen uns aber der Frage stellen, welche Untersuchungen wir bei denjenigen Patienten verordnen, bei denen wir zusätzliche Informationen brauchen. Verordnen wir Luftarthro-CT, Kontrastmittelarthro-CT, Nativ-MR oder MR-Arthrographie?

Jerosch: Diese Frage ist sehr stark vom Radiologen abhängig. Hat ein Radiologe mit der MR-Tomographie sehr große Erfahrung, insbesondere auch am Schultergelenk, dann sind so sicherlich die Informationen zu bekommen, die benötigt werden. Sonst ist auch das CT-Arthrogramm eine sichere Methode, mit der viele Radiologen schon Erfahrung haben.

142 Diskussion

Kinast: Nach meiner Erfahrung reicht die Nativ-MR-Diagnostik im Bereich der Schulter nicht aus, wenn es um Instabilitäten geht. Denn was wir wissen wollen, ist ja etwas über die Kapseltasche: Ist das Labrum zerrissen oder noch fixiert? Und das kann man nur erkennen, wenn man die Strukturen durch eine Erhöhung des Innendruckes voneinander löst.

Jerosch: Ich glaube, daß wir mit der „short time inversion recovery" diese Frage lösen können.

Wolter: Wir haben vor kurzem einmal bei einer Instabilität im Bereich der HWS Funktionsaufnahmen mit der Kernspintomographie gemacht, und es war erstaunlich, welche Aussagekraft diese Diagnostik hatte. Über die Befunde der Kernspintomographie im Bereich des Schultergelenkes bin ich enttäuscht. Gibt es denn Erfahrungen mit Funktionsaufnahmen im Bereich des Schultergelenkes?

Jerosch: Wir haben es am Schultergelenk versucht. Wesentlich mehr Erfahrung gibt es im Bereich des Kniegelenkes. Allerdings wurden diese Untersuchungen am Leichenknie durchgeführt, und zwar deshalb, weil diese Untersuchungen stundenlang dauern und daher einem Patienten kaum zumutbar sind. An der Schulter gibt es noch ein zusätzliches Problem: Die Röhre hat einen Durchmesser von ca. 60 cm. Die eigentlich interessante Position ist aber gerade die 90/90-Position. Das Problem ist, den Arm aus der angelegten adduzierten, innenrotierten Position in die 90/90-Position zu bringen, ohne daß sich die Bezugsebene der Skapula verändert. Deshalb können wir Funktionsaufnahmen der Schulter im MR nicht durchführen. Auch die Bewegungsendpunkte lassen sich wegen des geringen Röhrendurchmessers nicht realisieren. Außerdem glaube ich, daß die MR-Diagnostik hinsichtlich ihrer klinischen Relevanz überbewertet wird. Die MR-Veränderungen des Meniskus, die Herr Raunest uns gezeigt hat, stellen doch in den meisten Fällen überhaupt gar kein Problem dar. Wie viele Menschen haben denn eine Degeneration des Meniskus ohne eine Klinik? Das gleiche haben wir an der Schulter: Die Signalveränderungen, die hier gefunden werden, haben für unsere Therapie doch gar keine Relevanz.

Glinz: In letzter Zeit haben wir bei Patienten nach Meniskusoperationen wegen anhaltender Beschwerden gelegentlich ein MRI durchführen lassen. Und da sehen wir Signalveränderungen, die uns die Radiologen immer als Knochennekrosen beschreiben. Diese Veränderungen finden sich im Kondylusinneren, nicht im Rahmen einer Osteochondrosis dissecans. Bei den Signalanhebungen ist sehr schwer zu differenzieren, ob es sich um Flüssigkeitsansammlungen oder Sklerosezonen handelt. Wie ist die klinische Bedeutung derartiger Veränderungen einzuschätzen? Und was sollen wir mit diesen Patienten tun?

Kinast: Die Wertigkeit dieses Befundes ist noch nicht bekannt. Wir haben keine Verlaufskontrollen, was mit diesen Knochenveränderungen passiert und welche Folgen das für den Knorpel hat. Ich operiere diese Patienten nicht. Ich gehe davon aus, daß diese Veränderungen in dem Geschehen Arthrofibrose und Bewegungseinschränkung eine Rolle spielen. Dies ist jedoch nur eine Annahme.

Glinz: Sicher gibt es diesen Befund nach einem Anpralltrauma, das umschriebene Signalanhebungen macht, infolge Flüssigkeitsansammlungen, die sich im weiteren Verlauf zurückbilden. Es gibt aber auch den Befund, der bestehen bleibt, und bei welchem arthroskopisch überhaupt nichts zu sehen ist. Der Knorpel ist erhalten, und was machen Sie in diesem Fall?

Kinast: Wenn ich die postoperativen Osteochondrosisbefunde auswerte, dann ist zu erkennen, daß die Spongiosaplastik, die man durchführt, bei den älteren Patienten bis zu 2 Jahre schwarz erscheint, und erst danach hellt sich das Signal wieder auf. Es kann sich also durchaus um heilenden Knochen handeln. Um hier eine Klärung zu erreichen, kann man beispielsweise intravenös Gadolinium geben. Reichert der Bezirk an, so wissen wir, daß er durchblutet ist. Andernfalls müssen wir davon ausgehen, daß es sich um eine Nekrose handelt. Aber das ist ein gerade laufendes Forschungsprojekt. Genau können wir das auch noch nicht beurteilen.

Teilnehmer: Ich selbst habe einmal bei einer Kniegelenkprellung bei einem derartigen Befund im NMR eine Knochenbiopsie entnommen. Der Pathologe hat dieses als Hämatom beschrieben. Nach den Verlaufskontrollen scheint sich dies sehr langsam zu resorbieren. Vielleicht sollte man doch empfehlen, in solchen Fällen öfter eine Probeexzision vorzunehmen.

Wolter: Es ist bekannt, daß es im spongiösen Bereich Mikrofrakturen gibt, die nicht zur Kontinuitätsunterbrechung oder zu einer verringerten Belastbarkeit führen.

Kinast: Das entspricht der Einteilung von Menk, bei welcher verschiedene Ausprägungsgrade von „bone brush" über Mikrofrakturen bis zu echten Kontinuitätsunterbrechungen beschrieben werden.

Hertel: Eine Frage zur Osteochondrosis dissecans: Wichtig ist die Beurteilung der Knorpeloberfläche, und diese ist bis heute nur mit dem Arthroskop möglich. Davon gehen die entscheidenden Therapieimpulse aus. Gibt uns das NMR präoperativ eine Hilfe in dieser Richtung, oder könnten wir nicht darauf verzichten und uns allein auf das Röntgenbild und dann die Arthroskopie zurückziehen?

Kinast: Wir brauchen sicher die MR-Untersuchung beim Jugendlichen und beim Kind, weil wir hier ja die Option haben, abzuwarten. Ich halte es für zu invasiv, jedes Kind und jeden Jugendlichen mit einem entsprechenden Röntgenbefund zu arthroskopieren. Hier gibt uns die Kernspintomographie doch in vielen Fällen die Möglichkeit, zwischen einer Ossifikationsstörung und einer nicht spontan ausheilenden Osteochondrosis dissecans zu unterscheiden.

Hertel: Aber man kann doch oft nicht unterscheiden, ob ein Dissekat sich im Stadium der Lösung befindet. Wenn schon ein Spalt vorhanden ist, sollte man sicher operativ eingreifen. Ist die Knorpelfläche aber intakt, sollte man wahrscheinlich abwarten. Diese Unterscheidung kann man mit dem NMR doch wohl noch nicht machen?

Kinast: Sicher nicht in jedem Fall, aber bei einem Kernspinbild, das im T2-Signal keine Ödemeinlagerung hat, kann man sicher sein, daß auch keine Knorpelläsion vorliegt. Es bleibt allerdings eine Gruppe offen, die eben diese Ödemeinlagerung aufweist, bei der wir jedoch nicht wissen, ob diese direkt über die Synovialflüssigkeit eintritt oder ob es sich um ein Ödem am Knochen bei intaktem Knorpel handelt. Diese Frage kann mit der MR-Arthrographie geklärt werden.

Glinz: Ist es nicht einfacher, zur Unterscheidung zwischen Ossifikationsstörung und Osteochondrose ein Szintigramm zu machen, oder ist das Szintigramm in dieser Fragestellung unzuverlässig?

Kinast: Sie können nicht differenzieren, weil beides zu einer Anreicherung führt.

Henche: Warum aber geht man nicht einfach auf die Klinik zurück? In einer großen Kindersprechstunde ist jeden Tag eine Osteochondrosis dissecans zu sehen, bei der es gute Chancen gibt, daß es zu einer spontanen Ausheilung kommt und die nur ganz gelegentlich eine leichte Schmerzsymptomatik hat. Ich mache in diesen Fällen keine größeren Untersuchungen und auch keine Arthroskopie, wenn nicht ein Erguß vorliegt oder wesentliche Schmerzen vorhanden sind.

Herr Raunest, die Sonographie wäre ein Verfahren, das wir uns alle sehr wünschen, wenn wir hier mehr Informationen auf sehr einfache Weise über Meniskusläsionen erhalten könnten. Aber ich hatte bei Ihrem Vortrag den Eindruck, daß die Fälle, die wir klinisch relativ gut erfassen können, dann auch die sind, die sonographisch gut erfaßt werden können.

Raunest: Ja, die klinische Untersuchung in Verbindung mit der Anamnese ist ganz entscheidend für die Diagnose und auch für die Operationsindikation. Die Problematik der Sonographie besteht zum einen darin, daß eine Ruptur, bei der die Rupturenden plan aufeinanderliegen, sonographisch fast nicht erfaßt werden kann. Das sind dann auch die Befunde, die bei der Arthroskopie erst unter Verwendung der Tastsonde zu sehen sind. Zum zweiten macht auch eine Meniskusdegeneration Probleme. Bei den echoreichen Strukturen können wir nicht differenzieren, ob es sich um eine Ruptur oder um eine Degeneration handelt. Schwierig sind darüber hinaus die kapselnahen Rupturen, bei denen eine echoreiche Zone vorliegt, bei welcher nur sehr schwer zu unterscheiden ist, ob es sich um eine Ruptur im Bereich der Zone II oder Zone III, oder ob es sich um einen physiologischen Zustand handelt.

Teilnehmer: Wenn Sie aufgrund der klinischen Untersuchung den Verdacht auf eine Meniskusläsion haben, den Sie aber sonographisch hinsichtlich Degeneration oder Ruptur nicht hinreichend differenzieren können, und wenn Sie dann noch in der Kernspintomographie keinen hinreichenden pathologischen Befund finden, verzichten Sie dann auf eine Arthroskopie? Oder schließen Sie eine weitere Diagnostik, wie z.B. ein Arthro-CT, an?

Raunest: Diese Frage möchte ich anhand einer Kasuistik beantworten. Ein Patient hat ein Distorsionstrauma erlitten. Er hatte in der Anamnese kurzfristig Einklemmungserscheinungen, die die Diagnose schon weitgehend festlegten. Danach wurde unglücklicherweise eine Kernspintomographie gemacht, die einen negativen Befund zeigte. Daraufhin hatte man zunächst über 2 Wochen eine konservative Therapie eingeleitet, unter der es wieder zu klassischen Gelenkblockierungen kam. Bei der verzögert durchgeführten

Arthroskopie zeigte sich dann doch eine komplette Korbhenkelläsion. Also hatte sich der Korbhenkel zum Zeitpunkt der Kernspintomographie vermutlich reponiert, weshalb man dort nur geringe Degenerationsherde gesehen hat. Solche Einzelerfahrungen lassen doch kritisch gegenüber dieser Methode werden. Wir schenken daher der klinischen Untersuchung das größte Vertrauen. Eine Sonographie führen wir in jedem Fall durch, wobei ich die hohen Treffsicherheiten, die in der Literatur angegeben sind, nicht nachvollziehen kann. In Abhängigkeit von der Klinik wird danach ohne weitere diagnostische Verfahren eine Arthroskopie vorgenommen.

Jerosch: Wir müssen uns von der Illusion befreien, mit der Sonographie Meniskusdiagnostik betreiben zu können. Bei den DGOT-Ausbildern in Sonographie besteht die Auffassung, daß wir sonographisch eine Trefferquote von 50 bis maximal 70% erreichen. In Deutschland gibt es nur ganz wenige Untersucher, die über 80 oder gar 90% angeben, und diese brauchen mindestens 20 min für eine solche Meniskusuntersuchung.

Glinz: Man muß wohl sagen, daß die ersten Ergebnisse der Sonographieuntersuchungen sehr irreführend waren, denn keine der Studien, die später gemacht wurden, hat die gleichen guten Ergebnisse gebracht. Unsere eigenen Erfahrungen sind erschütternd schlecht. Und je schlechter die eigenen Erfahrungen sind, um so weniger wird das auch als Studie publiziert. Ich glaube daher nicht, daß wir von der Literatur ausgehen können, sondern von der Realität, in der sich eine große Unzuverlässigkeit dieser Methode darstellt.

Henche: Herr Jürgens, bei der Kernspintomographie nach Kreuzbandersatzplastiken haben Sie in 6 Fällen auffällige Befunde in der NMR-Diagnostik gesehen. Haben diese NMR-Befunde mit der Klinik in Übereinstimmung gestanden?

Jürgens: Diese Befunde standen in Übereinstimmung mit der Klinik. Der arthroskopische Befund eines proximal abgelösten Stumpfes zeigte bei der klinischen Untersuchung eine vordere Schublade Grad III und einen positiven Lachmann-Test. Bei den anderen Instabilitäten mit vorderen Schubladen war der Lachmann-Test aber negativ. Zwischen Klinik und Arthroskopie bestand also in jedem Fall Übereinstimmung. In den NMR-Befunden wurde in allen 6 Fällen eine Signalanhebung festgestellt. Es bestand also bei diesen wenigen Fällen eine Korrelation zwischen den klinischen Zeichen einer Instabilität und einer Signalanhebung im NMR.

Glinz: Wenn wir das Signal des Lig. patellae-Transplantats im zeitlichen Verlauf im Kernspintomogramm verfolgen, sehen wir, daß häufig schwerste Veränderungen an diesem Transplantat vorhanden sind, die 1 Jahr oder noch länger andauern. Das ist erschreckend, und man hat das Gefühl, daß dieses Transplantat überhaupt nicht belastet werden darf. Es stellt sich mir die Frage, ob es hier nicht so ist wie beim Knochen, daß es sich also gar nicht unbedingt um Schwächezeichen des Transplantats handelt, sondern um ganz normale Heilungsvorgänge, die noch weitergehen, wenn schon längst wieder eine Belastbarkeit des Transplantats vorhanden ist.

Jürgens: Nach unseren Ergebnissen können wir das nicht ganz bestätigen, da mit den Signalanhebungen im Kernspintomogramm jeweils auch eine Dehnung des Transplantats bei der arthroskopischen Kontrolluntersuchung nachweisbar war.

Auffällig war bei den Kernspintomographiebildern, daß die Alterationen des Signals fast ausschließlich im vorderen Anteil des Bandes korrespondierend zur Notch aufgetreten sind.

Sicherlich kommt es im Verlauf einer Transplantatreifung auch zu Veränderungen der Signalintensität. Nur betrifft diese nicht nur einen umschriebenen Transplantatabschnitt. Soweit wir feststellen konnten, fanden wir in all den Fällen, in den arthroskopisch keine Beeinträchtigung des Transplantates und keine auffällige Dehnung gesehen wurde, auch keine Signalveränderungen innerhalb des Transplantates im NMR. Howell hat dies an 2 Patientenkollektiven nachuntersucht, ein Patientenkollektiv mit Impingement und ein Patientenkollektiv ohne Impingement. Er hat festgestellt, daß umschriebene Signalanhebungen frühestens 3 Monate nach der Versorgung auftreten und eine Korrelation zum Impingement haben. Signalanhebungen durch Umbauvorgänge müßten allerdings wohl schon vor diesem Zeitpunkt auftreten und auch das Transplantat in seinem gesamten Verlauf erfassen.

Kinast: Im Klinikum rechts der Isar, München, haben wir mehr als 100 NMR-Verlaufskontrollen gemacht. Wir konnten bei den Nacharthroskopierten eine unbefriedigende Korrelation zum Kernspintomographiebefund feststellen.

Ein Fortschritt ist aber möglich durch die dreidimensionale Darstellung, mit der man sehr dünne Schichten von 1 mm darstellen kann, wodurch wir zu besseren Korrelationen unserer NMR-Befunde kommen.

Jürgens: Das Volumenscanning mit 0 mm Schichtabstand bringt sicher bessere Ergebnisse, weil man auch nachträglich noch frei die Angulation wählen kann. Bei der zweidimensionalen Darstellung haben wir einen Volumenverlust von etwa 10%, was immer eine gewisse Fehlbeurteilung ermöglicht.

Hertel: Können im Verlauf der Transplantatreifung Volumenänderungen kernspintomographisch beobachtet werden? Schwillt das Transplantat in den ersten Monaten an?

Kinast: Am Klinikum rechts der Isar ist eine tierexperimentelle Studie darüber gelaufen. Man hat Wassereinlagerungen im Band feststellen können, die sich auch kernspintomographisch darstellen ließen.

Wolter: Die Überlegung ist doch, ob wir bei unbefriedigenden klinischen Ergebnissen durch die kernspintomographische Untersuchung Informationen für das weitere Vorgehen bekommen. Wenn man im Kernspintomogramm nachweisen kann, daß ein intaktes Transplantat vorliegt, dann müssen Ursachen für Beschwerden an anderer Stelle gesucht werden. Ich denke, wenn sich diese Methode weiter verbessert, wird sie für die Klinik eine Bedeutung für die Verlaufsbeurteilung bekommen. Wir wissen ja von Binde- und Stützgeweben sowohl am Knochen als auch bei den großen Sehnen, daß sie während der Einheilung über Monate reifen. Wie fest ein Gewebe ist und wie weit die Heilung vorangeschritten ist, können wir noch nicht beurteilen. Wir ziehen nur Parallelen aus unseren experimentellen Erkenntnissen oder aus einzelnen Biopsien. Ich meine, da ist eine solche Untersuchung schon viel wert.

Henche: Theoretisch ist das richtig, und der Gedankenansatz ist gut. Aber die Praxis zeigt, daß der Patient nach der Operation zurückkommt und sagt, sein Knie sei nicht in

Ordnung; es sei weiter instabil oder es habe jetzt einen Meniskusschaden. Dann ist aber auch das Transplantat so insuffizient, daß wir es klinisch erfassen können. Ich glaube nicht, daß uns im Moment diese Untersuchungen in der Klinik eine wirkliche Hilfe bieten. Denn wenn wir ein gutes Transplantat in der Kernspintomographie sehen, werden wir bei entsprechendem klinischen Beschwerdebild trotzdem operieren. Deshalb meine ich, daß diese Untersuchung, zumindest im Moment, noch nicht sehr viel erbringt.

Teil IV. Komplikationen bei der Arthroskopie

Nervale und vaskuläre Komplikationen der arthroskopischen Meniskuschirurgie

M. Bernard[1], M. Grothues-Spork[2], A. Georgoulis[3] und P. Hertel[1]

Einleitung

Die Gesamtkomplikationsrate der arthroskopischen Chirurgie des Kniegelenks wird mit 0,6–1,8% angegeben [7, 11, 12, 14, 15], wenn die arthroskopische Kreuzbandrekonstruktion nicht berücksichtigt wird. Die Aussagekraft und Vergleichbarkeit dieser Statistiken ist allerdings sehr beschränkt, da keine einheitlichen Studienkriterien existieren und der Begriff der Komplikation auch unterschiedlich weit gefaßt wird. Nerven- und Gefäßkomplikationen nehmen dabei einen verschwindend geringen Anteil ein, der sich in Promillebruchteilen ausdrückt und statistisch nicht mehr faßbar ist [19, 13, 17]. Ihre Kenntnis ist für einen arthroskopisch tätigen Chirurgen dennoch von Bedeutung, einerseits um sie zu vermeiden und andererseits, um sie, falls sie aufgetreten sind, schnell einer adäquaten Therapie zuführen zu können (Tabelle 1).

Tabelle 1. Zusammenstellung der Komplikationsraten in 4 großen Sammelstatistiken (in Prozent)

	Nervenläsion	Gefäßläsion
DeLee (1983) [7]	0,05	0,008
Small (1986) [15]	0,06	0,003
Small (1988) [16]	0,6	0
Nitzschke et al. (1990) [12]	0,08	0,03
Gesamtkomplikationsraten: 0,6–1,8		

Nervale Komplikationen

Die wahrscheinlich häufigste Nervenläsion betrifft Äste des R. infrapatellaris des N. saphenus beim anteromedialen Zugang. Sie führt zu einem Sensibilitätsausfall im Versorgungsgebiet des Nervs in einem unterschiedlich großen Areal distal von der Verletzung. Bei der Vielzahl dieser Nervenäste ist es nicht möglich, eine Läsion sicher zu vermeiden. Das Risiko läßt sich nur dadurch mindern, daß die Hautinzision beim anteromedialen Zugang auch wirklich nur auf die Haut beschränkt bleibt und die weitere Präparation stumpf erfolgt, so daß die Nervenäste ausweichen können.

---

[1] Unfallchirurgische Abteilung, Martin-Luther-Krankenhaus, Caspar-Theyß-Str. 27, 14193 Berlin
[2] Orthopädische Abteilung, Evangelisches Waldkrankenhaus, Spandau, Stadtrandstr. 555–561, 13589 Berlin
[3] Unfallchirurgische Abteilung, Universitätsklinik Ioannina, Ioannina, Griechenland

Verletzungen des N. peronaeus und saphenus sind nur bei arthroskopischen Meniskusrefixationen beschrieben [1]. In der Studie von Small [15] aus dem Jahr 1986 wurden 30 Verletzungen des N. saphenus und 6 Verletzungen des N. peronaeus bei über 3000 Meniskusrefixationen beschrieben, wobei es sich um bleibende Läsionen handelte. Passagere Läsionen des N. saphenus, meist durch Überdehnung oder Kompression durch Wundhaken bei der Darstellung der dorsomedialen Gelenkkapsel, sind weitaus häufiger. Stone [18] und Barber [2] geben hierbei durchaus realistisch erscheinende Läsionsraten von 15–22% an. Diese Sensibilitätsausfälle durch Druckschäden sind i.allg. vollständig reversibel.

Der N. saphenus verläuft proximal unter den Sehnen von M. sartorius und gracilis, tritt in Höhe des Gelenkspalts in die Subkutis über und zieht mit der V. saphena magna nach distal. Der Verlauf ist variabel und wird auch in verschiedenen Anatomiebüchern variabel dargestellt, nämlich sowohl ventral als auch dorsal von der Vene.

Bei 0–20° Streckstellung des Kniegelenks, in der meist die Meniskusrefixation vorgenommen wird, liegt er entweder knapp vor oder hinter der dorsomedialen Gelenkecke und kann hier sowohl bei der Inside-out- als auch bei der Outside-in-Technik leicht durchspießt oder eingeknotet werden (Abb. 1).

Aufgrund dieser variablen Lage ist es auch nicht möglich, eine sog. sichere Zone zu definieren, in der man durch kleine Stichinzisionen Knoten bis auf die Gelenkkapsel vorbringen könnte, wie es auf der lateralen Seite möglich ist.

Man sollte daher sowohl bei der Outside-in- als auch bei der Inside-out-Technik über eine dorsomediale Inzision die Gelenkkapsel präparieren. Es ist nicht nötig, den Nerv selbst darzustellen, was wegen seiner zahlreichen Verzweigungen auch zu unsicher und zu zeitaufwendig wäre. Es genügt, die V. saphena magna aufzusuchen, in ihrer Verlaufsrichtung stumpf bis auf die Gelenkkapsel zu präparieren und die Vene dann mit dem Pesanserinus-Komplex nach dorsal wegzuhalten.

Der N. peronaeus verläuft am dorsalen Rand der gut tastbaren Bizepssehne an der lateralen Kniegelenkseite. Mit zunehmender Beugung entspannen sich die Bizepssehne und der N. peronaeus und wandern nach dorsal und distal der Gelenklinie. Bei 60–90° Beugestellung des Kniegelenks, also der Position, bei der das laterale Hinterhorn sich arthroskopisch am besten darstellen läßt, kann man also ein sog. sicheres Areal definieren zwischen der Bizepssehne und dem Tractus iliotibialis (Abb. 2).

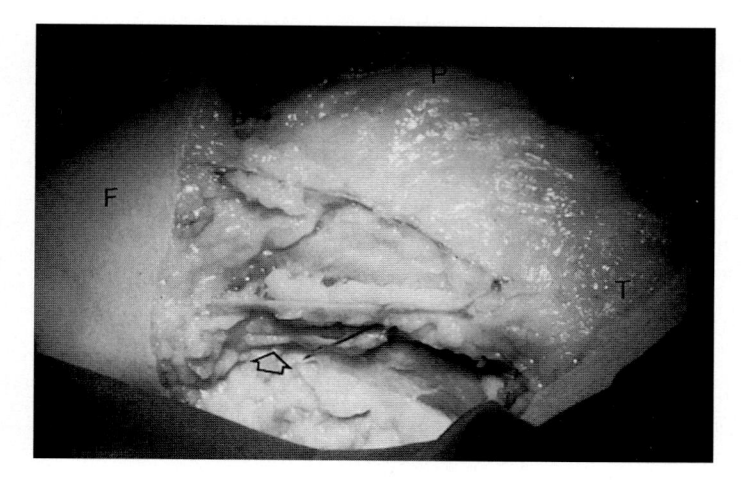

Abb. 1. Verlauf des N. saphenus bzw. einer seiner Äste und Lage der Refixationsnadel bei der Inside-out-Technik, dargestellt an einem Leichenpräparat. Wenn die Durchtrittsstelle an der Gelenkkapsel nicht dargestellt wird, besteht die Gefahr, daß der Nerv (*Pfeil*) angespießt oder eingeknotet wird (*F* Femur, *T* Tibia, *P* Patella).

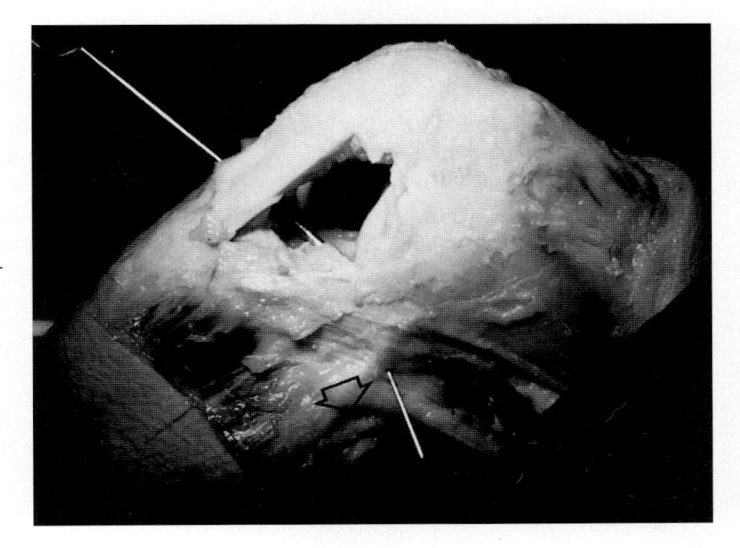

Nervale und vaskuläre Komplikationen der arthroskopischen Meniskuschirurgie 153

Abb. 2. Laterale Kniegelenkseite. Darstellung des sog. „sicheren Areals" zwischen der Bizepssehne und dem Tractus iliotibialis an einem Leichenpräparat. Der N. peronaeus (*Pfeil*) verläuft am dorsalen Rand der Bizepssehne.

Sofern sich diese Strukturen gut palpieren lassen, kann man bei Verwendung der Outside-in-Technik auf eine genaue Darstellung des N. peronaeus verzichten und sich auf Stichinzisionen in diesem Areal beschränken. Es taucht natürlich dann die Schwierigkeit auf, daß sich von dieser Stelle aus das Hinterhorn nur sehr schwer erreichen und nähen läßt.

Bei Verwendung der Inside-out-Technik sollte grundsätzlich eine Darstellung des N. peronaeus erfolgen. Auf das sog. sichere Areal sollte man sich bei der Inside-out-Technik nicht verlassen, da die Nadel aufgrund ihrer Biegsamkeit durch die unterschiedliche Struktur der dorsomedialen Weichteile nach Verlassen der Gelenkkapsel oft weit abgelenkt wird. Selbst wenn sie dann ventral der Bizepssehne austritt, weiß man nicht, welchen Weg sie vorher eingeschlagen hat (Abb. 3).

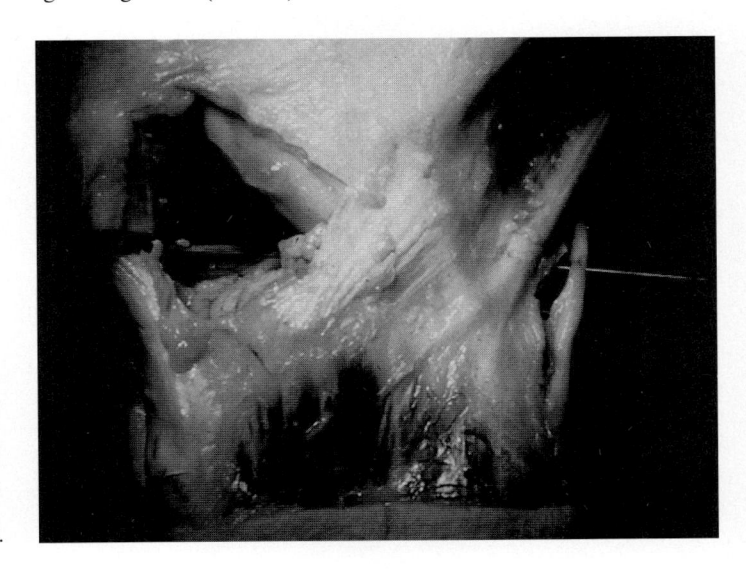

Abb. 3. Darstellung der lateralen Kniegelenkstrukturen an einem Leichenpräparat. Der N. peronaeus wird von der Refixationsnadel angespießt.

Vaskuläre Komplikationen

Gefäßkomplikationen sind in den Sammelstatistiken noch seltener als Nervenläsionen und werden in der Literatur fast nur kasuistisch dargestellt. Gerade weil diese Komplikationen so selten sind, werden sie primär oft nicht als solche erkannt und erst nach mehr oder weniger langen diagnostischen Irrwegen einer adäquaten Therapie zugeführt.

An der ventralen Kniegelenkseite sind die A. genus inferior medialis und A. genus inferior lateralis bei den Standardzugängen gefährdet und werden wahrscheinlich öfter durchtrennt, ohne daß es bemerkt wird, da sich die kleinen Lumen spontan verschließen (Abb. 4).

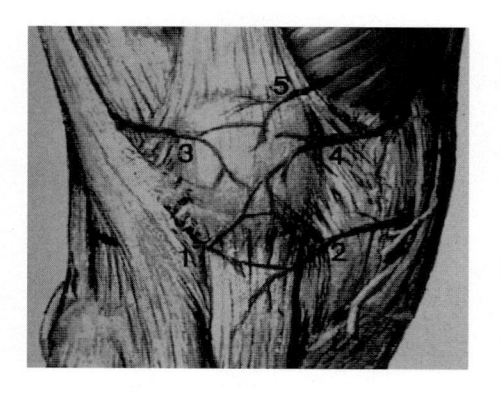

Abb. 4. Ventrale Gefäßversorgung des Kniegelenks (Modifiziert nach [11]) (*1* A. genus inferior lateralis, *2* A. genus inferior medialis, *3* A. genus superior lateralis, *4* A. genus superior medialis, *5* A. genus descendens)

In den ersten 3 Fällen der in Tabelle 2 dargestellten Kasuistiken war es jedoch nur zur Teildurchtrennung gekommen mit nachfolgender Ausbildung eines falschen Aneurysmas. Es dauerte in all diesen Fällen ziemlich genau 3 Wochen, bis die richtige Diagnose durch Palpation eines pulsierenden Tumors und nachfolgende Arteriographie gefunden wurde. Vorher bestand von der klinischen Symptomatik her nur eine unklare Schwellung der Inzisionsstellen und in einem Fall ein rezidivierendes Hämarthros, was zu einer ergebnislosen Rearthroskopie geführt hatte.

In einem Fall hatte sich eine AV-Fistel zwischen der A. genus superior medialis und einer Vene ausgebildet. Es handelte sich um einen an Hämophilie erkrankten Patienten, bei dem eine arthroskopische Teilsynovektomie vorgenommen wurde [6]. Die Arterie war durch den scharfen Trokar beim superomedialen Zugang verletzt worden. Dieser AV-Shunt war Ursache eines rezidivierenden Hämarthros und wurde erst 2 Jahre nach der Arthroskopie diagnostiziert (Tabelle 2).

Tabelle 2. In der Literatur dargestellte Kasuistiken ventraler Gefäßkomplikationen (1987–1991)

Lokalisation	Komplikation	Eingriff	Instrument
A. genus inferior lateralis	Aneurysma	Zugang	Skalpell
A. genus descendens	Aneurysma	Zugang	Skalpell
A. genus inferior medialis	Aneurysma	Zugang	Skalpell
A. genus superior medialis	AV-Fistel	Synovektomie	Shaver

Nervale und vaskuläre Komplikationen der arthroskopischen Meniskuschirurgie 155

Die Gefäße der Poplitealregion sind besonders gefährdet bei der ansatznahen Resektion des Hinterhorns von Außenmeniskus und Innenmeniskus, wobei aufgrund der engen anatomischen Lagebeziehung entweder die A. poplitea selbst oder einer ihrer Seitenäste, meist die A. genus medialis inferior betroffen sind [5, 20] (Abb. 5).

Zwischen der A. poplitea und der hinteren Gelenkkapsel liegt nur eine mehr oder weniger stark ausgeprägte Fettschicht. Die A. genus medialis liegt dem Lig. politeum obliquum direkt auf. Die A. genus medialis zieht vor dem Ligament zur Versorgung der Kreuzbänder in die hintere Gelenkkapsel.

Beide Arterien stehen in enger Beziehung zum Hinterhornansatz des medialen Meniskus und sind daher bei versehentlicher Perforation der hinteren Gelenkkapsel durch ein Resektionsinstrument besonders gefährdet.

In Außenrotationsstellung des Unterschenkels werden beide Arterien angespannt und können daher einem Instrument schlechter ausweichen.

Durch die Außenrotationsstellung wird auch die Lagebeziehung zwischen A. poplitea und dem Innenmeniskushinterhorn verändert. Die Arterie wandert – relativ gesehen – nach medial, spannt sich direkt über den Hinterhornansatz und kann in dieser Stellung leichter verletzt werden (Abb. 6).

Abb. 5. Dorsale Gefäßversorgung des Kniegelenks (Modifiziert nach [11]) (*1* A. genus inferior lateralis, *2* A. genus inferior medialis, *3* A. genus media, *4* A. suralis, *5* A. genus superior lateralis, *6* A. genus superior medialis, *7* Lig. popliteum obliquum).
Die A. poplitea verläuft etwas lateral der Kniekehlenmitte und ist von der Gelenkkapsel nur durch eine mehr oder weniger ausgeprägte Fettschicht getrennt.

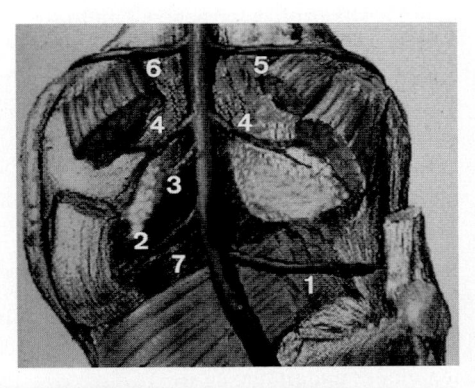

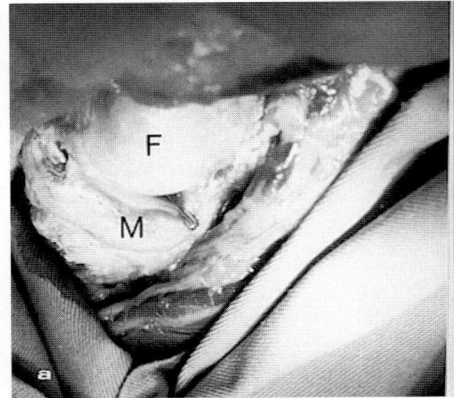

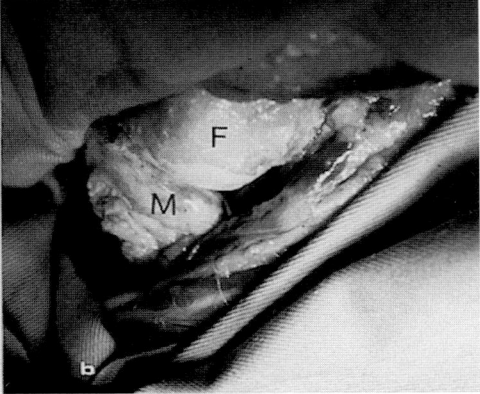

Abb. 6a, b. Die Fossa poplitea von dorsokranial (*F* Femurkondylus, *M* Meniskushinterhorn). Die Lage des Resektionsinstruments bei der Hinterhornresektion ist durch einen Kirschner-Draht markiert. **a** Innenrotationsstellung. Das Resektionsinstrument liegt neben dem Gefäßstrang. **b** Außenrotationsstellung. Das Resektionsinstrument liegt genau vor dem Gefäßstrang und wird durch diesen verdeckt.

Die Kasuistiken der letzten 4 Jahre, die die Poplitealregion betreffen, sind in Tabelle 3 zusammengestellt.

Tabelle 3. In der Literatur dargestellte Kasuistiken dorsaler Gefäßkomplikationen (1987–1991). Insgesamt veröffentlicht sind 12 Fälle

Lokalisation	Komplikation	Eingriff	Instrument
A. poplitea	Aneurysma	Diagnostische Arthroskopie	?
A. poplitea	Durchtrennung	Lateraler Meniskus	Meniskotom
A. poplitea	Durchtrennung	Lateraler Meniskus	Meniskotom
A. poplitea	Aneurysma	Medialer Meniskus	Meniskotom
A. poplitea	Aneurysma	Medialer Meniskus	Stanze
A. genus inferior medialis	Aneurysma	Medialer Meniskus	Stanze
A. genus inferior medialis	Aneurysma	Medialer Meniskus	?

Komplette Durchtrennungen der A. poplitea sind nur nach Außenmeniskusresektion mit dem Meniskotom beschrieben. Nur in einen Fall der in der Literatur beschriebenen Kasuistiken wurde die Gefäßverletzung bereits während der Arthroskopie erkannt [8]. In einem weiteren Fall fiel unmittelbar nach der Arthroskopie die Pulslosigkeit der unteren Extremität auf. Durch eine sofort eingeleitete Arteriographie konnte die richtige Diagnose gestellt werden [8].

In den übrigen in der Literatur beschriebenen Fällen manifestierte sich die Gefäßverletzung als Pseudoaneurysma der A. poplitea oder ihrer Nebenäste [3, 4, 10, 19] und wurde oft erst Wochen später entdeckt.

Keine dieser Gefäßverletzungen wurde während der Arthroskopie bemerkt, wahrscheinlich wegen der angelegten Blutsperre. Auch intraartikuläre Redon-Drainagen, die teilweise eingelegt waren, förderten postoperativ keine wesentlichen Blutmengen. Da keine kompletten Gefäßdurchtrennungen vorlagen, war auch der Pulsstatus der Patienten immer unauffällig.

Teilweise war die Diagnostik dadurch verzögert, daß die arterielle Gefäßverletzung zunächst als Komplikation des venösen Stromgebiets imponierte, da das Aneurysma aufgrund der Raumforderung zu einer Stenose im venösen Stromgebiet führte und sowohl klinisch als auch phlebographisch als Unterschenkelvenenthrombose fehldiagnostiziert wurde. Die endgültige Klärung brachte in all diesen Fällen die Arteriographie (Abb. 7, 8).

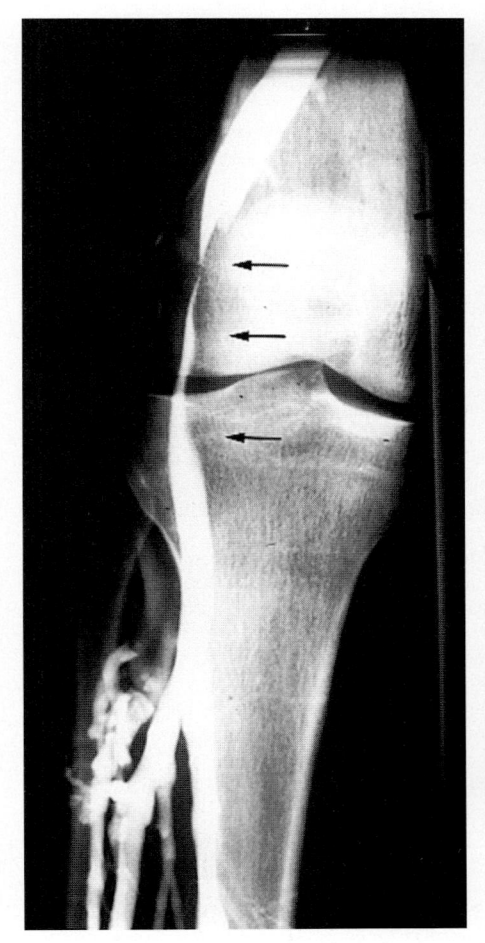

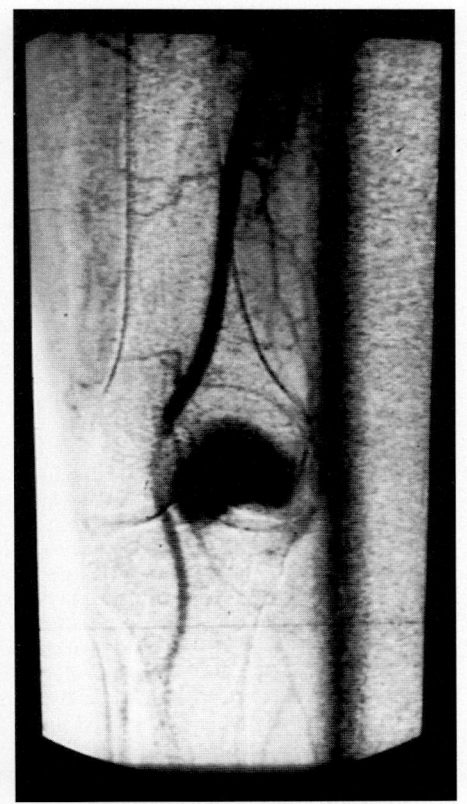

Abb. 8. Entsprechendes arteriographisches Bild. Falsches Aneurysma der A. poplitea, das durch die Weichteilverdrängung eine Unterschenkelvenenthrombose vorgetäuscht hatte

Abb. 7. Phlebographie. Man sieht eine langstreckige Einengung der V. poplitea (*Pfeile*) durch eine in den Weichteilen gelegene Raumforderung.

Zusammenfassung

Die Resektion des Hinterhornansatzes sollte auch bei sog. „engen" Kniegelenken immer unter ausreichender Sicht erfolgen.

Die Hinterhornresektion des Außenmeniskus sollte in der sog. „überschlagenen Viererposition" vorgenommen werden, da hierbei die Fossa poplitea entspannt ist und die Gefäße bei versehentlicher Perforation der Gelenkkapsel besser ausweichen können.

Eine forcierte Außenrotation sollte bei der Hinterhornresektion des Innenmeniskus vermieden werden.

Eine Arterienverletzung wird intraoperativ meist nicht bemerkt und kann zunächst als venöse Thrombose verkannt werden. Wichtig in diesem Zusammenhang ist, überhaupt „daran zu denken".

Literatur

1. Abram LJ, Froimson AI (1991) Saphenous nerve injury. An unusual arthroscopic complication. Am J Sports Med 19: 668–669
2. Barber FA (1987) Meniscus repair: results of arthroscopic technique. Arthroscopy 3: 25–30
3. Beck DE, Robinson JG, Hallett JW (1986) Popliteal artery pseudoaneurysm following arthroscopy. J Trauma 26: 87–89
4. Bernard M, Grothues-Spork M, Georgoulis A, Hertel P (1992) Verletzung der Poplitealgefäße bei arthroskopischer Meniskusresektion. In: Rahmanzadeh R, Meißner A (Hrsg) Fortschritte in der Unfallchirurgie. 10. Steglitzer Unfalltagung, Springer, Berlin Heidelberg New York Tokyo, S 303–305
5. Cantillon P, Lurquin P, Mendes da Costa P (1991) Pseudo-aneurysme poplite secondaire a une arthroscopie. A propos d'un cas. Acta Chir Belg 91: 233–235
6. Cohen B, Griffiths L, Dandy DJ (1992) Arteriovenous fistula after arthroscopic synovectomy in a patient with haemophilia. Arthroscopy 8: 373–374
7. DeLee JC (1985) Complications of arthroscopic surgery: results of a national survey. Arthroscopy 1: 214–220
8. Jeffries JT, Gainor BJ, Allen WC, Cikrit D (1987) Injury of the popliteal artery as a complication of arthroscopic surgery. J Bone Joint Surg [Am] 69: 783–785
9. Kieser C (1989) Die Komplikationen arthroskopischer Eingriffe am Kniegelenk. Arthroskopie 2: 41–16
10. Manning MP, Marshall JH (1987) Aneurysm after arthroscopy. J Bone Joint Surg [Br] 69: 151
11. Netter FH (1990) Atlas of human anatomy. Ciba-Geigy Corporation, New Jersey
12. Nitzschke E, Rosenthal A, Moraldo M (1990) Komplikationen bei arthroskopischen Operationen am Kniegelenk. Arthroskopie 3: 28–33
13. Raunest J, Löhnert J (1989) Intra- und postoperative Komplikationen bei 7000 arthroskopischen Operationen am Knie. Arthroskopie 2: 47–52
14. Rohen JW, Yokochi C (1988) Color atlas of anatomy. Igaku-Shoin, New York Tokyo
15. Small NC (1986) Complications in Arthroscopy: the knee and other joints. Arthroscopy 2: 253–258
16. Small NC (1988) Complications in arthroscopic surgery performed by experienced arthroscopists. Arthroscopy 4: 215–221
17. Small NC (1990) Complications in arthroscopic meniscal surgery. Clin Sports Med 9: 609–617
18. Stone RG, Sprague III NF (1989) Complications of arthroscopic meniscal repair. In: Sprague III NF (ed) Complications in arthroscopy. Raven, New York
19. Strobel M, Pelster F, Neumann HS, Reiser M (1989) Arterio-venöses Aneurysma der Poplitealgefäße nach arthroskopischer Meniskusresektion. Arthroskopie 2: 134–136
20. Tawes RL, Etheredge SN, Webb RL, Enloe LJ Stallone RJ (1988) Popliteal artery injury complicating arthroscopic meniscectomy. Am J Surg 156: 136–138

Komplikationen diagnostischer Kniegelenkarthroskopien und arthroskopischer Operationen

J.V. WENING und K.H. JUNGBLUTH
Abteilung für Unfall- und Wiederherstellungschirurgie, Universitätskrankenhaus Eppendorf, Martinistr. 52, 20251 Hamburg

Seit den ersten arthroskopischen Erfahrungen des Schweizer Chirurgen Eugen Bircher 1920, der für diese Untersuchung noch ein Laparoskop (Jakobeus) benutzte, haben sich Arthroskopietechnik und die verwendeten Instrumente erheblich verbessert. Bircher berichtete 1921 im *Zentralblatt für Chirurgie* über seine klinischen Erfahrungen mit 18 Patienten, bei denen es ihm gelang, 8 von 9 Meniskusverletzungen arthroskopisch zu erkennen. Durch Multicenterumfragen liegen heute Zahlen über fast 400 000 Arthroskopien vor [46].

Inzwischen ist die Kniegelenkspiegelung ein ohne Einschränkung akzeptiertes, weit verbreitetes und für viele schon selbstverständlich gewordenes Verfahren. Das Spektrum der Methode schließt weder die kleinen noch die ganz großen Gelenke (Hüftgelenk) aus. Die überwiegende Mehrzahl der in der Bundesrepublik durchgeführten Arthroskopien werden am Kniegelenk durchgeführt, das unter Berücksichtigung auch der internationalen Literatur einen Anteil von mehr als 95% an allen arthroskopischen Untersuchungen und operativen Eingriffen hat.

Jeder, der sich mit dieser Methode befaßt, durchläuft zwangsweise verschiedene Ausbildungsstadien. Dies ist unabhängig vom Gelenk und der Gelenkgröße. Grundvoraussetzung für den Einstieg in die Arthroskopie sind profunde Anatomiekenntnisse, die noch einmal durch die topographische Anatomie „aus der Sicht der Optik" ergänzt werden müssen. Die hierzu notwendigen Grunderfahrungen sollen in klinisch unabhängigen Kursen erlernt und in der praktischen Tätigkeit unter Anleitung eines Erfahrenen ergänzt werden.

Komplikationen, die sowohl bei rein diagnostischen als auch bei arthroskopischen Operationen entstehen können, sind folgenden Teilbereichen zuzuordnen:

- Narkose,
- Lagerung,
- Systemfehler,
- iatrogene Verletzungen,
- technische Komplikationen,
- Phase der Nachbehandlung (Tabelle 1).

Tabelle 1. Literaturübersicht: Inzidenzangaben intra- und postoperativer Komplikationen bei arthroskopischen Kniegelenkoperationen

Komplikationen	Range [%]	Mittelwert [%]	Kollektivgröße n	Literaturangabe
Iatrogene				
Gelenkläsionen	0,03–12,2	1,19	16907	[18, 31, 37]
Neurovaskulär	0,01–0,8	0,02	1644707	[7, 18, 26, 31, 33, 37]
Durch Flüssigkeitsfüllung				
bedingt	0,6–1,3	1,21	8116	[18, 31]
Durch Gasfüllung bedingt		nur Einzelmitteilungen		[2, 3, 11, 21]
Operationstechnisch	0,2–3,8	0,53	37089	[18, 26, 31, 33]
Anästhesie	0,03–0,11	0,05	41224	[31, 33, 37]
Septische Arthritis	0,02–0,08	0,07	164470	[7, 14, 16, 18, 25, 26, 31, 33]
Durch Gelenkzugang				
bedingt	0,01–0,37	0,17	35973	[26, 31, 33]
Hautläsionen	0,13–1,6	0,2	37089	[18, 26, 31, 33]
Seriöser Erguß	0,16–17,0	3,85	33949	[18, 31, 33]
Hämarthros	0,5–3,43	1,33	20447	[18, 26, 31, 37]
Thromboembolie	0,12–1,6	0,14	164470	[7, 17, 25, 26, 31, 37]
Intraartikuläre				
Adhäsionen	0,0–0,07	0,06	8116	[18, 31]
M. Sudeck	0,0–0,08	0,04	19331	[26, 31, 37]

Narkose

An unserer Klinik wurde und wird den Patienten die Auswahl der Narkoseform nach Ausschluß besonderer Risiken und entsprechender Beratung weitgehend überlassen, wobei sowohl die Intubationsnarkose als auch die Peridural- und auch die Lokalanästhesie vorgeschlagen wurden. Eine Lokalanästhesie boten wir den Verletzten ausschließlich für diagnostische Arthroskopien an. Eine Auswertung von 396 Patientendaten aus den Jahren (1981–1986) ergab, daß sich 68% für eine Periduralanästhesie (PDA), 26% für eine Intubationsnarkose (ITN) und nur 2% für eine Untersuchung in örtlicher Betäubung entschieden hatten [40].

Narkosekomplikationen

Alle angegebenen Narkoseformen haben ihre speziellen Risiken. Wie der Literatur zu entnehmen ist, beträgt die Mortalität für eine Vollnarkose 1 : 30 000, für eine intraartikuläre Lokalanästhesie 1 : 150 000 [21] (allgemeine Angaben zum Narkoserisiko). Im Rahmen diagnostischer Eingriffe werden in der entsprechenden anästhesiologischen Fachliteratur Mortalitätsraten von 1 : 10 000 bei i.v. Kontrastmittelgabe, 1 : 126 000 im Rahmen einer Arthrographie (Lokalanästheticum), 1 : 4000 bei der laparoskopischen Sterilisation (Vollnarkose) und 1 : 10 000–1 : 125 000 für die Arthroskopie angegeben [14, 47]. Diese Angaben bedürfen sicher einer kritischen Wertung und einer sehr genauen Analyse des Allgemeinzustands und der Begleiterkrankungen der einzelnen Patientengruppen, um eine allgemeine Aussage über das wahre Narkoserisiko einer definierten Patientengruppe bei definiertem operativem oder diagnostischem Eingriff machen zu können.

Lagerung

Üblicherweise wird der Patient auf dem Rücken auf einem Tisch mit mobiler Beinachse gelagert, so daß Beugung und Streckung während der Untersuchung „per Knopfdruck" variiert werden können. Für arthroskopische Operationen mit Kreuzbandrefixation, Ersatz, „lateral release" oder Synovektomie bevorzugen viele Operateure heute am Knie einen Beinhalter mit Blutsperre. Die überwiegende Mehrheit der Chirurgen verwendet flüssige Medien während der Untersuchung, so daß die vor Jahren bei Luft- oder Sauerstoffinsufflationen beobachteten – damals schon seltenen Komplikationen wie das Pneumoskrotum [25], Luftembolien [15, 23], Pneumoperitoneum [31] oder das subkutane Emphysem [2] nicht mehr auftreten. Ganz ohne Risiko ist die Verwendung von physiologischer Kochsalzlösung bzw. Ringer-Laktat, Sorbit-Mannit oder Glycine [8] auch nicht. Vereinzelt wurden Kompartmentsyndrome des Unterschenkels [38], Verbrennungen durch „Kaltlichtquellen" und vorübergehendes Erblinden (Sorbit-Mannit) [34] beobachtet.

Eingriffe am Meniskus allein werden von zahlreichen Autoren auch am frei beweglich gelagerten Bein durchgeführt. Dieses Vorgehen ermöglicht einen hohen Bewegungsspielraum („Schneidersitz") und einen leichteren Zugang in sonst enge Winkel.

Unbestritten bleibt, daß der Chirurg für die Lagerung des Patienten und angemessene Überwachung des medizinischen Personals verantwortlich ist. Bereits in dieser wichtigen Vorbereitungsphase können die ersten Komplikationen auftreten. Eine Blutsperre darf nicht zu weit proximal angebracht werden, da es bei Bewegungen des Beins (Beugung bzw. Streckung im Hüftgelenk) zu einer Quetschung des Skrotums zwischen Oberschenkel und Halterung kommen kann. Notwendig ist das Abkleben des Zwischenraums zwischen Oberschenkel und Blutdruckmanschette mit wasserfestem Material, um Verbrennungen im Zusammenhang mit einer Blutstillung (Diathermie) zu vermeiden. Bereits kleinere Mengen Flüssigkeit, die unter die Blutdruckmanschette kriechen, oder Leckagen bei Hochfrequenzmessern [27] können erhebliche Blasenbildung oder Hautverbrennungen verursachen. Insgesamt scheinen die lagerungsbedingten Komplikationen zahlenmäßig allerdings so gering und wenig gravierend zu sein, daß Erfahrungsberichte mit Fehlerangaben zu diesem Thema in der Literatur nicht zu finden waren.

Systemfehler

Die Prüfung der verwendeten Instrumentarien, Optiken, Rollerpumpen, Dokumentations- und Videosysteme unterliegt ebenfalls der ärztlichen Aufsichtspflicht. Wiederholte Funktionsprüfungen im „Trockenzustand" und eine angemessene Personalschulung helfen, intraoperative Verzögerungen zu vermeiden. Eine Prüfung der Instrumentenpflege schützt vor Instrumentenbrüchen, die durch Korrosionsschäden begünstigt werden. Zahlenangaben über während Kniearthroskopien aufgetretene Systemfehler wie Kameraversagen, Pumpendefekt, Versagen der Optik etc. waren in der Fachliteratur ebenfalls nicht nachzuweisen.

Instrumentenbrüche im Rahmen von diagnostischen Arthroskopien werden in Größenordnungen von 5 : 1000 und bei arthroskopischen Operationen von 3 : 300 angegeben. Kasuistiken berichten über gebrochene Lichtquellen [9] und abgebrochene Messer [20], deren Entfernung aus dem Gelenk erhebliche Probleme aufwerfen kann. In eigenen Analysen der Operationsberichte von 396 Akutarthroskopien lagen die systembezogenen Fehler (defekter Füllungskippel, defektes Arthropneugerät, defekte Rollerpumpe, defekte Ab- und Zulaufkoppelung, Kameraunschärfe mit Schlierenbildung an der Optik) in einer Größenordnung von 3,5%.

Iatrogene Verletzungen

Knorpelschäden

Eine Gelenkpunktion zur Arthroskopie wird in Form einer Stichinzision mit dem Skalpell begonnen, die Faszie wird hierbei ebenfalls durchtrennt und mit einer kleinen stumpfen Präparierschere die gesamte Kapsel aufgedehnt, so daß ein stumpfer Trokar mühelos in Streckstellung des Beins in das Gelenk hineingleiten kann. Der Einsatz des spitzen Trokars wird – wann immer möglich – vermieden. Daß es trotz aller Vorsichtsmaßnahmen zu oberflächlichen Knorpelschäden – vorwiegend im Patellagleitlager bzw. an den Kondylen – kommt, ist ein allgemein bekanntes Phänomen. Diese Knorpelverletzungen sind meistens so oberflächlich, daß sie in den Operationsberichten nicht erwähnt werden. Es existieren nur wenige Publikationen, die auf diesen Umstand hinweisen [22, 24]; genauere Angaben zur Häufigkeit der im Klinikjargon auch als Morbus Storz apostrophierten Furchen und Rillen liegen nicht vor.

Diese oberflächlichen Läsionen führen nicht zu einer erhöhten Morbidität, solange sie sich auf intrachondralem Niveau bewegen, heilen aber auch nicht aus, wie wir in einer tierexperimentellen Studie am Kaninchen (Kondylen) nachweisen konnten.

Im Tierversuch (Untersuchungszeitraum bis 12 Wochen) kommt es nach rein chondralen Läsionen nicht zu einer neuen Knorpelbildung; es finden nur degenerative Prozesse statt, die sich im Verlust der sauren Mucopolysacharide und der Knorpelgrundsubstanz manifestieren. Sichtbar wird dieser Vorgang durch verminderte Anfärbbarkeit des Knorpels, durch eine Demaskierung und Auffaserung der Kollagentextur und einer Ausrichtung der Knorpelsäulen am Defektrand in Richtung des Defekts sowie durch eine Zellverarmung – besonders am Defektgrund und an seinen Rändern, wobei zunehmend Risse in der Interzellularsubstanz sichtbar werden. Bei keinem der von uns erstellten Präparate waren Knorpelregenerationsansätze erkennbar; auch ein Aufeinanderzuwachsen der Ränder zur Überbrückung der Läsionen ist nicht erfolgt.

Diese Erfahrungen stimmen mit den Ergebnissen anderer Autoren überein, die bestätigen, daß eine Regenerationsfähigkeit von Gelenkknorpel als ausgeschlossen betrachtet werden muß [17, 32]. Vor diesem Hintergrund müssen die Therapieversuche von Knorpelglättungen bei unruhiger Oberfläche mit intrachondraler Abtragung geschädigter Knorpelareale ohne darüber hinausgehende Maßnahmen frustran enden.

Anders verhält sich die Situation bei osteochondralen Defekten, bei denen die subchondrale Knochenschicht eröffnet wird. Unter diesen Bedingungen (Pridie-Bohrungen) sind im Experiment im zeitlichen Ablauf kontinuierliche Veränderungen im histologischen Bild zu erkennen.

Über einen fibrös knorpeligen Reparationsmechanismus kommt es durch Metaplasie zur Auffüllung des Defekts mit Faserknorpel, und auch zur Regeneration der ehemaligen subchondralen Knochenplatte. Der Faserknorpel wird innerhalb von 12 Wochen zu einem hyalinoiden Knorpelgewebe weiterentwickelt. Die feste faserknorpelige Vernarbung des Defekts erreicht im Verlauf von 12 Wochen das ursprüngliche Niveau der Gelenkfläche und geht sogar partiell darüber hinaus. Zwischen Ersatzgewebe und erhaltenem Knorpel bleiben jedoch zahlreiche Riß- und Spaltbildungen, die als Wegbereiter einer Knorpelablösung bei mechanischer Belastung in Frage kommen.

Die in einer weiteren Vergleichsgruppe durchgeführten osteochondralen Bohrungen geringer Tiefe führten zu einem eindeutig schlechteren Ergebnis als die Bohrungen in tiefere Schichten, da bei diesem Vorgehen offensichtlich nur eine kleine Zahl von Markräumen eröffnet wird. Die hierdurch verminderte Gefäßversorgung ist wahrscheinlich für die Begrenzung der Ausdifferenzierung des Ersatzgewebes im Rahmen der erforderlichen Substratzufuhr zuständig. In diesen Präparaten fiel auf, daß es zu einer frühzeitigen Schrumpfung der narbigen Defektauffüllung kam, so daß eine feste Verbindung zwischen Regenerat und Defekthöhle nicht bestand. Überträgt man diese experimentellen Erfahrungen auf die klinische Anwendung, bedeutet dies, daß der Operateur mit seiner Schliffspur ein verbleibendes Monogramm hinterläßt und ein Regenerat nur entstehen kann, wenn die subchondralen Markräume tief genug eröffnet werden.

Intraarthroskopische Gefäßverletzungen

Arthroskopische Operationen, die Manipulationen im hinteren Gelenkkompartment erfordern – vorwiegend Meniskushinterhorn –, sollten ausschließlich bei angemessenen Sichtverhältnissen erfolgen, um eine Eröffnung der hinteren Gelenkkapsel rechtzeitig erkennen zu können. Vereinzelt wurden Verletzungen der A. poplitea [26, 43] und arteriovenöse Aneurysmen als Folge der intraartikulären Manipulationen [4, 33, 35, 48] publiziert. Quantitativ liegt diese Form der Komplikation sicher im Promillebereich und ist damit als außergewöhnlich selten anzusehen.

Intraoperative Bandläsionen

Iatrogene Bandverletzungen, insbesondere des medialen Seitenbands und des vorderen Kreuzbands, sind ebenfalls sehr seltene, aber evidente und in der Literatur beschriebene Komplikationen.

Läsionen des Innenbands treten nicht als unmittelbare Folge intraartikulärer Manipulationen, sondern vereinzelt durch extreme Valgisierung des Unterschenkels zur Darstellung des Innenmeniskushinterhorns auf. Die Behandlung dieser Verletzung erfolgt i.allg. konservativ, da es sich in den meisten Fällen um Partialrupturen mit einer radiologischen Aufklappbarkeit bis 10° handelt. Bereits präexistente Instabilitäten können in Einzelfällen aber auch ausgedehnte operative Folgeeingriffe notwendig machen.

Verletzungen des vorderen Kreuzbands und des Lig. patellae [3] sind als Folge maschineller Resektionen im Rahmen von ausgedehnten Abtragungen mit einem Shaver (Fallbeschreibung „auswärtiges Krankenhaus") aufgeführt, eine Ruptur der Quadrizepssehne wurde nach einem arthroskopischen „lateral release" beobachtet [7].

Zurückzuführen sind diese sicher als ungewöhnliche Ausnahmen anzusehenden iatrogenen Verletzungen von Bändern auf einen Verstoß gegen den ersten Lehrsatz der arthroskopischen Chirurgie: „Never cut if you can't see!"

Knochenbrüche im Rahmen der Arthroskopie

Frakturen des Femurs im distalen Drittel bei arthroskopischen Knieeingriffen sind ebenfalls eine Rarität. In der Literatur der Jahre 1979–1991 konnten 2 Fallbeschreibungen [36, 47] mit einer derartigen Komplikation gefunden werden. Beide Patienten litten unter einer schweren Osteoporose und befanden sich im fortgeschrittenen Lebensalter. Als Ursache für die Verletzung ist eine forcierte Valgisierung des Beins anzusehen; die Fraktur ereignete sich jeweils knapp unterhalb des Beinhalters. Eine Fraktur bei „gesundem Knochenstatus" ist in der Literatur (DIMDI-Recherche 12/93) nicht beschrieben.

Nervenverletzungen und Kompressionssyndrome

Kompartmentsyndrome, Nervenschädigungen am N. femoralis, N. ischiadicus und Quadrizepsschwäche treten nur nach überlanger (mehr als 1 h oder überhöhter Blutsperre auf (0,11% bei 3450 Arthroskopien) [19, 36, 42], Fibularisläsionen wurden in 0,7% bei 888 Eingriffen am lateralen Meniskus beobachtet; Probleme mit dem N. saphenus sind beim gleichen Eingriff in 3,4% der Fälle dokumentiert [38, 39, 47].

Postoperative Komplikationen

Häufigste postoperative Komplikation ist der Erguß (11,9% [37, 38, 40]), wobei zwischen traumabedingtem und operativ manipulativem Erguß nicht differenziert werden kann. Ein Hämarthros wird nach arthroskopischen Eingriffen in 5,8% der Fälle [36] beobachtet.

Als schwerwiegende Komplikationen sind Thrombosen und Thromboembolien aufzufassen, wobei auch hier nicht eindeutig zwischen traumatisch bedingter und operativ ausgelöster Thrombose zu unterscheiden ist.

In Publikationen werden i. allg. Zahlen aufgeführt, die sich auf klinisch symptomatische Thrombosen beziehen (0,14–0,27–0,34% [6, 10, 16]).

Das Konzept der Prophylaxe wird sehr unterschiedlich gehandhabt. Der perioperativen i.v.-Hepariniierung mit 24stündiger i.v.-Heparingabe über einen Perfusor (130 IE/kg KG) mit anschließender ambulanter niedermolekularer Heparingabe [36] steht die aus-

Tabelle 2. Thrombosen – Thromboembolien nach diagnostischen Arthroskopien und arthroskopischen Operationen

	Thrombosen [%]	Embolien [%]	Letalität n
Coudane et al. [12] 1986	0,75	0,25	/
De Lee [14] 1985	0,11	0,027	4
Kieser [28] 1989	0,15	/	/
Mulhollan 1982	0,3	0,02	/
Small [46] 1986	0,17	0,016	4
Mittelwert	0,23	0,078	

schließlich subkutane Heparinisierung unmittelbar vor der Operation und dem Abbruch der Behandlung bei Beginn einer frühfunktionellen Behandlung gegenüber. Beide Verfahren schützen offensichtlich nicht vor seltenen, aber auch tödlich verlaufenden fulminanten Lungenembolien [11, 12, 14, 29, 36, 41, 45, 46, 50].

Einige Autoren glauben, die Häufigkeit dieser Komplikation durch eine nur kurzzeitige Blutsperre mit „niedrigerem Druck" (350–400 Torr) beeinflussen zu können [6], (Tabelle 2).

Zu den ernsten Komplikationen zählen ebenfalls die Infektionen, die nach großen Sammelstatistiken in 0,04–3,4% auftreten [1, 5, 13, 14, 18, 28, 30]. Klinisch relevante Keime sind Staphylococcus epidermidis [49], Staphylocuccus aureus, [47] Streptokokken, Pseudomonas, Klostridien und als Rarität Moxarella osloensis [44]. Neben den krankenhausspezifischen Hygienebedingungen wird die Länge des operativen Eingriffs, der Schwierigkeitsgrad und die Schwere des Traumas, Begleiterkrankungen, das Alter des Patienten und die Länge der Blutsperre für die Anzahl der infektiösen Komplikationen verantwortlich gemacht. Kosten-Nutzen-Analysen scheinen für eine Antibiotikaprophylaxe bei Risikopatienten zu sprechen [13] (Tabelle 3).

Tabelle 3. Infektionen nach arthroskopischen Eingriffen

Autor	Jahr	Arthroskopien n	Infekte n	%
De Lee [14]	1985	120 000	92	0,08
D' Angelo u. Ogilvie-Harris [13]	1988	4 000	9	0,23
Kieser [28]	1989	7 000	2	0,03
Raunest u. Löhnert [41]	1989	7 000	4	0,06

Diskussion

In einer 1975 veröffentlichten Dokumentation durch Jackson et al. teilten die Autoren mit, daß sie bei 614 zur Arthrotomie vorgesehenen Patienten nach vorausgegangener Arthroskopie nur bei 41% den geplanten Eingriff unverändert ausführen mußten, bei 32% der Patienten sich eine Arthrotomie als überflüssig erwies und in 27% der Behandlungsplan geändert wurde. Diese Zahlen belegten bereits vor 18 Jahren den hohen Stellenwert der Arthroskopie für die Diagnostik von Knie-Innenverletzungen. Heute geht der Wert dieser Technik weit über die alleinige Diagnostik hinaus, und an vielen Kliniken sind sowohl die Meniskusteilresektion, Meniskusrefixation, die Refixation der Kreuzbänder, Kreuzbandplastiken, das „lateral release", Eingriffe am Knorpel, Materialentfernungen sowie die arthroskopische Synovektomie Standardoperationen mit hoher Effizienz und geringer Morbidität. Diese Form der „minimal-invasiven Chirurgie" (maximal schonend) hat im Vergleich zu offenen Operationen eindeutig die postoperativen Schmerzen reduziert und für viele den Krankenhausaufenthalt verkürzt oder sogar vermieden.

Völlig komplikationsfrei ist keine operative Technik. Bei der Durchsicht von über 300 Artikeln zum Thema Arthroskopie und arthroskopische Operationen fanden sich nur in 21% der Fälle überhaupt Hinweise auf Komplikationen bei der Arthroskopie bzw. arthroskopischen Operationen. Eine gezielte Literaturrecherche unter den Stichworten Arthroskopie und Komplikationen (DIMDI, MEDLINE) erbrachte zwischen 1985 und 1992 58 Titel, die sich mit dieser Problematik gezielt auseinandersetzten.

Übereinstimmung herrscht darüber, daß die Komplikationsrate wesentlich von 3 Dingen beeinflußt wird: dem Zustand des Patienten, dem Ausbildungsstand des Arthroskopeurs (Lernkurve) und dem Schwierigkeitsgrad der Operation. Der Übergang von der primären Lernphase über die Standardphase (diagnostische Arthroskopie) zur „Expertenphase" (arthroskopische Operationen) ist durch eine parallele Zunahme des Schwierigkeitsgrads und durch eine korrelierende Komplikationsrate gekennzeichnet.

Gemessen an der Gesamtzahl der Publikationen gehen nur wenige Autoren überhaupt auf iatrogene Komplikationen ein; Knorpelläsionen im Zusammenhang mit dem Instrumentarium werden in einer Größenordnung mit relativer Häufigkeit von 5,9–14,2% angegeben [6]. Iatrogene Bandverletzungen werden nur als Kasuistiken aufgeführt und betreffen das Lig. patellae oder das vordere Kreuzband. Rupturen des medialen Seitenbands und Frakturen des Oberschenkels sind eine absolute Rarität – letztere auch nur im Zusammenhang mit einer Osteoporose erklärbar.

Instrumentenbrüche treten hin und wieder auf, werden aber verständlicherweise nicht regelmäßig publiziert, so daß diesbezüglich eine erhebliche Dunkelziffer bestehen dürfte. Die Entfernung abgebrochener Instrumente aus dem hinteren Knieanteil ist nicht immer einfach und auch nicht immer arthroskopisch möglich. In besonders schwierigen Situationen ist eine Arthrotomie nicht zu umgehen.

Betrachtet man die Gesamtzahlen der angegebenen Komplikationen aus Sammel- und großen Einzelstatistiken, muß man in der Aussage zu den Komplikationen eindeutig zwischen der rein diagnostischen und der operativen Arthroskopie unterscheiden. Die Gesamtkomplikationsrate für die reine Diagnostik wird vereinzelt mit 0% angegeben [36], steht aber damit im Widerspruch zu den Erfahrungen zahlreicher anderer Autoren mit Zahlenangaben zwischen 1,2 und 3,5% [11, 40].

Arthroskopische Operationen müssen für die Risikobeurteilung – bezogen auf die Art des Eingriffs – gesondert aufgeschlüsselt werden. Manipulationen am Innenmeniskus sind mit einer Komplikationsrate von 2,48% verbunden, Operationen am Außenmeniskus mit 1,35%. Arthroskopische Eingriffe am vorderen Kreuzband führen in 1,8% der Fälle zu Komplikationen. Risikoangaben zu arthroskopischen Operationen am hinteren Kreuzband konnten nicht gefunden werden. Eine Multicenteranalyse von 395566 Arthroskopien aus den USA weist Thromboembolien als häufigste, ernste Komplikation mit einer Frequenz von 34% aller Komplikationen aus, Instrumentenversagen ist mit 18% ein weiterer, einzukalkulierender Faktor.

Die auf den ersten Blick verwirrend hohen Zahlenangaben bezüglich der Thrombosen und Embolien nach diagnostischen Arthroskopien und arthroskopischen Operationen stehen nur scheinbar in erheblichem Gegensatz zu den Angaben anderer Autoren, die im Mittel Thrombosen in einer Größenordnung von 0,23% und Embolien in 0,078% der Fälle beobachtet haben (s. Tabelle 2), da sie sich auf die Gesamtzahl der Komplikationen und nicht auf die Zahl der Arthroskopien beziehen. Berücksichtigt man Mittelwerte von Zusammenstellungen aus deutschen und internationalen Publikationen zum Thema allgemeines Risiko der Kniearthroskopie, ergibt sich für das Aufklärungsgespräch ein globaler Risikofaktor von 0,02–3,85% für eine Komplikation.

Literatur

1. Ajemian E, Andrews L, Hryb K, Klimek JJ (1987) Hospital-acquired infections after arthroscopic knee surgery: a probable environment sourece. Am J Infect Control 15: 159–162
2. Amselem Y, Lin E, Salai M, Pritsch M, Horolowski H (1985) Extensive subcutaneous emphysema complicating arthroscopy of the knee. Br J Sports Med 19: 167
3. Bachner E, Parker R, Zaas R (1989) Resection of the patellar ligament: a complication of arthroscopic synvectomy. Arthroscopy 5: 76
4. Beck DE, Robison JG, Hallet JW (1986) Popliteal artery pseudoaneurysm following arthroscopy. J Trauma 26: 87–89
5. Bernhang Am (1987) Clostridium pyoarthrosis following arthroscopy. Arthroscopy 3: 56–58
6. Birr R et al. (1990) Komplikationen bei 4000 Arthroskopien. Beitr Orthop Traumatol 37/11/12: 621–626
7. Blasier RB, Ciullo JV (1986) Rupture of the quadriceps tendon after arthroscopic lateral release. Arthroscopy 2: 262–263
8. Burkhart SS (1990) Transient postoperative blindness as a possible effect of glycine toxicity. Arthroscopy 6: 112–114
9. Carlson A (1986) A broken telescope: a complication of arthroscopy. Arthroscopy 2: 182–183
10. Cohen SH, Ehrlich GE, Kaufmanns MS, Cope C (1973) Thrombophlebitis following knee surgery. J Bone Joint Surg [Am] 55: 106–112
11. Collins JJ (1989) Knee joint Arthroscopy-early complications. Med J Austr 150/19: 702–706
12. Coudane H, Mole D, Somelet J, de Ren G, Schmitt D (1986) Complications des arthroscopies. J Med Leg 29: 147–151
13. DÀngelo GL, Ogilvie-Harris DJ (1988) Septic Arthritis following arthroscopy with cost/benefit analysis of antibiotics. Arthroscopy 4/1: 10–14
14. De Lee JC (1985) Complications of arthroscopy and arthroscopic surgery: results of a national survey. Arthroscopy 1: 214–220
15. Durant TM, Long J, Oppenheimer MJ (1947) Pulmonary venous air embolism. Am Heart J 33: 269–281
16. Fahmel NR, Patel DG (1981) Hemostatic changes and postoperative deep-vein thrombosis associated with use of a pneumatic tourniquet. J Bone Joint Surg [Am] 63: 461–465
17. Fulkerson JP, Winters TF (1986) Articular cartilage response to arthroscopic surgery: a review of current knowledge. Arthroscopy 2: 184–189
18. Fiddian NJ, Poirier H (1981) The morbidity of arthroscopy of the knee. J Bone Joint Surg [Br] 63: 6–30
19. Fruensgaard S, Holm A (1988) Compartment syndrome complicating arthroscopic surgery: brief report. J Bone Joint Surg [Br] 70: 146–147
20. Gambardella RA, Tibone JE (1983) Knife blade in the knee joint: a complication of arthroscopic surgery. A case report. Am J Sports Med 11: 267–268
21. Glas K, Krause R, Dengler M (1991) Die Arthroskopie des Kniegelenks in Lokalanästhesie. Arthroskopie 4: 127–132
22. Glinz W (1989) Neben den bekannten gibt es auch heimliche Gefahren bei der Arthroskopie. Arthroskopie 2: 37–40
23. Grünwald J, Kieser Ch (1988) Zwei tödliche Lungenembolien während Akutarthroskopie im gasförmigen Medium. Arthroskopie 1: 90–93
24. Hackenbruch W (1990) Knorpelverletzungen durch den Trokar. Arthroskopie 3: 129
25. Henderson CE, Hopson CN (1982) Pneumoscrotum as a complication of arthroscopy. J Bone Joint Surg [Am] 64: 1238–1239
26. Jeffries JT, Gainor BJ, Allen WC, Cikrit D (1987) Injury to the popliteal artery as a complication of arthroscopic surgery. J Bone Joint Surg [Am] 69: 783–785
27. Jerosch J, Castro WHM, Hille E (1989) Hautverletzung durch das HF-Messer – eine neue Komplikation in der arthroskopischen Chirurgie. Arthroskopie 2: 137–138
28. Kieser Ch (1989) Die Komplikation arthroskopischer Eingriffe am Kniegelenk. Arthroskopie 2: 41–46
29. Kleinberg S (1927) Pulmonary embolism following oxygen injection of a knee. JAMA 89: 172–173
30. Lindenbaum BL (1981) Complications of knee joint arthroscopy. Clin Orthop 160: 158

31. Lotmann DB (1987) Pneumoperitoneum and acidosis during arthroscopy with CO_2. Arthroscopy 3: 185–186
32. Mankin HJ (1982) The response of articular cartilage to mechanical injury. J Bone Joint Surg [Am] 64: 460–466
33. Manning MP, Marshall JH (1987) Aneurysm after arthroscopy. J Bone Joint Surg [Br] 69: 151
34. Moraldo M, Krämer J (1990) Kann es bei Anwendung von Sorbit-Mannitlösung bei arthroskopischen Operationen zur vorübergehenden Erblindung kommen? Arthroskopie 3: 127–128
35. Newberg AH, Munn ChS, Robbins AH (1985) Complications of arthrography. Radiology 155: 605–606
36. Nitzschke E, Rosenthal A, Moraldo M (1990) Komplikationen bei arthroskopischen Operationen am Kniegelenk. Arthroskopie 3: 28–33
37. Noyes FR, Spievack ES (1982) Extraarticular fluid dissection in tissues during arthroscopy. A report of clinical cases and a study of intraarticular and thigh pressures in cadavers. Am J Sports Med 10: 346–351
38. Peek RD, Haynes DW (1984) Compartment syndrome as a complication of arthroscopy. Am J Sports Med 12: 464–468
39. Poehling GG, Pollock EF, Koman LA (1988) Reflex sympathetic dystrophy of the knee after sensory nerve injury. Arthroscopy 4: 31–35
40. Ponnath B (1990) Kniegelenkarthroskopien am Universitäts-Krankenhaus Hamburg Eppendorf in den Jahren 1981–1986. Med. Dissertation, Universität Hamburg
41. Raunest J, Löhnert J (1989) Intra- und postoperative Komplikationen bei 7000 arthroskopischen Operationen am Knie. Arthroskopie 2: 47–52
42. Rorabeck CH, Kennedy JC (1980) Tourniquet-induced nerve ischaemia complicating knee ligament surgery. Am J Sports Med 8: 98–102
43. Roth JH, Bray RC (1988) Popliteal artery injury during anterior cruciate ligament reconstruction: brief report. J Bone Joint Surg [Br] 70: 840
44. Schonholtz GJ, Scott WO (1986) Moraxella septic arthritis of the knee joint: case report. Arthroscopy 2: 96–97
45. Sherman OH, Fox JM, Snyder SJ, Del Pizzo W, Friedman MJ (1986) Arthroscopy no-problem surgery. An analysis of complications in 2640 cases J Bone Joint Surg [Am] 68: 256–265
46. Small NC (1986) Complications in arthroscopy: the knee and other joints. Arthroscopy 2: 253–258
47. Small NC (1988) Complications in arthroscopic surgery performed by experienced arthroscopists. Arthroscopy 4: 215–221
48. Strobel M, Pelster F, Neumann H-S, Reiser M (1989) Arteriovenöses Aneurysma der Poplitealgefäße nach arthroskopischer Meniskusresektion. Arthroskopie 2: 134–136
49. Toye B (1987) Staphylococcus epidermidis septic arthritis post arthroscopy. Clin Exp Rheumatol 5: 165–166
50. Walker RH, Dillingham M (1983) Thrombophlebitis following arthroscopic surgery of the knee. Contemp Orthop 6: 29–33

Komplikationen bei der Verwendung gasförmiger oder flüssiger Medien zur Gelenkauffüllung

CH. KIESER

Chirurgische Klinik, Stadtspital Triemli, Birmensdorfer Str. 497, CH-8063 Zürich

Meine Beschäftigung mit den Komplikationen gasförmiger oder flüssiger Medien zur Gelenkauffüllung geht zurück auf die betrübliche Tatsache, daß wir an unserem Krankenhaus vor 6 Jahren einen jungen Mann auf dem Operationstisch während einer Akutarthroskopie an einer Luftembolie verloren haben. Wenige Monate zuvor war am Wilhelminen-Spital in Wien von Gründwald ein durchaus analoges Ereignis beobachtet worden. In beiden Fällen hatte ein Hämarthros einen Tag nach einem Trauma zur Arthroskopie veranlaßt und führte dabei zu einem akuten Kreislaufzusammenbruch auf dem Operationstisch, der je als massive Thromboembolie interpretiert worden war. In beiden Fällen war das Gelenk von Hand mit Luft aufgefüllt worden, bestand je eine intraartikuläre Knochenfissur und waren die Patienten mit Lachgas (Halothan) narkotisiert worden. Grünwald und ich machten in der Folge die große Gefährdung durch Luftapplikation während der Akutarthroskokpie publik [11]. Luft wurde im deutschen Sprachgebiet als Medium zur Arthroskopie obsolet, und weitere Luftembolien sind seither nicht mehr publiziert worden.

Von diesem Zeitpunkt an machten wir uns Gedanken darüber, wann und unter welchen Umständen flüssige oder gasförmige Medien aus einem vermeintlich geschlossenen Gelenk in den Körper, ja sogar ins Gefäßsystem eingeschwemmt werden. An *gasförmigen* Medien wird heute praktisch nur noch das CO_2 gebraucht; Lachgas hat zwar ähnlich günstige Eigenschaften, ist aber nicht in Mode gekommen [13]. Luft ist mit Recht obsolet, dürfte aber in Entwicklungsländern mit schlechter Infrastruktur weiter Anwendung finden. Sauerstoff muß aus historischen Gründen erwähnt werden. An *flüssigen* Medien sind die elektrolythaltige physiologische NaCl-Lösung oder die Ringer-Lösung im Gebrauch, an elektrolytfreien Lösungen im englischen Sprachgebiet 1,5%iges Glycine (Glykokoll), im deutschen Sprachgebiet hypotone Lösungen von Zuckeralkoholen wie Sorbit und Mannit. Die 5%ige Glukose ist unhandlich wegen der Klebrigkeit und möglicher Störungen des Zuckerstoffwechsels [18].

Für den Übertritt irgendwelcher Medien aus dem Gelenk in die Weichteile oder Gefäße sind die angewendeten *Arbeitsdrucke* einerseits und die vorbestehenden oder operativ gesetzten Verletzungen andererseits verantwortlich. Die angewendeten Drücke verschiedener endoskopischer Methoden schwanken bei der Zystoskopie, Hysteroskopie und Arthroskopie ähnlich zwischen 50 und 150 mm Hg, bei der laparaskopischen Chirurgie sind sie mit 10–20 mm Hg sehr viel niedriger [2, 5, 25]. Beim Gebrauch von gasgekühlten Lasersonden treten z.T. unkontrollierbare Drücke auf [4]. In allen endoskopischen Methoden sind die Drücke aber höher als der Venendruck, sowohl der peripheren wie zentralen Venen, und meistens auch höher als der Druck in den umgebenden Muskellogen. Die Druckdifferenz oder der Druckgradient sind an der oberen Extremität und beim sitzenden Patienten, z.B. in der „Beach-chair-Position", am größten. Die Gelenkdrücke unterliegen im Verlauf einer Arthroskopie jedoch oft unkontrollierten Schwankungen. Plötzliche Stellungsänderungen erhöhen ihn z.T. dramatisch. Die rasche Flexion eines gefüllten Kniegelenks bis 100° kann ohne weiteres einen Druck über 400, ja bis 700 mm Hg erzeugen. Man kann solche Druckspitzen vermeiden, indem man die Gelenke vor großen Lageveränderungen entleert oder mit einer großlumigen Abflußkanüle versieht [2, 7].

Die Synovialmembran des Kniegelenks rupturiert im Leichenexperiment bei ungefähr 350 mm Hg, entweder im oberen suprapatellaren oder im posteromedialen Rezessus. Von hier gelangen die angewandten Medien entlang der großen Gefäßnervenstraßen in die Ventral- oder Dorsalseite des Beins [19]. Am unverletzten Gelenk werden dabei geschlossene Muskellogen nicht groß überschwemmt. Kommunizieren sie aber durch intraartikuläre Frakturen oder ausgedehnte Kapselbandverletzungen mit dem Gelenk, so kann es, allerdings recht selten, zu einem Logensyndrom kommen. Ich habe aber in der Literatur keinen Fall eines Kompartmentsyndroms nach Arthroskopie mit dauernden Schäden gefunden, und nur wenige, in denen eine Loge gespalten werden mußte [8, 19, 20]. Das hängt vielleicht damit zusammen, daß volumengesteuerte Pumpen ohne Drucksicherung heute vom Markt verschwunden sind.

Bis heute hat sich die *intravasale Einschwemmung* von Luft als die gefährlichste Komplikation erwiesen. Sie ist keineswegs auf die arthroskopische Chirurgie beschränkt und wird auch heute in verschiedenen Spezialitäten beobachtet: bei zentralen Gefäßkathetern, in der Neurochirurgie am sitzenden Patienten wegen des negativen Venendrucks, in der Gelenkendoprothetik, bei Dentalimplantationen, laparaskopischer und hysteroskopischer Chirurgie und der Anwendung gewisser Lasertechniken [4–6, 14, 15, 25]. Arthroskopische Operationen am sitzenden Patienten, bei frischen Verletzungen, intraartikulären Frakturen, mit abrupten Lagewechseln, mit Lasertechniken und ohne die Möglichkeit, eine Blutsperre anzulegen, erhöhen zweifellos das Risiko. In Situationen, wo diese Gefahr nicht umgangen werden kann, wie neurochirurgischen Eingriffen am sitzenden Patienten, läßt sich mit entsprechender Organisation ein effektvolles *Monitoring* durchführen. Mit einem rechts sternal angebrachten Ultraschalldoppler kann die Luft an der Änderung der Klappengeräusche frühzeitig erkannt, durch Vorlegen eines 2 mm dicken Venenkatheters ins rechte Herz können die Luftblasen abgesaugt werden. Da Lachgas im Narkosegemisch je nach Konzentration die Luftblasen ums Doppelte bis 3fache vergrößert, ist in solcher Situation eine Narkose ohne Lachgas angebracht [1, 15]. Tritt einmal eine intraktable, unerwartete Luftembolie ein, die sich durch ein Mühlengeräusch über dem Herzen und einer massiven Störung des Gasaustausches dem Anästhesisten manifestiert, so gilt es, die Luftzufuhr im Gelenk unmittelbar abzubrechen, das Lachgas in der Narkose abzustellen, mit reinem Sauerstoff zu beatmen und den Patienten auf die linke Seite und mit dem Kopf nach unten zu lagern, um zu verhindern, daß Luft sich im Conus pulmonalis verfängt. Eine Aspiration von Luft durch einen zentralen Katheter kommt nur dann rechtzeitig, wenn er schon im rechten Herzen liegt, anderweitig ist es wohl besser, nach einem einmaligen Versuch der Punktion von außen, die Luft aus dem rechten Herzen durch eine kleine Notthorakothomie zu entleeren [9].

Seit der Publikation von Grünwald 1988 ist CO_2 an die Stelle von Luft getreten. Kohlensäuregas ist 5- bis 6mal besser löslich im Blut, dementsprechend resorbieren sich seine Blasen 5- bis 6mal rascher, was v.a. in der Lunge und den Koronarien lebensrettend ist

[17]. Tatsächlich sind beim Gebrauch von CO_2 in der Arthroskopie überhaupt keine, in der laparaskopischen Chirurgie bis heute nur wenige Gasembolien beobachtet worden, von denen nur ganz vereinzelte einen tödlichen Ausgang hatten [24]. Die American Association of Gynecological Laparascopists (AAGL) hat in einer Zweijahresstatistik auf 115 000 Laparaskopien 15 wahrscheinliche Gasembolien gezählt, die offenbar ohne Todesfolgen waren [17, 21]. CO_2-Embolien sind allerdings viel häufiger und schwerwiegender während der Hysteroskopie, wo mit höheren Drücken (100–150, statt 10–20 mm Hg) und in einem gefäßreicheren Milieu gearbeitet wird [5].

Extravasale, *interstitielle Einschwemmung von Gas* (Emphyseme) haben sich bis jetzt als weniger gefährlich, aber auch nicht als unbedenklich erwiesen. Sie werden dann gefährlich, wenn sie die Atmung beeinträchtigen. Auf mechanische Weise geschieht dies durch Eindringen in Pleura und Peritonealhöhlen, ins Mediastinum und die Halsweichteile. Letzteres wurde v.a. auch nach Gebrauch von CO_2-Laser am Kniegelenk publiziert [10, 23]. Ausgedehnte Weichteilemphyseme von CO_2 führen nicht nur zur mechanischen Beeinträchtigung, sondern zu metabolischen Störungen in Form der Hyperkapnie mit erhöhtem pCO_2 und einer Azidose vom „respiratorischen" Typ. Diese Azidose ist freilich nicht respiratorisch im eigentlichen Sinne, wie sie bei einem defekten Absorber im Narkosegerät entsteht, sondern stammt aus der Gasflasche des Arthroskopeurs. In einem extremen Fall, der von Lottmann 1987 in der *Arthroscopy* publiziert wurde, kam es zu einem pCO_2 über 100 und drohender CO_2-Narkose, die nur durch Intubation und Hyperventilation während 20 min beherrscht werden konnte [16]. Derart hohe pCO_2-Werte bergen die Gefahr eines zentralen Vasomotorenkollapses und einer zentralen Atemlähmung, die nicht unterschätzt werden darf. Solche Gefahr kann vermieden werden durch Anwendung eines tieferen Drucks und einer Blutsperrenmanschette.

Die *interstitielle Einschwemmung von Flüssigkeit* hat in der Arthroskopie bis jetzt nur vereinzelt zu metabolischen Störungen geführt, ganz im Gegensatz zur Urologie, obwohl in beiden Sparten mitunter gewaltige Wassermengen gebraucht werden. Die Urologen fürchten das sog. „TUR-Syndrom", die Überwässerung durch Resorption elektrolytfreier Spülflüssigkeit, das sich klinisch durch Bradykardie, Tachypnoe, Muskelzuckungen, später Verwirrung, Krämpfe und Kollaps manifestiert. Im Blut wird die Einschwemmung durch einen Sturz des Natriums, Serumeiweißes und der Osmolarität deutlich. Gewisse Störungen dabei sind nicht nur dem Wasser, sondern dem mitgeführten Osmoseträger, hauptsächlich dem Glycin oder Glykokoll zuzuschreiben [12, 22]. Diese einfachste und an sich physiologische Aminosäure ist in der Spüllösung 1000fach höher konzentriert als im Blut und wird im Körper bei einem massiven Anfall unter Bildung von Ammoniak metabolisiert. Hohe Konzentrationen von Glycin und Ammoniak stören die Neutrotransmitterfunktionen, so daß nach transurethralen Prostatektomien nicht so selten Verwirrungszustände und Lähmungen auf dieser Basis beschrieben sind [22]. Aus der Arthroskopie ist eine einzige kurze Periode vorübergehender Erblindung bekannt, die bei einem 47jährigen Mann nach doppelseitiger arthroskopischer Operation beider Kniegelenke, trotz Blutsperre, aber unter einem Spüldruck von 350 mm Hg und Gebrauch von 27 l Glycin-Lösung zustande kam, aber keine Folgen hatte [3]. Ein ähnliches Syndrom ist bei den hierzulande gebräuchlichen Lösungen von Mannit/Sorbit, respektive Purisole, bis jetzt nicht bekannt. Gleichwohl muß bei der Einschwemmung großer Flüssigkeitsmengen auch hier, besonders bei kreislaufinstabilen, älteren oder traumatisierten Patienten, mit einer Hyperhydration gerechnet werden. Das Sorbit, das zur Hauptsache im Purisol enthalten ist, wird sehr rasch metabolisiert (Halbwertszeit 30 min), das Mannit führt zu einer Anregung der Diurese, so daß insgesamt das Wasser den extrazellulären Raum bei dieser Lösung – im Gegensatz zu den isoosmomolaren Ringer-, NaCl- oder Glycin-Lösungen – weniger belastet, indem es auch intrazellulär verteilt und z.T. rasch wieder ausgeschieden wird [12, 18].

Schlußfolgerungen

- Keine Luft! Keine luftgekühlten Lasersonden! Alternative: ein geplantes Luftemboliemonitoring.
- Niedrige Arbeitsdrücke unter 150 mm Hg, keine brüsken Bewegungen gefüllter Gelenke!
- Keine Endoskopie grober, frischer Kapselbandverletzungen und intraartikulärer Frakturen!
- Große Eingriffe unter CO_2 mit Blutsperre oder pCO_2-Monitoring.

Zusammenfassung

Komplikationen der Arthroskopie durch optische Medien sind ausschließlich Folgen intravasaler oder interstitieller Einschwemmung. Dies ist zu befürchten bei frischen Gelenkverletzungen, d.h. intraartikulären Frakturen und Kapselbandverletzungen, sowie bei iatrogenen operativen Läsionen. Die Einschwemmung wird begünstigt durch die hohen operativen Arbeitsdrücke, die in jedem Fall höher sind als der Druck im Venensystem oder umgebenden Gewebe. Bis heute hat sich die Embolisierung von Luft durch intraartikuläre Frakturen als das Gefährlichste erwiesen. Kohlensäuregas ist hämodynamisch 5mal weniger gefährlich, führt aber metabolisch bei massivem Austritt ins Gewebe zu einer „pseudo-respiratorischen" Azidose. Die Einschwemmung von wäßrigen Medien birgt v. a. die Gefahr eines lokalen Kompartmentsyndroms, während allgemeine metabolische Störungen nur vereinzelt beobachtet worden sind.

Literatur

1. Bauer G, Denk W (1988) Die Lachgasnarkose als Risikofaktor bei der Arthroskopie des Kniegelenks im gasförmigen Medium. Unfallchirurg 91: 286–290
2. Bauer M, Jackson RW (1986) Intra-articular pressure in the knee during routine arthroscopy. Arthroscopy 2: 198–199
3. Burkhart StS, Barnett ChR, Snyder StJ (1990) Transient postopertive blindness as a possible effect of Glycine toxicity. Arthroscopy 6: 112–114
4. Challener RC, Kaufmann B (1990) Fatal venous air embolism following sequential unsheathed (Bare) and sheathed quartz fiber Nd:YAG laser endometrial ablation. Anesthesiology 73: 548–551
5. Crozier TA, Luger A, Dravecz M, Sydow M, Radke J, Rath W, Kuhn W, Kettler D (1991) Gasembolie mit Kreislaufstillstand bei Hysteroskopien. Anaesthesiol Intensivmed Notfallmed Schmerzther 26: 412–415
6. Davies JM, Campbell LA (1990) Fatal air embolism during dental implant surgery. Can J Anaesth 37: 112–21
7. Dolk Th, Augustini BG (1989) Three irrigation systems for motorized arthroscopic surgery: a comparative experimental and clinical study. Arthroscopy 5: 307–314

8. Fruensgard S, Holm A (1988) Compartment syndrome complicating arthroscopic surgery: brief report. J Bone Joint Surg [Br] 70: 146–147
9. Glinz W (1973) Therapie der massiven Luftembolie. Langenbecks Arch Chir 334: 915–916
10. Goode JG, Gumnit RY, Warren DC, McKenna M (1990) Hypercapnia during laser arthroscopy of the knee. Anesthesiology 73: 551–553
11. Grünwald J, Kieser Ch (1988) Zwei tödliche Luftembolien während Akut-Arthroskopie im gasförmigen Medium. Arthroskopie 1: 90–93
12. Hahn RG (1990) Fluid and electrolyte dynamics during development of the TUR Syndrome. Br J Urol 66: 79–84
13. Henche Hr, Holder J (1988) Die Arthroskopie des Kniegelenks, 2. Aufl. Springer, Berlin Heidelberg New York Tokyo
14. Kashuk JL, Penn I (1984) Air embolism after central venous catheterization. Surg Gynecol Obstet 159: 249–252
15. Knüttgen D, Stölzle U, König W, Müller MR, Doelan M (1989) Zur Problematik der Luftembolie bei sitzender Position. Anaesthesist 38: 490–497
16. Lotman BD (1987) Pneumoperitoneum and Acidosis during Arthroscopy with CO_2. Arthroscopy 3: 185–186
17. Moore RM, Braselton MD (1940) Injections of air and of Carbon dioxide into a pulmonary vein. Ann Surg 112: 212–218
18. Norlén H (1985) Isotonic solutions of mannitol, Sorbitol and glycine and distilled water as irrigating fluids during transurethral resection of the prostate, and calculating of irrigating fluid influx. Scand J Urol Nephrol [Suppl] 96
19. Noyes FR, Spievack ES (1982) Extraarticular fluid dissection in tissues during arthroscopy. Am J Sports Med 10: 346–351
20. Peek RD, Haynes DW (1984) Compartment syndrome as a complication of arthroscopy. Am J Sports Med 12: 464–468
21. Philips J, Hulka B, Hulka J, Keith D, Keith L (1977) Laparascopic procedures: the American Association of Gynecologic Laparascopists Membership Survey for 1975. J Reprod Med 18: 219–232
22. Shephard RL, Kraus SE, Babayan RK, Siroky MB (1987) The role of Ammonia toxicity in the post transurethral prostatectomy syndrome. Br J Urol 60: 349–351
23. Shupak C, Shuster H, Funch RS (1984) Airway emergency in a patient during CO_2 arthroscopy. Anesthesiology 60: 171–172
24. Root B, Levy MN, Pollack St, Lubert M, Pathak K (1978) Gas embolism death after laparascopy delayed by "trapping" in portal circulation. Anesth. Analg 57: 232–237
25. Yacoub OF, Cardona I, Coveler L, Dodson MG (1982) Carbon dioxyde embolism during laparascopy. Anesthesiology 57: 533–535

Diskussion

Kinast: Haben Sie klinische Erfahrungen mit der Laserchirurgie des Meniskus und Knorpels? Welche Komplikationen können dabei auftreten?

Raunest: Es besteht natürlich eine erhebliche Gefahr bei der Lasermeniskusresektion, daß der anliegende Knorpel geschädigt wird. Bei einem Neodyn-Yag-Laser hat man eine Koagulationszone von 5–6 mm. Wird dieser Laser zur sog. Kantenglättung des Meniskus eingesetzt, ist die Gefahr iatrogener Knorpelläsionen sehr groß. Wird dieser Laser, der eigentlich ein hervorragendes Instrument zur Synovialektomie ist, an der dorsalen Kapsel eingesetzt, dann kann das Gefäß-Nerven-Bündel in Mitleidenschaft gezogen werden, und zwar sekundär durch eine Nekrose, die sich erst nach einigen Tagen voll ausbildet.

Kinast: Was geschieht, wenn man den Knorpel tangential bei zweitgradigen Knorpelschäden koaguliert, und wie sieht das Ergebnis nach 1–2 Jahren aus?

Raunest: Mir selbst fehlen dazu Ergebnisse. Man müßte diese Patienten systematisch nacharthroskopieren.
   Das Ergebnis bei Nachuntersuchungen ist gar nicht schlecht. Die synovitische Symptomatik, Ergußinzidenz und Schmerzen sind wesentlich geringer als nach vergleichbaren mechanischen Operationen. Wenn man experimentelle Untersuchungen zugrunde legt, kommt es zu sekundären Degenerationen. Die flächenhafte Knorpelversiegelung scheint dort mit Nachteilen behaftet zu sein.
   Herr Wening, Sie haben als Komplikation die iatrogene Innenbandverletzung angesprochen. Auch wir haben diese Komplikation gesehen, insbesondere bei degenerativ veränderten Kniegelenken, wenn man versucht, das mediale Kompartment etwas brüsk zu eröffnen. Wir waren zunächst etwas bestürzt über diese Komplikation. In der letzten Zeit ist es aber so, daß es gar nicht mehr so sehr als Komplikation betrachtet wird, man spricht da auch von einem medialen Release. Und es gibt auch Ansichten, daß diese Innenbandlockerungen für den Patienten gar nicht so schädlich sind, eher günstig für die Operationstechnik. Ist es nun eine Komplikation?

Wening: Es geht sicher über das gewünschte Maß hinaus. Ob es funktionell nachher tatsächlich eine Bedeutung hat, ist wohl fraglich, weil es sich ja doch nicht um komplette Rupturen handelt. Mir ist zumindest keine komplette Innenbandruptur bekannt. Und die inkompletten Läsionen heilen erfahrungsgemäß folgenlos aus.

Raunest: Ich sehe das auch so, wir haben diese Fälle konservativ behandelt.

Kieser: Ich habe es jedesmal ignoriert und es gab eigentlich niemals Folgen. Machen Sie denn etwas, wenn Sie merken, daß das Seitenband nachgegeben hat? Machen Sie einen Gips nachher?

Wening: Wir kontrollieren das intraoperativ, und wenn es 10° überschreitet, stellen wir vorübergehend ruhig.

Raunest: Beiträge zum Vortrag von Herrn Kieser „Komplikationen durch Gasfüllung und durch Flüssigfüllung"?

Kinast: Ein Problem ist, daß nicht alle Komplikationen mitgeteilt werden. Bei uns wird gerade ein 17jähriger Mann mit einer Oberschenkelprothese versorgt. Bei diesem Patienten war ein Kompartmentsyndrom des Unterschenkels nach Arthroskopie eröffnet worden und wurde septisch. Er mußte am Oberschenkel amputiert werden.

Kieser: Was war die Indikation zu dieser Arthroskopie?

Kinast: Die Indikation war eine Distorsion, und nach dem Operationsbericht handelte es sich um eine Außenmeniskusruptur bei lateraler Kapselruptur und Kreuzbandteilruptur.
 Es war wohl eine längere Arthroskopie und diese wurde noch durch eine Miniarthrotomie erweitert.

Hertel: In diesem Zusammenhang eine Bemerkung zu den Rollenpumpen: Es gibt dabei doch eine Reihe technischer Probleme. Deshalb bin ich von der Pumpe wieder zu der normalen Schwerkraftspülung übergegangen. Unter Umständen benutze ich auch 2 Systeme, das schafft dann genügend Volumen im Gelenk. Ich habe damit nur gute Erfahrungen und denke, man sollte sich auch daran erinnern.

Sachverzeichnis

A. poplitea 155
Akromioplastik 57 ff., 69, 72, 73, 90
- Ergebnisse 59
- Indikation 58
- Technik 58
Arbeitsdrucke 172
Arteriographie 156
Arthro-CT 100, 105, 141, 144
Arthroskopie 103
- „Second-look-Arthroskopie" 133
- Qualitätssicherung 8
arthroskopische Operation 6
- Risikobeurteilung 166
AV-Fistel 154

Bankart-Läsion 76, 80, 87, 88, 93, 95, 96, 100
Bankart-Operation 80, 88
Bizepssehne 68

Chondropathia patellae 115
Computertomographie 99

Diagnostik, bildgebende 93 ff.
Dokumentation 47
- multizentrische 3 ff.
Drehosteotomie 88

Ellbogen 114
Epidemiologie, Knie 4
Erblindung 171

freie Gelenkkörper, Darstellung 114

Gadolinium 102, 108, 109, 114, 116, 121, 122, 143
Gelenkdrucke 170
Gelenkknorpel, Operation 7

Hand 114
Handgelenk 114
Handgelenksschmerz 115
Hill-Sachs-Impression 78, 87, 88, 93, 95, 96, 100

Hüfte 115
Hüftkopfnekrose 115
Humeruskopffraktur 114
Humeruskopfnekrosen 114

iatrogene
- Innenbandverletzung 163, 174
- Verletzungen 162
Impingementsyndrome 58
Implantate, selbsthaftende 81
Infektionen 165
Infraspinatussehne 72
Innenbandverletzung, iatrogene 163, 174
Instrumente 7, 8

Kernspintomographie 101, 108 ff., 123 ff., 132 ff., 142, 144
- diagnostische Aussagekraft 126
- Fehlinterpretation 138
- Funktionsdiagnostik 142
- Meniskusläsionen 123 ff.
- osteochondrale Läsionen 108
- Parameter 109 ff., 133
- Patellarsehnenplastik 132
- Treffsicherheit 123, 126
- Volumenscanning 139, 146
Knie 115
- Epidemiologie 4
Knorpelläsion 10, 143
Knorpelregeneration 162
Knorpelschaden 6, 52
Kompartmentsyndrom 175
Komplikationen 8, 159 ff., 174
- Gefäßläsion 163
- iatrogene Verletzungen 162
- Lagerung 161
- Medien zur Gelenkauffüllung 169 ff.
-- Azidose 171
-- Kompartmentsyndrom 170
-- Luftembolie 169
- Meniskuschirurgie, siehe dort
- Meniskusrefixation 16

Sachverzeichnis

- Nervenläsion 21, 164
- Narkosekomplikationen 160
- postoperative 164
- Systemfehler 161
Kompressionsfrakturen, osteochondrale 117
Kreuzbandplastik (s. auch Kreuzbandrekonstruktion) 10 ff., 47, 132 ff.
- Kernspintomographie 132 ff., 145
-- Indikation 139
-- Volumenscanning 139
Kreuzbandrekonstruktion (s. auch Kreuzbandplastik) 47
- arthroskopische Technik 13, 48
- Ergebnisse 13
- Hautinzision 12
- Miniarthrotomie 12, 48
- Nachbehandlung 13
- Nachuntersuchung 13
- Transplantat 12
Kreuzbandruptur 17
Kreuzbandschaden 5
- Diagnostik 12
- Invalidität 10
- Knorpelläsion 10
- operative Versorgung 12
-- Zeitpunkt 12

Laserchirurgie 174
Lungenembolien 165

Magnetresonanztomographie
  siehe Kernspintomographie
Medien zur Gelenkauffüllung
- flüssige 169
- gasförmige 169
Meniskektomie
- partielle 23
- totale 23
-- Langzeitergebnisse 24
-- Morbidität 24
Meniskuschirurgie, Komplikationen 151 ff.
- Gefäßläsionen 151, 154
-- A. poplitea 155
-- Pseudoaneurysma 156
- Nervenläsionen 151
-- N. peronaeus 152
-- N. saphenus 152
Meniskusdegeneration
- Diagnosekriterien 124
- mikroskopische Beurteilung 128
Meniskusfixation 15 ff.
- Indikation 15
- Nahtmaterial 16
- Nahttechnik 15
Meniskusläsion, Sonographie 144
Meniskusnaht 49

Meniskusoperation 7
Meniskusrefixation 49
- Indikation 17
- Komplikationen 18
- Kreuzbandruptur 17
- Nachbehandlung 17, 50
Meniskusresektion 23 ff., 51, 52
- Hinterhorn 28
- Instrumentarium 28
- Knorpelschaden 52
- Langzeitergebnisse 24
- lateraler Meniskus 30
- Operationstechnik 26–30
- Prinzip 25
- Rearthroskopie 24
- Resultate 24
- Vorderhorn 30
Meniskusruptur 15, 20, 21, 49
- Kernspintomographie 5
Meniskusschäden 5
Mikrofrakturen 117, 143
Miniarthrotomie 12, 48
Monitoring 170

N. peronaeus 152
N. saphenus 152
Nahtmaterial 16
Nahttechnik 16, 81, 82
Narkose 4, 41 ff., 52
- Auswahlkriterien 41
- Nachsorge 43
- Narkoseformen 4, 12, 42
- Operationszeit 43
Narkosekomplikationen 160
Nervenläsion 164

Operation
- arthroskopische 6
- Gelenkknorpel 7
- Meniskusoperation 7
osteochondrale
- Kompressionsfrakturen 117
- Läsionen 108
-- Arthroskopie 108 ff., 113
-- Ellbogen 114
-- Hand 114
-- Handgelenk 114
-- Hüfte 115
-- Kernspintomographie 108
-- Knie 115
-- Schulter 113
-- Sprunggelenk 119
Osteochondrosis dissecans 117, 142, 143
- Klassifikation 120
- Stadieneinteilung 119
Patella 6

Patellarsehne 12
Pseudoaneurysma 156

Qualitätssicherung 3
– Arthroskopie 8

Rearthroskopie 24
Rollenpumpen 175
Röntgen 94
Rotatorenmanschette 57, 68, 89, 96, 102
– Débridements 58
– Defekt 58
– Infraspinatussehne 72
– Kalkeinlagerungen 69
– operative Therapie 70, 71
– Patienten, alte 69
– Rekonstruktion 73, 74
– Ruptur(en) 57, 68 ff., 89, 102
– – komplette 70
– – partielle 69
– – Therapiekonzept 72
– Subskapularissehne 73
– Supraspinatussehne 69, 70, 72
– Tendinopathie 68
Rotatorenmanschettennaht 57

Scheibenmeniskus 33 ff., 53
– Diagnostik 35
– Einteilung 34
– Ergebnisse 38
– Häufigkeit 33
– intraoperative Befunde 36
– Klinik 35
– Operationstechnik 38
– Resektion 53
Schulter 114
Schultergelenksluxation 86 ff.

– konservative Nachbehandlung 87
Schulterinstabilität 76 ff., 80 ff., 86 ff., 93 ff., 141
– Bankart-Läsion 76
– Diagnostik 94
– – Arthroskopie 103
– – Computertomographie 99
– – Kernspintomographie 101
– – Röntgen 94
– – Sonographie 96
– Differentialdiagnosen 94
– Hill-Sachs-Impression 78
– Korrektureingriffe 76, 78
– Nachbehandlung 77
– pathologische Veränderungen 93
– Stabilisierungstechniken 80
– – Indikationen 84
Schulterluxation 141
Schwerkraftspülung 175
Scoring 47
„Second-look-Arthroskopie" 133
Signalintensität 136, 145
– Impingement 139, 146
SLAP-Läsion 68
Sonographie 96
Sprunggelenk 119
Subskapularissehne 73
Supraspinatussehne 69, 70, 72
Szintigraphie 117, 144

Tendinopathie 68
Thrombosen 164, 166
Transplantatreifung 146

Überwässerung 171
UCLA-Score 38, 58 ff., 60–66

Verletzungen, iatrogene 162

Hefte zur Zeitschrift „Der Unfallchirurg"

Herausgeber: H. Bürkle de la Camp, A. Hübner, J. Rehn, L. Schweiberer, H. Tscherne

Heft 243

C. Jürgens, P. Hertel, D. Wolter (Hrsg.)
Arthroskopische Chirurgie im Schulter- und Kniegelenksbereich
1994. Etwa 120 S. 79 Abb., 41 Tab. Brosch.
ISBN 3-540-58278-9

Heft 242

L. Kinzl (Hrsg.)
Tropenchirurgie / Tropical Surgery
1994. Etwa 130 S. 60 Abb., 21 Tab. Brosch DM 126,-
öS 982,80; sFr 126,- ISBN 5-540-58045-X

Heft 241

57. Jahrestagung der Deutschen Gesellschaft für Unfallchirurgie e.V.
17.-20. November 1993, Berlin
Zusammengestellt von K.E. Rehm
Präsident: U. Holz
1994. Etwa 800 S. Brosch. DM 148,-; öS 1154,40; sFr 148,- ISBN 3-540-57889-7

Heft 240

U. Obertacke, H. Redl, K.P. Schmit-Neuerburg, G. Schlag
Lokale und systemische Reaktionen nach Lungenkontusion
Eine experimentelle und klinische Studie
1994. Etwa 80 S. 46 Abb., 10 Tab. Brosch. DM 68,-;
öS 530,40; sFr 68,- ISBN 3-540-58168-5

Heft 239

W. Buchinger (Hrsg.)
Das Bauchtrauma
26. Jahrestagung der Österreichischen Gesellschaft für Unfallchirurgie, 4.-6. Oktober 1990, Salzburg
1994. Etwa 300 S. 103 Abb., 141 Tab.
Brosch. DM 149,-; öS 1162,20; sFr 149,-
ISBN 3-540-57820-X

Heft 238

G.E. Wozasek
Gefahren der Marknagelung im Schock
1994. Etwa 100 S. 23 Abb., 2 Tab. Brosch. DM 68,-;
öS 530,40; sFr 68,- ISBN 3-540-57512-X

Heft 236

H.-W. Ulrich
Knieorthesen bei Kreuzbandverletzungen
1994. VIII, 76 S. 60 Abb. Brosch. DM 56,-;
öS 436,80; sFr 56,- ISBN 3-540-57358-5

Heft 235

H. Knaepler, T.v. Garrel, L. Gotzen
Untersuchungen zur Desinfektion und Sterilisation allogener Knochentransplantate
1994. Etwa 115 S. 41 Abb., 17 Tab. Brosch.
DM 68,-; öS 530,40; sFr 68,- ISBN 3-540-57522-7

Hefte zur Zeitschrift „Der Unfallchirurg"

Heft 234

L. Claes (Hrsg.)

Die wissenschaftlichen Grundlagen des Bandersatzes
1994. IX, 212 S. 104 Abb., 36 Tab.
Brosch. **DM 126,-**; öS 982,80; sFr 126,-
ISBN 3-540-57361-5

Heft 233

K. Wenda, G. Ritter (Hrsg.)

Neue Aspekte der Marknagelung. Akutversorgung von Wirbelsäulenverletzungen
Mainzer Symposium in Zusammenarbeit mit der Arbeitsgemeinschaft für Osteosynthesefragen am 7. und 8. Februar 1992
1993. XIV, 103 S. 1 Abb., 1 Tab. Brosch. **DM 68,-**;
öS 530,40; sFr 68,- ISBN 3-540-57099-3

Heft 232

56. Jahrestagung der Deutschen Gesellschaft für Unfallchirurgie e.V.
18.-21. November 1992, Berlin
Zusammengestellt von K.E. Rehm
Präsident: R. Rahmanzadeh
1993. XLVI, 845 S. 149 Abb. Brosch. **DM 148,-**;
öS 1154,40; sFr 148,- ISBN 3-540-56782-8

Heft 231

U.H. Brunner

Überbrückung von langstreckigen Tibiaschaftdefekten durch Segmentverschiebung entlang einem Marknagel
Biologische Grundlagen, tierexperimentelle Ergebnisse, klinische Relevanz
Geleitwort von L. Schweiberer
1994. Etwa 155 S. 34 Abb., 16 Tab. Brosch.
DM 98,-; öS 764,40; sFr 98,-
ISBN 3-540-58167-7

Heft 229

M. Börner, E. Soldner (Hrsg.)

20 Jahre Verriegelungsnagelung - Eine Standortbestimmung
1993. XVIII, 359 S. 279 Abb., 62 Tab.
Brosch. **DM 126,-**; öS 982,80; sFr 126,-
ISBN 3-540-56557-4

Heft 228

W. Schlickewei (Hrsg.)

Behandlungskonzept bei Schenkelhalsfrakturen
Geleitwort von M. Allgöwer
1993. XII, 138 S. 63 Abb., 31 Tab. Brosch.
DM 78,-; öS 608,40; sFr 78,-;
ISBN 3-540-56268-0

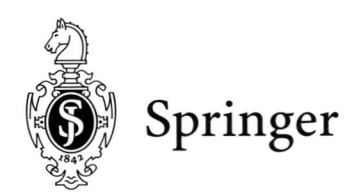

Springer

Druck: Saladruck, Berlin
Verarbeitung: Buchbinderei Lüderitz & Bauer, Berlin